序

　公認心理師が担当する主な5分野である「保健医療」,「福祉」,「教育」,「司法・犯罪」,「産業」のなかでも,「保健医療」領域は特に重要な分野です.また公認心理師養成カリキュラムのなかでも,保健医療は外部実習における必修領域となっています.これは,保健医療における予防,支援(治療),リハビリテーションという心理実践業務が,他の医療行為と同様に,患者さんの生命に関わる業務を含んでいるためです.実践心理学としての「健康・医療心理学」は,正確な知識と安全な技能を身につけるために,実習前に学んでおくべき重要なカリキュラムの一つになると考えられています.

　保健医療領域における心理職は,チーム医療の一員として,多職種とともに活動する役割ももちます.治療・支援が医師をはじめとする多職種連携によって行われ,チームのありようを変えながらも,今後ますます重要になることは明らかです.しかし,これまで,この領域における心理職は,患者の治療・支援に欠かせない職種であると認識されながらも,職種として孤立することが少なくありませんでした.その理由は,これまでの大学・大学院の養成カリキュラムにおいて,チーム医療や多職種協働の重要性が充分に説明されてこなかったことにあります.医師をリーダーとした多職種チーム医療では,それぞれの職種が専門性をいかしながら,医学知識に裏打ちされた知識と治療・支援を共有することが重要となります.個人を対象とする技能がいかに有能でも,それだけでは心理職として充分には認められません.チームとして患者に関わることや,基礎的な医学知識をもつことが,今後は不可欠となるのです.

　本書は,公認心理師教育に役立つ教科書として,保健医療領域の理論と実際を具体的に紹介しています.精神・身体疾患や心理的課題の理解,アセスメント,心理支援などの理論から,臨床現場において問題意識をもって課題に臨めるよう,実践的内容も豊富にまとめられています.本書が公認心理師を目指す皆さんの学びを深め,保健医療チームの一員として活躍できる一助となれば,望外の幸せです.

　最後になりましたが,健康心理学,保健医療心理学,災害心理学に関する現場での業務や職能の取り組みをご執筆いただきました臨床経験豊かな先生方に感謝申し上げます.加えて,本書の企画から刊行に至るまで,粘り強く丁寧にご支援いただいた医歯薬出版の塚本あさ子さんに厚くお礼申し上げる次第です.

2018年8月吉日

編者を代表して

宮脇　稔

目 次

序文　iii

序章　「健康・医療心理学」を学ぶ　宮脇　稔　………………………… 002

健康心理学

1章　健康心理学　山田冨美雄 …………………………………………… 006
　　1．健康とは　006
　　2．健康心理学とは　006
　　3．健康と病気の変遷　009
　　4．健康心理学の対象者　012
　　〈1章 Q & A〉　016

2章　健康心理学におけるアセスメントと支援　堤　俊彦 ……………… 017
　　1．健康心理アセスメントの方法　017
　　2．健康行動のアセスメント　019
　　3．健康心理学における心理的支援・心理療法　022
　　〈2章 Q & A〉　026

3章　健康心理学の実際①　ストレスマネジメント　大野太郎 ………… 029
　　1．ストレスとその種類　029
　　2．ストレスの発生プロセス　030
　　3．ストレスマネジメント　032
　　〈3章 Q & A〉　037

4章　健康心理学の実際②　各種の心理支援法　大野太郎 ……………… 039
　　1．健康心理学における心理支援　039
　　2．心理支援法の実際　040
　　〈4章 Q & A〉　050

医療心理学

5章　医療心理学　藤本　豊 ……………………………………………… 056
　　1．医療心理学と臨床心理学の歴史　056
　　2．医療機関における心理職の役割　057
　　3．精神医療における診断　060
　　4．ライフステージからみた医療心理学　061
　　5．ライフステージ別の視点　065
　　〈5章 Q & A〉　065

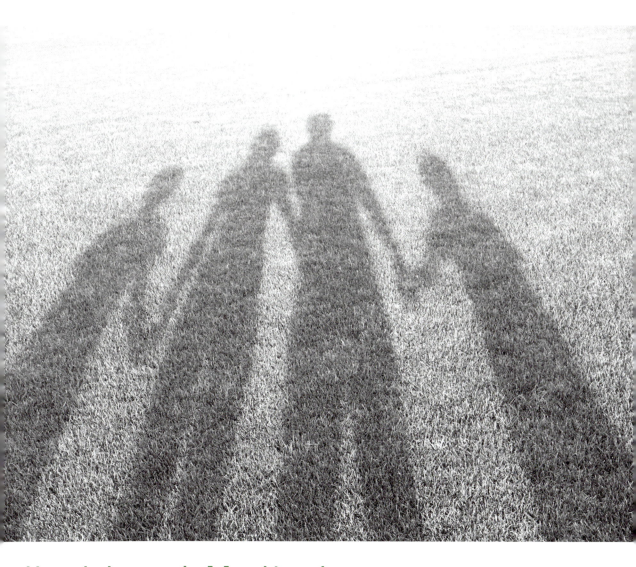

Health and Medical Psychology

公認心理師カリキュラム準拠

健康・医療心理学

宮脇 稔
大野太郎　編
藤本 豊
松野俊夫

医歯薬出版株式会社

■編集

宮脇　稔　元 大阪人間科学大学心理学部心理学科
大野　太郎　大阪人間科学大学心理学部心理学科
藤本　豊　明治大学文学部資格課程
松野　俊夫　日本大学医学部

■執筆（執筆順）

宮脇　稔　編集に同じ
山田　富美雄　関西福祉科学大学心理科学部
堤　俊彦　大阪人間科学大学心理学部心理学科
大野　太郎　編集に同じ
藤本　豊　編集に同じ
赤須　知明　金沢文庫エールクリニック
高林　健示　クボタ心理福祉研究所
松野　俊夫　編集に同じ
佐藤　秀実　社会医療法人二本松会かみのやま病院臨床心理科
井口　由子　こども・思春期メンタルクリニック／市ヶ谷心理相談室
古井　由美子　愛知医科大学病院こころのケアセンター
田副　真美　ルーテル学院大学総合人間学部
青木　絢子　杏林大学医学部付属病院小児科
高橋　桃子　日本大学医学部附属板橋病院小児科
石風呂　素子　日本大学医学部附属板橋病院心療内科
山本　晴義　横浜労災病院勤労者メンタルヘルスセンター
岩田　光宏　大阪人間科学大学心理学部心理学科
栗原　毅　北沢保健福祉センターデイケア
髙島　眞澄　社会福祉法人光風会
齋藤　悟　社会福祉法人光風会
霜山　孝子　SAKURA 心理相談室
田代　順　山梨英和大学人間文化学部

This book is originally published in Japanese
under the title of :

Kōninsinrishi Karikyuramu Junkyo
Kenkou・Iryousinrigaku
（Based on the Curriculum for Licensed Psychologists :
  Health and Medical Psychology）

Editors :
MIYAWAKI, Minoru et al.
MIYAWAKI, Minoru
  Professor, Department of Medical Psychology
  Faculty of Human Sciences, Osaka University of Human Sciences

ⓒ 2018　1st ed.

ISHIYAKU PUBLISHERS, INC.
  7-10, Honkomagome 1 chome, Bunkyo-ku,
  Tokyo 113-8612. Japan

6章　医療心理学におけるアセスメントと支援 ⋯⋯⋯⋯⋯⋯⋯⋯ 067

　1．医療心理学におけるアセスメント　**赤須知明**　067

　2．医療心理学における心理的支援　**高林健示**　073

　〈6章Q＆A〉　078

7章　医療心理学の実際①　精神科，児童精神科 ⋯⋯⋯⋯⋯⋯⋯⋯ 082

　1．精神科領域　**佐藤秀実**　082

　2．児童精神科領域　**井口由子**　087

　3．精神科コンサルテーション・リエゾン　**赤須知明**　093

　〈7章Q＆A〉　099

8章　医療心理学の実際②　院内独立型心理室　古井由美子 ⋯⋯⋯⋯ 102

　1．総合病院における独立型心理室の役割　102

　2．独立型心理室における心理支援の特徴とシステム　104

　3．独立型心理室における心理支援　108

　〈8章Q＆A〉　111

9章　医療心理学の実際③　心療内科　田副真美 ⋯⋯⋯⋯⋯⋯⋯⋯ 113

　1．心療内科領域　113

　2．心身症の理解　114

　3．心療内科における心理支援の特徴とシステム　118

　4．心療内科における心理支援　120

　〈9章Q＆A〉　124

10章　医療心理学の実際④　小児科（母子保健含む） ⋯⋯⋯⋯⋯⋯ 127

　1．小児期領域　**高橋桃子**　127

　2．周産期領域　**青木絢子**　134

　〈10章Q＆A〉　139

11章　医療心理学の実際⑤　緩和医療　石風呂素子 ⋯⋯⋯⋯⋯⋯⋯ 141

　1．緩和医療の理解　141

　2．緩和医療における心理支援の特徴とシステム　144

　3．緩和医療における心理支援　145

　〈11章Q＆A〉　146

12章 医療心理学の実際⑥ **産業保健**　山本晴義 ································· 150

　1．産業保健領域　150
　2．産業保健における心理支援の特徴とシステム　152
　3．産業保健における心理支援　154
　4．保健指導に役立つ知識と技能　155
　〈12章 Q & A〉　156

地域保健活動

13章 地域保健活動の実際 ··· 164

　1．地域保健活動の現状と相談支援事業体系　**岩田光宏**　164
　2．地域保健活動における対象者の理解　**岩田光宏**　168
　3．保健センター・デイケアでの心理職の役割と実際　**栗原　毅**　173
　4．通所事業所での心理職の役割と実際　**髙島眞澄**　176
　5．地域連携と多職種協働　**齋藤　悟**　179
　〈13章 Q & A〉　184

災害心理学

14章 災害心理学　山田冨美雄 ··· 188

　1．災害下の支援　188
　2．災害時に必要な心理的ケア　189
　3．災害時に支援が求められる子ども達への対応　190
　4．被災者の心のケア　192
　〈14章 Q & A〉　197

多職種協働と医療連携

15章 多職種協働と医療連携　宮脇　稔 ······························· 212

　1．臨床チームワーク・チーム医療と多職種協働　212
　2．臨床チームワークの経緯　213
　3．医療チームからチーム医療へ　213
　4．チーム医療の重要性　214
　5．チーム医療の構造　215
　6．チーム医療から多職種協働に向けて　217
　7．多職種協働における公認心理師の役割と課題　218
　〈15章 Q & A〉　219

付録 **保健医療で必要な法制度** 宮脇　稔 ·· 221
精神保健福祉法（精神保健及び精神障害者福祉に関する法律）
障害者総合支援法（障害者の日常生活及び社会生活を総合的に支援するための法律）
医療観察法（心神喪失等の状態で重大な他害行為を行った者の医療及び観察等に関する
法律）
地域保健法
健康増進法
発達障害者支援法
医療法
医療保険制度（健康保険法・国民健康保険法）
介護保険法
自殺対策基本法

コラム
健康リスクの求め方　　　　　　　　　山田冨美雄 ················· 014
リフレクティング　　　　　　　　　　田代　順 ················· 052
オープンダイアローグ　　　　　　　　田代　順 ················· 080
ヒアリング・ヴォイシズ　　　　　　　藤本　豊 ················· 126
ナラティブ・メディスン　　　　　　　田代　順 ················· 148
心理相談室の開業　　　　　　　　　　霜山孝子 ················· 158
コロナ禍のメンタルヘルス　　　　　　山本晴義 ················· 186
アクト活動　　　　　　　　　　　　　藤本　豊 ················· 199
東日本大震災の経験から　　　　　　　藤本　豊 ················· 200

索引　231

本文，カバーデザイン　美柑和俊＋滝澤彩佳（MIKAN-DESIGN）

序章 「健康・医療心理学」を学ぶ

I. はじめに ─ 健康・医療心理学を学ぶにあたって

　心理職が保健医療領域で常勤業務を行うようになったのは1940年代のことで，既に70年以上が経過している．現在，保健医療領域の心理職は心理相談，心理アセスメント，心理支援を柱として，個人・集団の患者を対象に業務を行っている．また患者の再発予防やリハビリテーション支援の場面では，チーム医療の一員としての役割も担うようになっている．

　保健医療領域における公認心理師の活躍は，医学の発展や患者中心の医療が進むなかで，今後ますます期待されるところである．保健医療に従事する機会の増加に伴い，医学・心理学の正確な知識とそれに基づくアセスメント，心理支援の技能を習得することは，公認心理師を養成する大学・大学院の重要な教育カリキュラムである．なかでも「健康・医療心理学」は，実践心理学として大きな位置づけとなるだろう．

II. 公認心理師としての期待と職務

　医療保険のなかでは，2018年4月の診療報酬改定において，これまでの「臨床心理技術者」の表記がすべて「公認心理師」に変更された．たとえば，出来高部分の各種臨床心理検査や神経心理検査，通院・入院集団精神療法などがある．そして，配置基準の部分では，精神科デイケアや各種入院管理加算，病棟入院料などに記載されている臨床心理技術者の表記が，すべて公認心理師に書き換えられている．

　また産業領域では，2018年8月9日付で労働安全衛生法に定められる検査（ストレスチェック）の実施者として，公認心理師が歯科医師とともに追加された．

　公認心理師資格は2018年9月9日に第一回の試験が実施され，11月30日に合格発表が出る国家資格であるが，この資格者の誕生前から厚生労働省など管轄領域で「公認心理師」の名称が使われている事実は，行政機関の期待の大きさがうかがえる．国家資格とは，国民の生命につながる業務における最低限の資質を国家が担保することである．公認心理師資格を取得するということは，国がその技能を保証する資格をもつということを意味しており，資格創設は心理職と患者のみならず，国家としても非常に望まれていたことといえる．

　このようなことから，経過措置期間を経た後は，公認心理師資格を有しない者は診療報酬を請求できないことになり，逆に，公認心理師資格取得者は診療報酬制度を利用した認

知行動療法や心理相談・心理支援を実施できるようになることも予想される．また，労働安全衛生では，公認心理師資格をもつ者はストレスチェックの実施のみならず，必要のある対象者に対する心理相談や助言が業務となる可能性も考えられるのである．

Ⅲ. 本書の主な内容紹介

　本書は，公認心理師資格を目指す学生の教科書として，また卒後の臨床でも活用できる書籍となることを目的に企画された．「健康・医療心理学」として扱うテーマは，ストレスから精神疾患，身体疾患における心理的課題，母子保健，産業保健，災害時の心理支援など，実に幅広い．また，その心理支援を行う場も，心療内科や心理相談室，地域など，様々である．これらの多彩なテーマを，特に医療心理学では領域と場面別に分けてまとめている．各理論をはじめ，生物・心理・社会的視点に立った予防，支援（治療），リハビリテーションの実践的アプローチを体得いただければと思う．

　地域保健の場では，利用者の主体性と権利を擁護しながら多職種協働で支援を行うことになり，スペシャリストの技能とジェネラリストとしての人間力が求められる．これまで保健師や精神保健福祉士などの貢献が大きかったところであるが，地域保健サービスの広がりのなかで，心理職への期待も高まっている．CASE をふまえた解説を通して，心理職の役割と実際を理解したい．また災害心理学では，東日本大震災での災害派遣精神医療心のケアチームの一員として，一カ月にわたる災害支援を行った体験レポートを報告いただいている．被災者の心身の痛みを減らし，回復のために心理職として何ができるのか，どんな視点が大事かを読み取っていただけたらと思う．

　保健医療領域全体を通して重要なことは，心理職一人で治療・支援を行うのではなく，多職種で協働するということである．より良い臨床チームワークがとれるよう，多職種協働や多機関連携の実践について詳しく解説している．また，保健医療領域に従事する者として必要な知識となる関係領域の法制度を付録としてまとめているので，ぜひ参考にしていただきたい．

Ⅳ. おわりに ― 公認心理師としての期待と課題

　21 世紀は持続可能な協働社会の営みを大切にし，個々の生活の質（QOL）を重視した共生を目指す地域支援の展開が求められる．その実現を目指して，包括的な支援の視点から，医師を中心としたチーム医療体制で心身両面からの全人的医療を堅持しつつ，支援の場では多機関・多職種協働システムを構築し，それに基づく公認心理師としての実践の成果を生みだすことが期待される．また，そうした成果をもとに，公認心理師が医師，看護師を含めた医療スタッフと力を合わせ，患者の生活者としての視点を中心とした医療をより発展させていくことが重要な課題といえる．

（宮脇　稔）

健康心理学

1章 健康心理学

到達目標 ....

- 健康心理学の特徴を説明できる.
- 健康心理学における実際的な活動を説明できる.

1. 健康とは

　世界保健機関（world health organization；WHO）では，健康を以下のように定義している.

> **「健康とは，肉体的，精神的及び社会的に完全に良好な状態であり，**
> **単に疾病又は病弱の存在しないことではない（wellbeing）」**

　この定義に従えば，健康とは，「心身両面の健やかさに留まらず，社会情勢や信仰などの個人の信念まで含めて，良好な状態（ウェルビーイング）」を指す．WHO は国際的な保健医療の統括機関として第二次世界大戦後に組織化され，世界規模で人類をウェルビーイング状態に導くことを信条としている.

　わが国においても，国民の健康を保持・増進する目的から WHO に積極的に関わり，世界標準の健康観をもちつつ，わが国固有の医療保険制度を確立してきた．現在私たちが当たり前と考えている国民皆保険制度は，まさに世界に誇るべき健康維持・増進の制度といえる．ただ，その制度の維持は，高額な医療費負担などにより危惧すべき状況にあるともいえる.

2. 健康心理学とは

　本章で扱う「健康心理学」は，公認心理師法のもとで定められた公認心理師養成大学における必修科目「健康・医療心理学」*を構成する既存の学問分野である.

*　「健康・医療心理学」という科目は，既存の「健康心理学」と「医療心理学」を合体融合させた新科目名である.

〔キーワード〕生活習慣病，疾病予防，行動変容，一次・二次・三次予防，健康日本 21

1）健康心理学の創設

健康心理学（health psychology）は 1970 年代に，WHO の健康観のもとで，**健康増進**（health promotion）に貢献する行動科学の専門分野として誕生した．心理学が社会の要請に応えて具体的な行動計画を立案し，実行する官学協働システムが稼働していたアメリカ合衆国では，1978 年に米国心理学会（American Psychological Association；APA）の第 38 ディビジョンとして「健康心理学」が設立され，瞬く間に世界に広く認知されることとなった．

わが国には WHO の要請もあり，1988 年に学術組織として日本健康心理学会が設立された（初代会長は本明　寛）．2012 年には一般社団法人日本健康心理学会となり（http://jahp.wdc-jp.com/index.html），医療に最も近い心理学領域とみなされている．なお日本学術会議では社会科学分野臨床心理学領域として，国民の健康づくりを担う応用心理分野の位置付けである．

2）健康心理学の目的と分野

健康心理学の主たる目的は，「心理学を健康づくりに応用すること」である．心理学を基礎に据え，健康づくりという厚生労働省所轄の行政分野で，医師や看護師・保健師らとともに健康増進法や労働安全衛生法などの法律・省令に従うアクションプランの実践に関わる．事実，日本健康心理学会は，健康日本 21 推進協議会の構成組織では唯一の心理学分野の学術団体である．

健康心理学は，保健医療行政の施策立案・実施にあたって必要とされる基礎的研究を行う．すなわち，健康心理査定法の開発，および健康心理カウンセリングなど介入法の開発が主たる研究領域であり，健康に関わる種々の問題が時折々の中心的テーマとなる．実践領域としては，①医療，②教育，③福祉，④産業，⑤司法のそれぞれにある．

①医療

死因分析から特定疾病に的をしぼり，当該疾患を効果的に予防し，早期に診断・治療する仕組みや実施担当者への実践プログラムの立案と評価を行う．また当該疾患について，ステージに応じた療養行動を支援する健康心理プログラムの策定が主たるテーマとなる．

②教育

疾病予防を目的とした**健康教育プログラム**の開発が中心的なテーマである．学校内のいじめや不登校を事前に予防するための**ストレスマネジメント教育**は，健康心理学領域から生まれた．

③福祉

種々の発達障害児・者および家族への健康心理学的支援は火急のテーマである．また地震や災害，事故などの後，被災者に対する時間経過に応じた効果的な健康心理ケア法の開発とそのプログラム作成，さらには防災・減災教育や遺族への**健康心理ケア**なども含まれる．

④産業

労働安全衛生法に従った，ストレスチェックを含む職場のメンタルヘルス向上支援が火急のテーマである．衛生管理者の 3 業務である，①環境，②作業，③健康などの研究や，働き方改革の実現に向けた調査も含まれる．また，特定保健用食品等の効果評価（モ

ノづくり），安全・安心・健康づくりを目指す住まい・都市づくりなども含まれる．

⑤司法

犯罪被害者や家族・遺族への健康心理学的支援，青少年の健全育成支援，犯罪者への再犯防止教育，犯罪のない地域・まちづくり支援，薬物・タバコ・アルコール，さらにはギャンブル依存などの乱用防止教育プログラム作りなど社会情勢の変化に対応した取り組みが必要となる．

3）専門職としての健康心理士

日本健康心理学会では，健康心理学を習得した者に「**認定健康心理士**」（2018 年現在，約 600 名），専門職とみなす業績を評価された修士修了者に「**専門健康心理士**」（現在，約 100 名），健康心理学の指導者に「**指導健康心理士**」（現在，約 50 名）を認定し，健康心理分野での人材育成と生涯教育を行っている．今後，公認心理師の上位資格となることが期待されている．

海外の動向としては，英国心理学会（British Psychological Society）の健康心理部会（Division of Health Psychology；DHP），ヨーロッパ職業健康心理学会（Europian Academy of Occupational Health Psychology）などが専門雑誌の刊行や年次大会を開催している．

4）健康心理学と他の領域

健康心理学と対比される他の学問領域として，臨床心理学と行動医学についてその違いを述べる．

（1）臨床心理学

臨床心理学（clinical psychology）と健康心理学の違いを，**表 1** に示す．

臨床心理学は，精神の異常を理解し治癒に導くという社会からの要請に応じる形で生まれたため，主に心の不調や障害を示す人々を対象としていた．一方，健康心理学は，身体の病気を予防するという社会からの要請に応じて生まれたため，心身健康な人々全員を対象とする．

したがって臨床心理学で対象とするケースは，精神に何らかの不調や障害を抱えた**個人**であり，技法としては，個人への面接，相談を中心とする 1 対 1 場面が中心となる．一方，健康心理学の対象は，心身の健康問題を抱えた個人はもとより，家族や地域・会社など**集団**を対象とすることも多い．

両心理学が目指すものは，臨床心理学では不調な精神状態の**治療**が目的となるが，健康心理学では医療チーム内でケースの療養行動支援や健常者集団への**予防**（**ヘルスプロモーション**）に重点がおかれる．

[表1] 健康心理学と臨床心理学の違い

	目　的	対象者	技　法
健康心理学	予防	健常者を含む全員	行動変容
臨床心理学	治療	精神の不調・障害を訴える人々	悩みの解決

(2) 行動医学

　行動医学（behavioral medicine）は，行動科学（心理学）を医療に応用する目的で，米国で医学者が中心となり創設した医学分野である．健康心理学とは，主役が医師か心理専門職かで異なるのみである．いずれも心身の健康を維持・増進させるために，対象者（集団を含む）の療養行動を支援することと，不健康行動を消去し健康行動を習慣化する「**行動療法**」や「**行動変容**」を重要視する点で変わりはない．

3. 健康と病気の変遷

　ここでは健康を害する病気について，わが国のこれまでの統計資料から概説してみたい．

1）死因

　現在，日本人の死因1位は「**悪性新生物（がん）**」であり，2位「**脳血管疾患（脳出血，脳梗塞）**」，3位「**肺炎（COPDを含む）**」，4位「**心疾患（心筋梗塞，狭心症など）**」の順となっている．

　20世紀半ばまでの「死に至る病」の1位は，**結核**であった．戦後，抗生物質の一つであるストレプトマイシンの導入により，結核は急激に死因の上位から下がることになった．死因の2位だった**肺炎**も，抗生物質など感染症治療薬の開発で死亡率はいったん下がったが，高齢化に伴う肺炎死の増加で死因の3位に増加した．戦前戦後と死因の上位を占めていた**脳血管疾患**は，1970年代以降の減塩食の推進により，減少はしたが，依然死因の4位と上位となっている．

　戦後，死亡率が増加の一途をたどっているのが，**悪性新生物（がん）**で，1970年代後半から死因の1位となり，他を倍近く引き離している．先に述べたように，近年の死因は，がん，心疾患，脳血管疾患，肺炎でワースト4を占め，5位以下は，不慮の事故，自殺，肝疾患，結核と続いている．加齢により，がんや心疾患，脳血管疾患などに罹患するリスクが高まることがよみとれる．また15〜64歳の働き盛りの死因では，自殺と不慮の事故が上位を占めていることも特徴的である．

2）疾病構造の変化－生活習慣病

　わが国の疾病構造は，感染症を中心とするものから，生活習慣による病気へと変化してきたことがよみとれる．

　感染症は病因となる細菌やウィルスを除去すれば根治し，ワクチン製剤の投与により免疫をつければ，罹患しても症状を軽くおさえることができる．ところが，脳血管疾患や心疾患，がんや生活習慣病と呼ばれる社会や環境，行動習慣がもたらす疾病は，原因となる物質がない．とはいえ，生活習慣により疾病発症のメカニズムが推定され，その因果関係が病理学的に了解可能であり，かつ疫学調査によって相対リスクが充分に高ければ，原因とみて間違いのない「**リスク要因**」とみなしてよい．

　疾病発症のリスク要因とみなされれば，当該の行動習慣を変えることが発症を予防するのに効果的であるとの推論が成り立つ．充分な対象者を確保し，当該疾病の発症リスクを低減させる行動変容を実施し，その効果を対照群と比較して統計学的にその証拠となす「**介**

入効果の評価」が健康心理学における研究スタイルである．

たとえば，がんの発症に関係する要因として，環境要因や発がん物質の摂取，特に喫煙などが明らかにされている．喫煙は脳血管疾患や心疾患の発症にも関係していることがわかっており，禁煙教育や禁煙指導は，目下のところ効果が期待できる行動変容のターゲットとなっている．

健康日本 21 では，数値目標を定めて 10 カ年にわたるアクションプランを策定し，栄養摂取や運動習慣など生活習慣を変える取り組みを行うこととなっているが，**行動の変容（behavior modification）**は健康心理学の専門である．発病してしまったら，症状を軽減する対症療法によって症状が重篤化する速度を落とし，死を遅延させて革新的な治療法の登場を待つこととなる．

3）医療保険システムの危機

図 1 は，1965 年から 2014 年までの男女別平均寿命の国別比較を表す折れ線グラフである．日本は男性 80.50 歳（世界 3 位），女性 86.83 歳（世界 1 位）と世界屈指の長寿国であることがわかる．医療の発展と，先進医療が容易に享受できる国民健康保険制度の賜物である．

図 2 に，1955 年から 2013 年に至るまでの**国民医療費総額の年次推移**を図示する．1973 年以降，急峻な増加の一途で，医療費総額は年間 40 兆円（公費負担 15 兆 5 千 5 百億円，

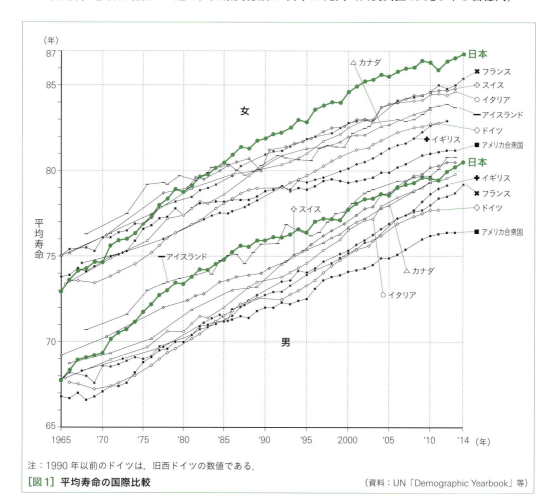

注：1990 年以前のドイツは，旧西ドイツの数値である．

[図 1] 平均寿命の国際比較　　　　　　　　　　　　　　　　（資料：UN「Demographic Yearbook」等）

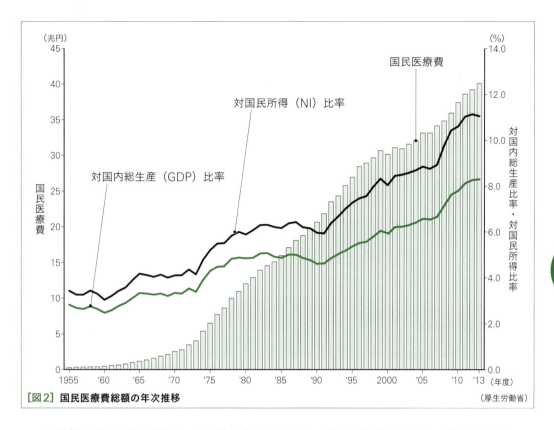

[図2] 国民医療費総額の年次推移　（厚生労働省）

保険料19兆5千2百億円，その他5兆円）を超え，対国内総生産の8%，対国民所得の11%に達している．医療費支出の6割は65歳以上の高齢者が占めており，このまま寿命がさらに伸びて高齢者医療費が増加し続ければ，医療システムは崩壊すると予想される．これを回避するために，保険料の増加，現在3割の個人負担の増加，高齢者医療の見直し（医療から福祉への転換，入院から施設入所，在宅介護の充実）が試みられているが，依然として，医療費総額は増加し続けている．国民皆保険制度存続の危機ともいえることから，認知症の発症を遅らせ，寝たきりを防止する対策など，本格的な介護予防のための健康心理学的解決法が模索されている．

4）医療モデルの変遷

医療費の高騰は，医療保険制度の崩壊を招く．これを回避するために有効な施策は，病気になってから医療によって対応することではなく，病気になる前に，可能な限り病気になりにくくする**健康づくり**を徹底することである．元気なうちに予防教育や健康教育を国民全体に実施することが求められる．

図3の上部には，かつての医療システムの模式図を示す．病因を携えた患者が病院に訪れ，医師が診察と治療をするシステムである．病原菌や悪い組織を除去することが治療であった（**医師－患者モデル**）．

一方，下部には，最近の医療システムの模式図を示す．医療従事者が地域に出向いて健康指導や健康教室を開き，リスクをもつがまだ発病していない健常者を対象として，リスクに気づかせリスクを排除するための指導を行う．場所は町の診療所や保健所，学校などであり，**アウトリーチ（outreach）型**の手法をとる（**教師－生徒モデル**）．健康心理学が果たせる役割はここにある．

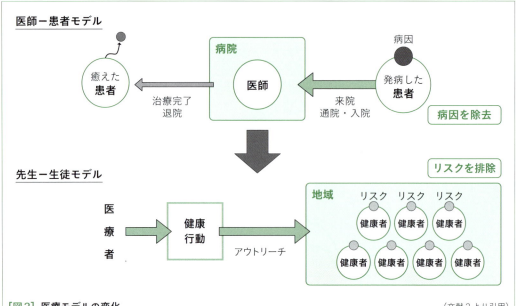

[図3] 医療モデルの変化　　　　　　　　　　　　　　　　　　　　　　　　　　　（文献3より引用）
患者が病院に出向き，病因を取り去ってもらう「医師－患者モデル」から，医療者が地域に出向き，健康を脅かすリスクを排除する健康行動を教えるアウトリーチ型「先生－生徒モデル」へと変化してきている．

4. 健康心理学の対象者

　健康心理学では，予防的観点から病気にしないアプローチと，病気になった人への療養行動を支援するアプローチが行われる．ここでは，予防医学（preventive medicine）の一環としてのアプローチと，療養行動を支援するアプローチについて解説する．

1）疾病予防のアプローチ

　啓発，**健康教室**，**健康指導**など各種手法が確立されている．こうした予防医学分野に医療費資源を投資することによって，近い将来の医療費減額を果たそうという試みが**健康日本21**と呼ばれる**健康増進の施策**である．

　健康を阻害する要因は，**リスク要因**（risk factor）と呼ばれ，そのリスクを減らすために働きかけるプログラムの開発が健康心理学の役割である．人は自分の習慣となった行動を他者から無理やり変えられることを好まない．強制的な手法ではなく，本人の意思による積極的な**健康行動**の形成こそが，その継続に効果的であることがわかっている．

　予防医学では，対象者の健康度や健康志向，疾病リスクの有無やその重篤度によって**一予防～三次予防**に3分される［図4］．健康心理学による働きかけにおいても流用することができる．

(1) 一次予防（primary prevention）
①対象
　　現在**健康**で，疾病リスクを保持しない児童や健常者を対象とする．対象者の健康行動への関心は低く，健康志向の度合いも多様である．
②介入内容
　　健康なうちに，習慣化された日常の行動のなかに**リスク要因**があることを学び，リス

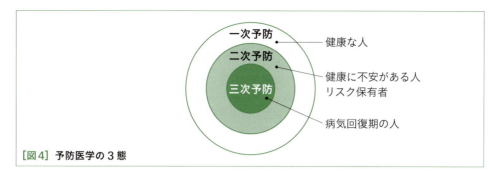

[図4] 予防医学の3態

ク要因を減らす方法を習う．メディアを用いた広報，啓発活動，あるいは健康教育を含む．

③場所と担当者

一般住民を対象として，地域や会社で開催する健康教室・研修会は一次予防の好例である．保健師や理学療法士（Physical Therapy；PT），作業療法士（Occupational Therapy；OT），健康心理士，養護教諭など幅広く担当する．トランスセオレティカルモデル（2章：23頁参照）を用いた健康増進活動では前熟考期に対する介入が知られている．

(2) 二次予防（secondary prevention）

①対象

中年期・更年期の就労者に定期的に行われる健康診断では，通常の検診項目に加えて血液検査が処方される．また40歳を過ぎると，人間ドックや脳ドック，メタボ検診が推奨される．これらの結果をふまえた**リスク保有者**を対象とする．中高年者にはそもそも年齢という発病リスクがあり，運動不足や食習慣の不全がもたらす生活習慣病の発症を早期に発見することができる．

②介入内容

健康指導が二次予防である．**健康診断**などの検査値が正常範囲を超えていれば，リスク要因に気づかせ，疾病の**早期発見・早期治療**の枠組みのなかで「**健康指導**」として対応する．

③場所と担当者

地域や会社の保健室，保健施設が会場となり，医師や看護師，保健師らが指導にあたる．ストレスチェックの結果，強いストレス状況がある集団などに心理職が行う**ストレスマネジメント指導**が期待される．

(3) 三次予防（tertiary prevention）

①対象

疾病罹患者で，治療が進み寛解期（remission stage），あるいは回復期（convalescent stage）にある患者を対象とする．

②介入内容

再発（recurrence）を予防するための健康指導が行われる．食生活の工夫や運動処方，禁煙指導など，再発リスク要因に応じた専門指導が行われる．いわば，日常生活に復帰するための**リハビリテーション**指導であり，再発を防止する**予防教育**，あるいは**患者教育**と呼ばれる．

[表2] 健康増進法における基本方針	(厚生労働省)

1　国民の健康の増進の推進に関する基本的な方向
2　国民の健康の増進の目標に関する事項
3　都道府県健康増進計画及び市町村健康増進計画の策定に関する基本的事項
4　国民健康・栄養調査その他の調査・研究に関する基本的事項
5　健康増進事業実施者間の連携及び協力に関する基本的事項
6　食生活，運動，休養，喫煙，飲酒，歯の健康保持その他の生活習慣に関する正しい知識の普及に関する事項
7　その他国民の健康の増進の推進に関する重要事項

③場所と担当者

　病院・施設などで，医師や看護師，保健師，栄養士，心理職などが，専門的な指導を行う．

　健康日本 21 は，一次予防を中心としたアクションプランとして，2001 年から 2010 年までの第一期，その後 10 年の第二期が行われ，成果をあげつつある．

　2003 年には**健康増進法 [表2]** が策定され，国民全体を対象とした**健康増進**（health promotion）活動を法律によって支えている（付録：226 頁参照）．健康心理学は，こうした健康増進活動の推進に寄与している．

2）療養行動の支援

　ここでは，疾病に罹患した患者への心理職の果たす役割について述べる．

（1）療養行動の管理

　糖尿病，高血圧，高脂血症，肥満，心疾患などの**生活習慣病**は，病状の悪化を防ぐために，**ライフスタイル改善**を目的とした**健康指導**，**心理教育**が欠かせない．運動指導や食事改善指導に加え，患者自らが自身の病状を把握し，積極的に治療にかかわる努力をするこ

---

column
健康リスクの求め方

　健康リスクの要因を特定するには，単純な臨床事例や経験の積み重ねではなく，大きな集団をサンプルとした疫学調査による．対象集団の罹患率や死亡率を求め，リスク要因の有無や量によって「相対危険度（relative risk）」を求める．相対危険度は，基準事象の発生率（10 万人あたり発生数）を 1 とした当該事象の発生率の比のことである **[図]**．1 以上は危険度が高いことを，1 未満は危険度が低いことを示すが，その量により危険度の確実性が高まる．

$$相対危険度 = \frac{当該事象の発生率}{基準事象の発生率}$$

[図] 相対危険度の計算式（発生率はときに罹患率，死亡率となる）

とが，患者自身の**生活の質**（quality of life；**QOL**）を高めることがわかっているからである．

　患者自らが治療に積極的に関わろうとする行動は，**セルフケア（self care）行動**と呼ばれる．**患者教育**のゴールは，セルフケア行動を修得させることである．教育担当としては，医療の内容を理解して他の医療職と共通用語を用い，連携して患者の視点に立って**問題解決**を図る．患者の話に耳を傾け，共に考え，自立を妨げないように支援する心の支えとなるコーチ（coach）の役割である．

　医療における**インフォームドコンセント**（informed concent）の役割は大きい．診断結果の説明と治療法の提示（inform）がなされ，患者はその結果に応じた治療法について同意（concent）をすることになる．躊躇・狼狽する患者をサポートし，理解を深め，相談にのり，治療法の選択と積極療養への意思決定を支援する．健康心理学の専門教育を受け，当該医療を熟知した心理の専門家としては，患者はもちろん，医師など他職種とのコミュニケーションを円滑にする支援が求められる．精神的な症状への対処が必要であれば，心療内科医や精神科医に相談し，必要な心理的ケアを担当する．治療など経済負担への不安に気づけば医療ソーシャルワーカーに照会し，家事や仕事への影響が危惧されれば家族や職場の上司に連絡をとるなど，円滑なコミュニケーションが求められる．

　他の医療機関での診断と治療法について説明（**セカンドオピニオン**：second opinion）を求める必要があれば，担当部局との調整を円滑にするための支援も求められる．

　疾病の特効薬は，規定どおりに正しい用量・タイミングで服薬すれば効果が期待できる．処方通りに薬を飲む**服薬コンプライアンス**（compliance）は，医療現場では主に看護師の業務となるが，飲み忘れや副作用を回避して服薬しないケースなどが問題となる．こうした問題を解決するためには，療養行動としてのセルフケア行動を積極的に実施するように動機づけを高めることが必要となる．治療に積極的に向き合う「**アドヒアランス**（adherence）」向上は，心理職の技術である．

(2) クリティカルパス

　医療機関では，医師，看護師，コメディカルスタッフがチームとして統一的に患者にかかわるために，**クリティカルパス**（critical path），あるいは**クリニカルパス**（clinical path）に従って計画する工程を管理することになっている．入院期間の短縮，医療費抑制，早期の社会復帰促進，QOL 向上を目指すとともに医療ミスを減らすための工夫でもある．これは，共同で実践する検査，治療，看護，処置，指導などを時間軸に沿ってまとめた治療計画書・工程管理表である．患者への心理的支援には，**症状把握**と**精神的ケア**があるが，医療現場では時間的・経済的なコストを考慮して，専門的知識や技術を必要としないチェックリストや自記記録など，簡便かつ妥当性と信頼性が保証された査定法の開発・改良が常に求められている．当該査定に現れる症状を改善させるために最適な支援技法を求めて，学会に参加し，最新の学術情報を入手し評価することが必要となる．医療現場で他職種と連携して患者の医療に貢献するために，臨床実践家としてのみではなく，**科学者ー実践家モデル**（scientist-practitioner model）に従って活動することが求められている．

1章 Q and A

Q1 次の文章で正しいものを1つ選びなさい.
1. 健康心理学が対象とする人々は，臨床心理学が対象とする人々を含まない.
2. 健康が成立する要因のひとつとして，社会的・経済的により良い状態の存在がある.
3. 健康心理学も医師が患者を診察・治療する医師—患者モデルに従っている.
4. 健康に不安な人は疾病予備軍であり，臨床心理学の対象となる.
5. 健康心理学は健康指導よりも健康教育を得意とする.

Q2 次の文章で正しくないものを1つ選びなさい.
1. 健康心理学は，行動医学が実践する対象者の療養行動支援と健康行動の習慣化と同じ活動実践を目指す.
2. 健康心理学は心理学の応用分野であり，精神と身体の安寧を目的とした活動をする.
3. 世界保健機関の健康の定義では，心身の不調に社会の安定が加わることで健康であるといえる.
4. 行動習慣の修正は生活習慣病の予防に効果的である.
5. 健康心理学の活動は健康行動の形成を目的とする.

Q1 | **A**······ 2
解説
世界保健機関による健康の定義は「心身の疾病の有無で決定するのではなく，完全なる社会的及び福祉的な安寧がある状態」とある. よって，2が正しい.

Q2 | **A**······ 2
解説
Q1の解説と同様である.

文献

1) 日本健康心理学会編：健康心理学基礎シリーズ1-4巻，実務教育出版，2003.
2) 島井哲志，長田久雄編：健康心理学・入門：健康なこころ・身体・社会づくり，有斐閣（有斐閣アルマ），2009.
3) 山田冨美雄監修・編：シリーズ医療の行動科学1　医療行動科学のためのミニマムサイコロジー，改訂版，北大路書房，2015.

（山田冨美雄）

2章 健康心理学における アセスメントと支援

到達目標

- 健康心理学におけるアセスメントの特性について説明できる.
- 計画行動理論とそのアセスメントについて説明できる.
- 社会的認知理論とそのアセスメントについて説明できる.
- トランスセオレティカルモデルを用いた認知行動的介入について説明できる.
- リラプスの理解とその対処法について説明することができる.

　健康心理学は心身的な面からだけでなく，生活習慣や社会文化，対人関係などの様々な側面から，健康維持や疾病予防などを目指す心理学である．その介入支援においては，エビデンスに基づく行動科学的な手法を用いて，より良いライフスタイルの獲得，あるいは健康リスクをもつ人の予防的支援を行う．人は皆，誰もが健康でありたいと思う．しかしながら，誰もが主体的に健康行動をとるわけではない．私たちの行動は，長い期間をかけて身につけてきた生活習慣の一部である．肥満で悩む人は，過食が問題とわかっていながらも，食習慣を変えることは難しい．喫煙や身体不活動，薬物依存，ギャンブルなどの健康を損なわせる行動も，一度身につけてしまうと元に戻すのは至難の業となる．幸い，健康心理学には Health behavior change（**健康行動変容**）をテーマに，これらの健康問題の心理的支援に関する様々なエビデンスが集積されている.

　本章では，健康心理学の研究及び実践において培われてきた健康行動変容に焦点をあて，アセスメントと心理的支援について述べていく.

1. 健康心理アセスメントの方法

　臨床心理学は，心の病をもつ人を対象として，その障害や症状のアセスメントを行う．心理職として治療的な関わりは考慮されるべき観点の一つではあるが，健康心理学は扱う対象を，**心に問題をもつ人に限定しない**．そのため，アセスメントにおいては，疾病や症

〔キーワード〕健康行動変容，計画行動理論，社会認知理論，認知行動療法，トランスセオレティカルモデル

状の治療だけではなく，ウェルビーイングやより良い生き方の追求，ストレスコーピングなど，心と体の健康に通ずる幅広いテーマへの対応が求められる．そのため，その方法も面接や心理テストに加え，行動観察，自己観察，生物学的・精神生理学的測定，施設の使用頻度の記録，インターネットやスマートフォンを用いた記録などと，多様である．これらのコストや可能性を考えながら，信頼性や妥当性の高いアセスメントを行うことが必要となる．とはいえ，基本的なアセスメントの方法は心理学に共通したものである．まずは，健康心理学によく用いられる質問紙法，観察法，質的研究法について説明する．

（1）質問紙法

質問紙法は，対象者の意識や行動データの組織的な収集法として，最もよく用いられる．健康心理学では，ストレス関連の評価方法が数多く開発されている．それらは，ライフイベントを評価する**社会的再適応尺度**[1]，日常的にあるストレスを測る Hassle Scale[2]，さらには生活の総体的なストレスレベルを測る Perceived Stress Scale（PSS）[3] などである．ストレスへのコーピングは，その定義自体に様々な見解はあるが，ストレッサーへの認知評価である The Stressor Appraisal Scale（SAS）[4] などがよく用いられる．臨床の場では，**精神症状評価尺度**（Symptom Checklist-90-Revised；SCL-90-R）や，その短縮版 Brief Symptom Inventory[5] が多用され，信頼度の高い尺度として知られている．

（2）観察法

観察する行動を決め，その行動の生起回数を数えるなどの方法で記録する．また行動の生起頻度や，一定時間内の生起率に換算する場合もある．また**自己観察**（**セルフモニタリング**）も，問題行動のアセスメントや介入効果の検証などに有効である．**経験抽出法**は，IT 機器などを用いて，日常生活の行動や思考，感情などをその場で記録する方法である．想起法と比較して，思考や感情的な情報も，精度高く記録できる妥当性の高い調査法といえる．これら自己観察法は，記録すること自体が自身へのフィードバックとなり，治療効果につながることもある．最近では，スマートフォンや Web を用いて記録する方法もみられる．この方法は，グループ内で記録を共有したり，支援者にその場で質問できるなど，介入法としての効果も高い．様々なバイオメーカとのセットで用いれば，より高い効果が期待できる．

（3）質的研究法

データの客観性を重視する健康心理学ではあるが，近年，**質的測定法**のニーズの高まりがある．その形式は，個人あるいはフォーカスグループのインタビューによるものが多い．この方法は，個人の認知や感情的な反応などを聴き取ることで，これまで明らかにされていなかった特定の場面での実態の理解が可能となり，それらが介入や治療の方針につながることもある．また，臨床の場面では，介入支援の効果のアセスメントとしても有効である．問題は信頼性や構成概念の妥当性の保証である．この問題への対応として，近年，欧米では質的と量的を合わせた**混合研究法**（mixed methods research）の議論が盛んに行われるようになっている．

2. 健康行動のアセスメント

　一般に，健康維持のための予防は，病気の早期発見および早期治療の**二次予防**に主眼がおかれがちである．しかし，健康心理学はメタボリック症候群の特定健診などの**一次予防**，そして，疾病治療やリハビリテーション，うつや依存などから復帰する過程の**三次予防**にも注目を向ける（1章：13頁参照）．

　一次予防としては，個人が自らヘルスケア行動を獲得することは，破綻しかけている国民保健への対策として，重要な課題といえる．そして，三次予防としては，治療へのアドヒアランス（7章：93頁参照）を高め再発（リラプス）を予防するという意味で，特に心理的支援の必要性が大きくなる．支援者としてこれらのケースに関わる場合，行動を健康的なもの（健康行動）に変え，その行動を継続することによって，期待されるアウトカムを得ることが目的となる．人の行動は，身体面だけでなく，心理面や社会的な要因が複合的に重なりあって成り立っている（**生物・心理・社会モデル**）．このような複雑な人の行動を理解するために，これまで数多くの理論や概念的実践モデルが示されている．ここでは，健康行動変容に有用となる，**計画行動理論**と**社会的認知理論**を取り上げ，アセスメントから心理的支援について述べていく．

1）計画的行動理論

　計画的行動理論（Theory of Planned Behavior；TPB）[6]は，「人がある**行動**をとろうとするには**意図**を必要とする」という理論である．その意図は，**行動に対する態度**，**主観的規範**，**行動のコントロール感**の3つの変数によって説明される**[図1]**．行動に対する態度は，その行動が自分にとって望ましい結果をもたらすと強く思うことである．主観的規範は，その行動は自分の思いだけではなく，周囲が求めているとの認知である．行動のコントロール感は，自身の能力やスキル，仲間のサポートの存在など，その行動のコントロール可能性の認知である．

【計画的行動理論のアセスメント】

　計画的行動理論のアセスメントについて，ある地域の保健センターでうつ病予防の「心の健康教室」を行うことを例に説明する．担当者はまず，地域住民を対象に，心の健康教室のニーズ調査を行うために質問紙を作成した．その質問紙は，「あなたは心の健康教室への参加を望みますか」を問い，①ぜひとも参加したい，②できれば参加したい，③どちらでもよい，④あまり参加したくない，⑤参加したくない，の5件法で回答を求めた．「行動に対する態度」は，教室に参加することで得られる期待や恩恵である．それらの質問は，「ストレス解消」，「対人関係改善」，「考え方を変える」などの項目を挙げ，①〜⑤で，「全

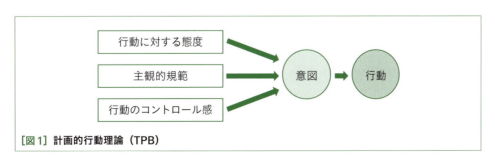

[図1] 計画的行動理論（TPB）

[表1] 計画的行動理論のアセスメント

概念	定義	アセスメントの例
行動意図	行動をとる可能性の認知	あなたは，心の健康教室に参加したいと思いますか？それとも教室しようとは思わないですか？
態度	行動についての個人的評価	あなたにとって心の健康教室は「良い」，「どちらでもない」，「良くない」のどれにあたりますか？
主観的規範	周囲の人のその行動に対する賛成か反対かの信念；その考えによって行動しようとする動機	あなたは，周囲の人が心の健康教室に参加することに賛成していると思いますか？反対していると思いますか？
行動のコントロール感	行動を行うことへのコントロールを持ち，実行できるという信念	あなたは，その行動を行うのは自分次第だと思いますか，それともそうでないと思いますか？

くあてはまらない」～「とてもよくあてはまる」で回答を求めた．

　主観的規範は，「教室参加を勧めてくれる周囲の人」の有無を問う．「あり」の場合は，「配偶者」や「家族」，「友人」などの設けられた項目にチェックする．行動のコントロール感は，「教室参加の妨げとなるもの（バリア）」を評価する．たとえば，チェック項目は「仕事が忙しい」，「時間がない」，「仲間がいない」などで，回答は，①「全くあてはまらない」から，⑤「とても良くあてはまる」で回答する．表1に，計画的行動理論の概念と定義，およびアセスメントの例を示した．

　このアセスメントを行うことで，教室参加への潜在的な参加の有無（意図），およびその原因の予測が可能となる．不参加者への対応としては，たとえば，プログラムの魅力や利便性などを高めるなどの工夫が必要かもしれない．もし教室を何回かのクールを継続して実施したい場合は，「あなたは次のクールも心の健康教室への参加を継続したいですか」と問うことで，「継続する人」，「離脱する人」の予測が可能となる．その結果より，離脱の可能性がある人に対して，早期からより支持的に接するなどの対応を考えることができる．計画的行動理論は，予防接種，喫煙，検診受診，飲酒・薬物依存，家族計画など，幅広い健康行動に対して用いられ，多くの実績をあげている．

2）社会的認知理論と自己効力感

　バンデューラ[7]が提唱した**社会的認知理論**（Social Cognitive Theory；SCT），およびその核となる**自己効力感**は，行動変容に最も頻繁に用いられる実践理論の一つである．自己効力感には，**効力予期**と**結果予期**の2つの予期がある．ある行動を行うとき，本人がうまく遂行できると思うことが効力予期で，行動の結果として得られる利益を予測することが，結果予期である．一般に，自己効力感とは，効力予期のことをいう．人がある行動を行うかどうかの動機のレベルは，その行動に対する有能感と，行った結果に予想される効果の組み合わせにより決定される．自己効力感は，自尊心や自己概念，ローカス・オブ・コントロールなどと混同されることも多いが，将来の行動の予測を，自分の性格や能力など自分の内部に求めるものであり，変容が可能という点においてこれらとは大きく異なる．

(1) 自己効力感のアセスメント

　効力予期である自己効力感（Self-Efficacy；以下，SE）は，**実行**（行うためのSE）**SE**，**維持**（行動の継続）**SE**，**リカバリー**（失敗しても再開できる）**SE**に分けられる[8]．まだ行動を起こしていない場合，実行SEが高い人は，その行動に対して楽観視しており，

行うための方略もあると考えられる．それゆえ行動は起こりやすい．一方で，実行SEが低い場合は，失敗を予期したり自分の能力への不信などがあり，行動は起こりにくい．維持SEが高い人は，誘惑には負けずに，新たな行動により生じるストレスへの対処能力も高いと考えられるため，行動は継続されやすい．リカバリーSEが高い場合は，**ラプス**（行動の継続が途切れること）が起こっても，行動を再開できる人である．そのような人は，ラプスに対し，今回はたまたま運が悪かったなどと考えることで，次回同じような場面では，環境や体調を整えるなどで対応し，行動を再開することができる．一方で，リカバリーSEが低い人は，ラプスを経験すると強い自責感を感じ，それを回避するために，元の行動に戻りやすい．

① SEの評価尺度

SEの評価には，多様な行動を特定した評価尺度が開発されている．坂野・東條[9]は，個人の一般的な行動遂行の有能感の評価である，**一般性セルフ・エフィカシー尺度**（General Self-Efficacy Scale；**GSES**）を開発している．GSESは，「何か仕事をするときは，自信をもってやるほうである」，「友人よりすぐれた能力がある」，「何かを決めるとき，迷わず決定するほうである」などを問い，回答は「はい」，「いいえ」で求める．GSESは，一般性SEが高い個人は，様々な行動への積極性が高まり，うつ状態が改善したとの報告[10]があるなど，臨床の場での妥当性が確かめられている **[図2]**．特定的な行動のSEとしては，禁煙，身体活動，カロリー摂取，がんや性感染症，喘息治療，慢性疾患などの疾患への対応など，評価の対象となる行動は多岐にわたる．これらのSE行動は，一般に，「私はたとえ"行動を妨げる要因"が起こったとしても，"特定の行動"を行う自信がある」などの問いに対し，①確かにそう思う，から，⓪全くそう思わない，あるいは，0〜100点（%）などの方法で評価できる．

② 結果予期のアセスメント

結果予期は，ある行動をとることでどのような結果になるかの予測である．SEは，個人内の現在の認知であるが，結果予期は，将来の予想に焦点をおく．たとえば，ある行動を行えば健康度が高まる，あるいは痛みや症状が治まる，などの期待である．バンデューラは，SEよりも結果予期のほうが，行動を起こすための動機づけとして有効だとしている．結果予期には，**ポジティブ予期**と**ネガティブ予期**があり，これらのバランスが行動の動機レベルに影響する．

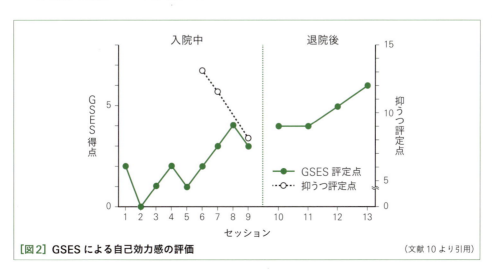

[図2] GSESによる自己効力感の評価
（文献10より引用）

禁煙を例に説明すると，結果予期は，「もし禁煙したら，友人は私に敬意をもって接してくれる」がポジティブ予期，「もし禁煙したら，ストレスがたまりイライラするだろう」がネガティブ予期である．そして，ポジティブ予期が高いときに，行動は起こりやすくなる．

　結果予期は，「もし“特定の行動”を行えば，私は“予想される結果”を得ることができる」と問うことで評価できる．食行動の研究では，「もし私が低脂肪で減塩食，食事の半分をサラダにするなら…」という問いに対し，ポジティブ予期は，「肥満に悩まされなくなるだろう」，「もっと気力に満ちた生活が送れるだろう」で，ネガティブ予期は，「何を食べたらよいのか混乱するだろう」，「低脂肪食を買い揃えるのは不便である」などが示された[11]．このように，結果予期のアセスメントを行い，ポジティブとネガティブを詳細に検討することで，相手の行動変容の動機のレベルを評価することが可能となる．行動変容を促す場面では，ポジティブ予期が多い人は行動生起につながりやすいが，ネガティブ予期が多い人は，それらがバリアとなり行動は起こりにくい．行動変容のバリア要因は，個人の心理的要因，社会環境，経済面など，あらゆる場面に存在する．

　これらの自己効力感，結果予期のアセスメントの質問紙は，比較的容易に作成することが可能である．そのため，日常生活での行動から臨床応用まで，幅広い領域において，様々な評価尺度が作成されている．

3．健康心理学における心理的支援・心理療法

1）認知行動アプローチによる健康行動変容

　わが国では，国家レベルの健康行動の支援策として，2008 年からメタボリック（内臓脂肪）症候群（以下，メタボ）対策の**特定健診**，**特定保健指導**が行われている．脂質異常症などの生活習慣病は，かなり進行しないと自覚症状は表れない．そのため，その予防には個人が自ら発症を回避するためのセルフケア行動をとれるかどうかが焦点となる．勧められた健康行動を，対象者が主体的に行うか否かは，動機のレベルに左右される．メタボ対策には，**動機づけ支援**と**積極的支援**の 2 つの支援が強調されている．

　動機づけ支援は，対象者が自ら健康状態を自覚し，行動目標をたてて行動に移し，それを継続するための支援である．積極的支援は，その行動目標に対し，さらに行動継続への働きかけを行っていくことである．そして，これらの支援を行う際に推奨されているのは，**認知行動療法**（Cognitive Behavior Therapy；CBT）によるアプローチである[12]．ここでは，健康行動変容に認知行動療法を用いる際に，最初に行う問題行動のアセスメントの枠組みについて説明する．

　問題行動のアセスメントの手順は，まずは，①問題行動が起こるパターンを，そのきっかけ（**先行条件**）と反応の組み合せで捉える．次に，②その行動を継続させる要因（**強化要因**）を特定する．そして，さらに，③その行動が起こりにくくなる仕組みを工夫し，替わりとなる健康行動（**目標行動**）を設定する．

　メタボの診断を受けた会社員を例にして考えてみると，たとえば，この人の問題行動は，夜の遅い時間にテレビを見ながらポテトチップスなどを食べることが原因だったとすれば，その先行条件としてわかりやすく，①毎日のように残業することが先行条件となって

いるかもしれない．次に，強化要因は，②高カロリー菓子はてっとり早く満腹感が得られる，あるいは，それが仕事から生まれるストレスの解消策となっている可能性もある．そして③では，残業を減らして，健康的な食行動が行えるような工夫を行うとともに，①スポーツクラブへ行く，②テレビ以外に楽しめることを見つける，③散歩をするなど，休日の過ごし方を変える方法を見つけることで，ストレス解消にもつながるかもしれない．

　このように，支援者は認知行動療法の枠組みを用いて，対象者が自らの生活習慣における問題のパターンに気づき，自主的に目標をたて，セルフケア行動がとれるように導いていく．とはいえ，残業を減らそうとするとまた別の問題を生むかもしれないし，何よりもまず，対象者の多くは行動を変えること自体に前向きなわけではない．変化の重要性に気づかない人は多いし，気づいていても実際にその行動を行う人は多くはない．このような場合，個人のニーズに合わせた心理的支援が必要となる．

2）トランスセオレティカルモデルを用いた心理的支援

　単に相手を変えるために認知行動療法の技法を用いるだけでは，心理的支援とはならない．支援者のもつコミュニケーション力や共感性なども，相手の行動変容には大きな影響を及ぼす要因となる．近年，医療サービス提供者のコミュニケーションスタイルが，治療のアウトカム（成果）や治療の満足度，アドヒアランスの促進につながることに関心が向けられるようになっている．このことから，心理的支援においても，支援者が対象者との良好なコミュニケーションを通して良い関係を築くことが，支援の満足度やアドヒアランスを高め，その結果として，行動変容が導かれやすくなると考えられる．**行動継続のアドヒアランス**は，心理的支援の生命線ともいえる．慢性疾患の治療などにおいては，低アドヒアランスの患者は，充分な効果を得るまでに元の行動に戻りやすいことがわかっている．行動変容からの離脱を防ぎ，アドヒアランスを高めていくには，一人ひとりのニーズに合わせた動機づけを行うことが必要となる．

(1) トランスセオレティカルモデル

　トランスセオレティカルモデル（Transtheoretical Model；TTM）[13]　は，対象者の変化の必要性への気づきのない段階からアプローチし，セルフケア行動獲得へと導くための行動変容法として高い有用性がある．TTM は，人が変化するには，変化の必要性を感じていない段階（前熟考期），変化は必要と思ってもまだ行動は始めていない段階（熟考期），変わるための準備を始めた段階（準備期），実際に行動を始めた段階（実行期），行動が継続されている段階（維持期）の5段階があり，それぞれの段階に固有の支援法を必要とする．TTM を用いた支援の事例を以下に示す．

CASE

　ある企業は，従業員の喫煙者（200 人）に禁煙を促すために心理職を雇った．心理職は，最初はグループセッションを呼びかけ，禁煙セッションを何度も行った．しかし，数カ月が経過したが，セッションの出席者はわずか 50 人に留まっていた．そこで心理職は，残りの 150 人にセッションに参加させるために TTM を導入することにした．まず，簡単な質問を行うことで，変化の段階を確認することから始めた．その質問を以下に示す．質問には「はい」，「いいえ」で回答が求められた．

1) あなたは禁煙に興味がありますか（前熟考期）.
2) あなたは今禁煙しようと考えていますか（熟考期）.
3) あなたは喫煙の具体的な準備をしていますか（準備期）.
4) あなたはすでに禁煙を始めていますか（実行期）.
5) あなたは禁煙を継続していますか（維持期）.

(出典：National Cancer Institute, "Theory at a Glance : A Guide for Health Promotion Practice" を参考に作成).

このアセスメントにより，喫煙者のそれぞれの段階が明らかとなる．次に，その段階に応じて，クリニックに参加しない従業員への個別アプローチを考える．TTMによる行動変容は，次の2つのプロセスからなっている．それらは，新たな行動を始めるまでの「認知的プロセス」，そして，始めた行動を継続するための「行動的プロセス」である.

①認知的プロセス

前熟考期から**準備期**は，認知的な変容を促すためのプロセスである．前熟考期は，対象者が自ら変化の必要性に気づく段階である．喫煙を楽しんでいる人に指示や命令，助言などを行っても，相手は抵抗するだけである．そのような場合は，一酸化炭素検査の結果を見せてリスクへの気づきを促したり，メールによって禁煙の重要性についての情報を送り続けるなどの方法により，健康の意義を認知させていくなどの取り組みが考えられる．しかし，これらは，喫煙の害の知識がない人には有効かもしれないが，多くの人はリスクを承知で喫煙をしている．そのような場合は，「**動機づけ面接**」[14] が有効である．動機づけ面接は，相手の気持ちを丁寧に聴き取りながら，変わろうとする気持ちを引き出して広げていくカウンセリングの技法である．変わる必要性を引き出したら，変わりたくない気持ちとの拮抗に焦点を絞り，葛藤に気づかせることで，相手がもつ抵抗感を低下させていく．対象者の抵抗感が低くなれば動機づけレベルは高まり，熟考期に進みやすくなる.

熟考期は，変化の必要性に気づいているがまだ行動を始めていない段階である．新しい行動をとった結果としての**ポジティブ**と**ネガティブ**の予想，すなわち，SCTの結果予期が重要になる．たとえば，禁煙を始める際に，「禁煙すると周囲の人は好意的になる」がポジティブ，一方で「ストレスでイライラ感が高まる」がネガティブである．ポジティブな予期がネガティブを上回れば，新しい行動への動機づけが高まっていく．その結果，準備期への移行が促進される．計画的行動理論によると，動機づけが高まるだけでは行動には結びつかない．その動機が意図につながることによって行動は生起する．準備期では，すでに行動の意図がある段階である．ここでは，前述した認知行動療法の行動の枠組みを用いて，問題行動が続いているパターンを知り，**目標行動**を設定する．目標行動の設定は，対象者のSEの高い行動，たとえば好きな行動，あるいはその時点の取り組みやすい行動を選ぶことで，実際の行動は始めやすくなる.

②行動的プロセス

実行期からは，実際に行動を維持させるためのスキルの支援を必要する．前述のメタボのケースでは，たとえば「フィットネスクラブに通う」を目標行動と設定し，その行

動を始めたとしても，その行動を継続していくには様々な工夫が必要となる．そこで，実行期から維持期にかけては，**オペラント強化**[*1]，**刺激統制**[*2]，**拮抗的条件付け**[*3]などの技法を相手の実情に合うように組み合わせて用いることで，行動の継続性を高めていく．

TTMにおいて段階を進めていく方策は，それぞれの段階で異なる．支援者は，段階やレディネス（準備性）を評価し，動機づけの状態やSEのレベルなどを聴き取りながら，個別テーラー化による行動変容プランをたてることで，対象者の条件に合わせた心理的支援が可能となる．

③リラプス対策の認知行動療法

行動変容のゴールは，対象者が自らセルフケアスキルを身につけることにある．変化の効果が表れるまでには，ライフイベント，天候，旅行など，様々な要因のために元の行動に戻ってしまう可能性がある．元の行動に戻ることを**リラプス**という．従来，リラプスは，行動変容や治療の失敗を意味していた．しかし，実際は多くの人がリラプスを経験するため，最近では変化の過程の一部として認識されている．そのため，支援者はリラプスは起こるものとして，その対策をたてておく必要がある．

リラプスにおいても，**SCTの結果予期**に基づいて理解する．ここでは，行動を始める際の結果予期ではなく，行動を維持するための予期である．メタボのケースでは，フィットネスクラブに通い始めたときの結果予期として，**身体的な結果予期**（ストレス解消，運動による疲れなど），**社会的な結果予期**（仲間の支援，上司の不機嫌など），そして**自己評価の結果予期**（満足感，残業をしない罪悪感など）に注目する．これらの結果予期が，行動継続の動機として作用する．やはり，ポジティブな面が高いと行動は維持されやすく，ネガティブが上回ると元の行動に戻りやすくなる．飲酒におけるポジティブな結果予期（たとえば，飲酒により社交的になれるなど）が高い者ほど，飲酒に対するネガティブな影響を低く見積もることが知られている．メタボのケースでは，夜遅くの高脂質食の悪影響を低く見積もっている人ほど，リラプスは生じやすいといえる．

リラプスへの認知行動療法を用いた支援として，**リラプス予防モデル**（Relapse prevention model；RPM）[15]がたてられている．リラプス予防モデルでは，まず最初に，リラプスに至りやすい**ハイリスクの状況**（先行刺激）を特定する．これらは，た

[*1] オペラント強化

　行動の後に望ましい結果になれば，行動は繰り返される．たとえば，フィットネスクラブで運動することでストレスが解消されると，次の日もまたフィットネスに通う行動の強化になりうる．禁煙の場合では，吸わなかった本数をお金に換算して貯金し，ある程度の金額が貯まったら好きな服を買うという方法もある．また，支援者からの励ましや，仲間の承認といった社会的なサポートも重要な強化要因となりうる．

[*2] 刺激統制

　問題行動のきっかけとなる刺激を起こりにくくし，目標行動が起こりやすくなる工夫を行う．メタボのケースでは，残業の回避，あるいは菓子が買いたくなるコンビニを避ける必要があるかもしれない．ところで，刺激は，衝動や渇望などの生理的な刺激として現れることもある．また，条件づけや過去の記憶，ネガティブ結果予期も刺激として機能する．

[*3] 拮抗的条件付け

　拮抗的条件づけは，問題行動を起こりにくくするための代替え行動などを試みることである．たとえば，飲酒に駆り立てられたときは，禁酒者の集会に行ったり，禁酒仲間に電話をするなどの行動をとる．喫煙の場合では禁煙ガムの使用，買いおきをやめるなどもこれにあたる．これは，問題行動の誘因となる衝動反応を，他の行動で代替えをする方法である．

025

とえば仕事の失敗，友人からの誘い，ストレス，気分の落ち込みなどは，即時的なリラプスの先行刺激となる．また，衝動性や焦燥感や感情性向，ライフスタイルなどの個人内要因も先行刺激となりうる．リラプスを回避するには，できる限りこれらの刺激を取り除くことである（**刺激統制**）．しかしながら，実生活において，これらの刺激をすべて回避することは不可能である．その場合に必要となるのが，**ストレスコーピング**（ストレス対処）である．つまり，避けられない状況に対しては，コーピングスキルを学習したり，代替行動を心がける（**拮抗的条件付け**）などにより，リラプス回避を試みる．コーピングSEが高い人は，様々な方策で誘因に打ち克とうとするだろう．しかし，コーピングSEが低い人は，ネガティブな結果予期の影響を強く受けやすい．

　他のリラプス対策として，重点を置くべきポイントは，行動開始の初期に起こる**ラプス**への対応である．ラプスとは，行動継続が途切れることである．ラプスが必ずしもリラプスに進展するわけではない．リラプスのリスクの高い人は，少しのつまずきでも大きな罪悪感や無力感を感じてしまう．それは，ラプスの際に，自分のせいである，意志が弱い，やはり自分には無理だなどと考え，罪悪感やネガティブな感情を感じると，それらから逃れようとして元の行動へと戻る可能性が高くなる[8]．これは「**禁断破綻効果**」と呼ばれる．禁断破綻効果は，能力や努力不足がその原因ではなく，効果的なコーピングスキルが獲得されていない場合に起こりやすい．そのため，ラプスが起こる場合は，コーピングスキルを学び直す機会と捉える．一方で，支援者にとっても，ラプスやリラプスは，これまでの心理的支援の問題点を見直すきっかけになる．重要なラプスの先行刺激を見落としていないか，ストレスへの対応は充分であったかなどを再考し，行動変容プランを修正する機会とすればよい．リラプス対策としての認知行動療法の有効性は，最初は飲酒や薬物依存において証明されていたが，今ではギャンブル，強迫行動，摂食障害，統合失調症，うつ病などの精神疾患など，幅広い問題行動への適用が進められている．このように，認知行動療法アプローチによる心理的支援は，リラプスへの対策も含めたプランをたてることで，対象者は行動変容およびセルフケア行動獲得へと導かれやすくなる．

2章 Q and A

Q1 健康心理学の説明について，正しいものを1つ選びなさい．

1. 健康心理学は，心身的な面から健康維持を目指す心理学である．
2. 健康心理学における予防は，二次予防に主眼がおかれる．
3. 健康心理学は心に問題をもつ人に限定しないため，アセスメントは心と体の健康に通じる幅広いテーマへの対応が求められる．
4. 臨床心理学が心の病をもつ人の障害や症状をアセスメント・支援するのに対し，その予防から関わることが健康心理学の特徴である．
5. 健康行動理論を用いて，いかに患者を説得し，動かすかがポイントとなる．

Q2 健康心理学における心理支援で，誤っているものを 1 つ選びなさい．

1. 認知行動アプローチによる健康行動理論は，メタボなど生活習慣予防に勧められる．
2. 行動継続のアドヒアランスを高めるためには，一人ひとりのニーズに合わせた動機づけを行うことが必要である．
3. 人は健康でありたいとは思いながら，誰もが健康行動をとれるわけではないため，健康心理学における健康行動変容等を用いて支援することが求められる．
4. 動機づけ支援は，対象者自らが健康状態を自覚し，行動目標をたてたうえで行動に移し，それを継続するための支援である．
5. 患者の行動継続のためには，心理職は常に見守りと説得を行うことが必要である．

2章

健康心理学におけるアセスメントと支援

Q1 | **A**……3

解説

　健康心理学は心身的な面からだけでなく，生活習慣や社会文化，対人関係の構築など，健康維持や疾病予防を目指す心理学である．このため，アセスメントにおいては疾病や症状の治療だけでなく，心と体の健康に通じる幅広いテーマへの対応が求められる．健康行動理論は，患者を説得する方法ではない．

Q2 | **A**……5

解説

　行動継続のためには，対象者自らが健康状態を自覚し，行動に移すことが重要であり，心理職はそのための支援を行う．常に心理職が見守り，説得することは不可能であり，効果的ではない．認知行動アプローチの健康行動理論は，メタボリック症候群などセルフケア行動が必要な予防に効果的とされる．

文献

1) Holmes TH, Rahe RH : The social readjustment rating scale. Psychosomatic Research **11** : 213-218, 1967.

2) Cohen, S, Kamarck, T et al : A global measure of perceived stress. Health Social Behavior **24** : 385-396, 1983.

3) Derogatis LR, Savitz KL : The SCL-90-R and Brief Symptom Inventory（BSI）in primary care. In M. E. Maruish（Eds），Handbook of psychological assessment in primary care settings, Mahwa, NJ, US, Lawrence, pp297-334.

4) Schneider TR : Evaluation of stressful transactions : What's in an appraisal? Stress and Health **24** : 151-158, 2008.

5) Derogatis LR, Savitz KL : The SCL-90-R and Brief Symptom Inventory（BSI）in primary care. In M. E. Maruish（Eds），Handbook of psychological assessment in primary care settings, Mahwah NJ, US : Lawrence, pp297-334.

6) Ajzen I. From intentions to action : a theory of planned behavior. In J Huhl, J Beckman (Eds), Will ; performance ; control (psychology) ; motivation (psychology), Berlin and New York : Springer-Verlag, 1985, pp11-39.

7) Bandura A : Going global with social cognitive theory : From prospect to paydirt. In Donaldson, SI, Berger DE, Pezdek K. (Eds), The rise of applied psychology : New frontiers and rewarding careers. Mawah, NJ : Erlbaum, 2006, pp53-79.

8) Marlatt GA, Gorgon JR : Relapse Prevention : Maintenance Strategies in the Treatment of Addictive Behaviors. New York : Guilford Press, 1985.

9) 坂野雄二：一般性セルフ・エフィカシー尺度の妥当性の検討．早稲田大学人間科学研究 **2**：91-98，1989．

10) 坂野雄二，東條光彦：一般性セルフ・エフィカシー尺度 作成の試み．行動療法研究 **12**：73-81，1986．

11) Hankonen N, Absetz P, et al : Toward identifying a broader range of social cognitive determinants of dietary intentions and behaviors. Applied Psychology Health and Well-Being **5**：118-135, 2013.

12) 厚労省：2018 標準的な健診・保健指導プログラム．平成 30 年度版厚生労働省 健康局，pp1-22．

13) Prochaska JO, DiClemente CC : Transtheoretical therapy : Toward a more integrative model of change. Psychotherapy Theory Research and Practice **19**：276-288, 1982.

14) Rollnick S, Miller WR : What Is Motivational Interviewing? Behavioural and Cognitive Psychotherapy, **23**：325-334, 1995.

15) Dimeff LA, Marlatt GA : Preventing relapse and maintaining change in addictive behaviors. Clinical Psychology : Science & Practice **5**：513-525, 1998.

（堤　俊彦）

健康心理学の実際①

3章 ストレスマネジメント

到達目標 ··

● ストレスの成立プロセスを理解し説明できる.
● コーピングの種類を説明できる.
● ストレスマネジメントで活用される技法と介入先について説明できる.

1. ストレスとその種類

　私たちが日頃よく耳にするストレスは,「何らかの刺激によって心身が興奮状態にあること」と定義できる. 何らかの刺激は「**ストレッサー** (stressor)」,心身の興奮状態は「**ストレス反応** (stress response)」と呼ばれている. すなわち,ストレッサーが存在し,ストレス反応が生じている一連の状態を**ストレス**という.

　ストレッサーとストレス反応には種類がある. ストレッサーは,寒暑や騒音,あるいは身体への直接的な打撃のような**物理的ストレッサー**,化学物質・一酸化炭素などの**科学的ストレッサー**,そして対人関係の軋轢や差し迫った困難などからもたらされる**心理社会的ストレッサー**に区分される.

　心理社会的ストレッサーはさらに,災害や犯罪被害などによる重大な心理的トラウマをもたらすような**トラウマティック・イベント** (traumatic event),身近な人の死や転居・就職といった人生上度々生じうる**ライフ・イベント** (life event),そして家事,満員の通勤電車,近隣との付き合い,家族との関係性などのような日常的で頻繁に,あるいは慢性的に生じている**日常苛立ち事**(**デイリーハッスル**,daily hassle)に分けることができる. これらのストレッサーは,個人がおかれた状況や心身の耐性などによって受ける影響は変わるが,日常苛立ち事は辛い体験であるものの時間的には短く,耐えることの難しさの程度は他のストレッサーよりも少ない. しかし,日々体験し繰り返されやすいことから,蓄積されたストレス反応によって,ある日突然に思わぬ弊害が生じるおそれがある.

〔キーワード〕 ストレス, コーピング, トランスアクショナル・モデル, ストレスマネジメント

2. ストレスの発生プロセス

　ストレスは一定のプロセスで生じる．ストレスの定義にあるように，ストレッサーがストレス発生の起点となる．しかし，ストレッサーとなりうる刺激自体にはもともと何の意味もなく，単に存在しているだけである．私たち個人が刺激に何らかの意味づけを行う認知的作業によって刺激はストレッサーとなり，ストレス反応へと至る．

　ラザルスとフォルクマン（Razarus & Folkman, 1984）[1]は，このようなストレス発生における認知作用を重視し，**トランスアクショナル・モデル**（transactional model）を提唱した．

1）トランスアクショナル・モデル［図1］

　様々な刺激にさらされる生活において，私たちはすべての刺激に反応するわけではない．遭遇する刺激が自分にとって重要な意味をもっている場合に，その刺激はストレッサーとなりストレス反応を引き起こす．重要な意味とは，「自分に危害が加わる」，「自分にとって脅威である」，「大事な人や物を失う」という判断によるものであり，刺激にこれらの意味づけが行われるとストレッサーに変化する．このときの認知活動（認知的評価）は**一次評価**といわれる．一次評価によってストレッサーへの変化がなされると，不安や怒りのような情動反応が喚起され（**情動的興奮**，**情動的ストレス反応**），さらに身体的興奮が生じる（**身体的ストレス反応**）．身体的興奮は**闘争-逃走反応**（fight-or-flight response）と呼ばれ，緊急時の自己保存本能として不随意に生じる．

　ストレス反応は心身に負荷を与え，様々な変調をもたらす原因となりうる．情動的興奮は不安障害やうつのような精神変調，身体的興奮は持病の悪化，本態性高血圧，冠状動脈血栓症（心臓疾患），がんなどの身体疾患，あるいは様々な心身症状を生じさせるおそれを有している．

　トランスアクショナル・モデルではストレッサーの発生を課題解決場面と見なし，課題

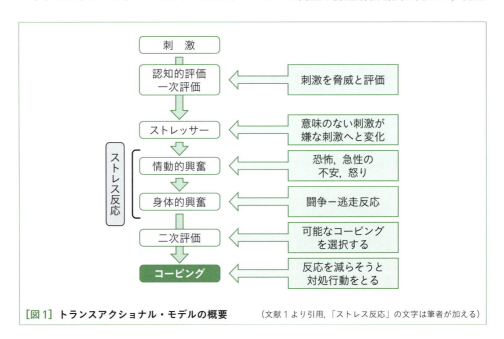

［図1］トランスアクショナル・モデルの概要　　　（文献1より引用，「ストレス反応」の文字は筆者が加える）

解決のための方策，いわゆる**コーピング**（coping，**対処**）という解決行動を企図するとされる．私たちはストレッサーを受けてされるがままに無力であることはなく，自らの身体的・物質的・心理的・社会的資源を考慮して，対処すべき方略・活動方針を決めていく．この認知活動を**二次評価**と呼び，状況に応じたコーピングの種類を決定する．たとえば，自分にとって今後を左右するような重要な試験を受けるとき，不合格になることに不安を感じたならば（一次評価），体力や知力，金銭や他者からの助力，意欲や忍耐力，自分がおかれている立場や社会的地位あるいは経験などの個人特性をもとに，試験勉強をする，あきらめて遊ぶ・寝る・ゲームをする・必要のない掃除をするなどの一時しのぎの気晴らしを図る，あるいはカンニングをして不正な合格を得ようとするかもしれない．ストレッサーに遭遇したとき，私たちは個人の事情に合わせた様々な対処行動をとることが通常であり，これをコーピングという．

　採用されたコーピングによって建設的な解決に向かうことができれば，心身の健康を維持・増進することができる．しかし，たとえば暴力に訴えたり薬物に逃げたりするようなコーピングは，一時的には良くても警察に逮捕されたり心身の変調をきたしたりするような新たな脅威となるストレッサーが生じるため，いわゆる悪手となる対応であり不健康な状態に陥る．ただし，そのような最善手でないコーピングを採用しても，それが経験となって次の似たような状況ではより良い方策を選ぶことができる場合がある．経験による学習である．トランスアクショナル・モデルは，刺激の認知によってストレス反応の発生やその程度に影響することを明らかにしており，さらに失敗経験でも，後に建設的な対処法をとるための個人的資源になりうることを示している．

2）コーピングの種類

　トランスアクショナル・モデルにおける二次評価によって決定されるコーピングは，その行動の目的によって種類がある．

　ストレッサーが存在する課題解決場面において最も効果があるコーピングは，ストレッサーをなくすようにすることである．いじめっ子に対して最大の効果をもつコーピングは，いじめっ子がいじめをしないようにすることであり，不安な試験に対しては，事前の勉強をしっかりとして苦手をなくしておくことが効果的である．金銭に困っているなら，働いて稼ぐことが必要となる．このような目の前の課題について有効な手立てを考え，問題となるストレッサーに対して直接的な働きかけを行うコーピングを**問題焦点型コーピング**（problem focused coping）と呼ぶ．問題解決に特化したコーピング法といえる．

　一方，課題は必ずしも解決できるものばかりではない．顧客対応で腹が立ったり情けなくなったりするような辛い仕事はストレッサーであるが，そのストレッサーをなくす，つまり仕事を辞めることは，今の生活を続けるためにはなかなかできない．大切な面接をうまくこなす自信がない場合は不安が募って逃げ出したくなるが，面接を受けないわけにはいかない．このような場合，私たちは怒りや不安などの情動的興奮を鎮めるコーピングを採用することが多い．この一時的な気分や感情を抑えようとするコーピングを**情動焦点型コーピング**（emotion focused coping）という．情動を抑えることで，冷静になって本来やるべきことに集中したり，いわゆる「あがる」という心的現象の影響でもともともっている能力を発揮できない状況を避けることができる．

3. ストレスマネジメント

1) ストレスマネジメントの効果

　コーピングはストレスの程度を決定する重要な活動であり，個人のストレスを管理するために必要な作業である．そして，コーピングを使ってストレスの低減や消失を図る行動を**ストレスマネジメント**（stress management）という．ストレスを管理するという意味であり，私たちが主体的にストレスに対応できることを示している．

　また，ストレスマネジメントはストレスの弊害に対処するためのコーピング活用法であると言い換えることができる．そのためストレスマネジメントは日常的に自らがコーピングを駆使する**セルフコントロール法**であり，ストレスの弊害が生じる前の予防行動である一次予防として活用されることが多い．

　しかし，コーピングは環境や個人の状況によって適切であったり不適切であったりする．気が合わない上司への鬱憤を酒で晴らす，不安を薬物で忘れるといったコーピングは，一時は良いとしても長く続けると新たな弊害がもたらされるおそれが強い．すなわち不適切なコーピングは新たな脅威となるストレッサーを生み出しやすい．一方，上司とのコミュニケーションを図る，ビジネスとして余計な感情を加えず淡々と処理する，不安を不安として受け入れて今なすべきことをするといった対応は，適切なコーピングとなりうる．ストレスマネジメントは前者の不適切なコーピングを避け，後者の適切なコーピングを行えることを目的としている．

　適切なコーピングはストレス反応を低減したり消失させたりできるが，様々なコーピングの直接的な効果を示す先はストレス発生プロセスのどこかであり，言い換えればストレス発生の一部に介入することである［図2］．

2) 認知的評価への介入

　トランスアクショナル・モデルでは，一次評価によって刺激が何らかの意味づけをされ

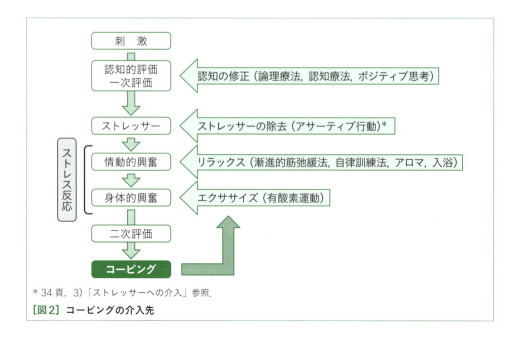

＊34頁，3)「ストレッサーへの介入」参照．
［図2］コーピングの介入先

ストレッサーへと変化する．その変化に至る条件は，刺激が個人にとって脅威であると判断されることであり，この作用を**認知的評価**と呼ぶ．認知的評価によって刺激が個人にとって無関係であるとか，経験済みで慣れているとかといった評価をくだせば，ストレス反応は生じにくい．ストレスマネジメントでは，この認知的評価への**介入法（コーピング）**がいくつか存在する．

ここでは代表的なコーピングである**論理療法**，**認知療法**，そして**ポジティブ思考**について説明する．

(1) 論理療法

エリスとハーパー（Ellis A & Harper RA）[2]は，**不合理な信念**（irrational belief）（誤った思い込みとも言う）によって人は悩みをもち，ストレスを感じることを**論理療法**，**論理情動行動療法**（rational emotive behavior therapy）によって示した（**ABCDE理論**［図3］）．

刺激を受けたときに，その刺激をどのように意味づけるかは，刺激に関連する信念の影響を受ける．たとえば，「頑張って勉強を重ねたのだから，試験は合格するはずだ．努力は報いられなくてはならない」という信念を強くもっている人は，一生懸命に努力するだろうが，失敗したときには通常以上に心理的ショックを感じやすい．なぜなら，強い信念に反する事実を受け入れがたいためであり，そしてその結果，うつ状態，無気力，怒り，今後への不安，酒や薬物といった一時しのぎの気分解消にふけるという不安定な状態に至るおそれがある．あるいは，普段からの頑張らなければという気持ちが過度な緊張につながり，充分なパフォーマンスを示せずに失敗に至るということも考えられる．

私たちが過度な苦手意識や恐れを抱く原因である「誤った思い込み」を解消する方法としては，論理的（合理的）な信念（思い込み）をもつことが必要であり，そのためには現実に即した思い込みをもつようになることが重要である．「頑張れば良い結果を得られる」という信念を，「頑張って良い結果が得られればうれしい（頑張っても必ずしも良い結果が得られるわけではない）」と修正し，人生何が起こるかわからないという事実に対応した合理的な思い込みに転換しておけば，誤った思い込みによる弊害は少なくなり，落胆は

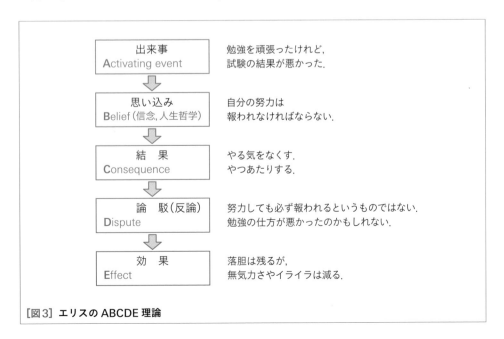

［図3］エリスのABCDE理論

するが不安定な情動状態に陥ることは少なくなる．以上の流れがエリスの ABCDE 理論となる．

(2) 認知療法（cognitive therapy）

ベック（Beck A）[3] が構築した**認知療法**は，うつ病は認知の歪みによって生じることを説明し，論理療法と同様に認知の操作を行うことで治療する認知行動療法の一種である．ストレスモデルから見れば，ストレッサーを生じにくくするコーピングとなる．

人は**認知**（刺激の意味づけ）に一定の枠づけを行う傾向があり，これを**認知的歪曲**（cognitive distortion）という．認知的歪曲は表層と深層の 2 つに分かれ，表層的活動は**自動思考**（automatic thought）と呼ばれる．自動思考とはある状況で自然にわき出る，自動的に生じる思考あるいはイメージといえる．たとえばメールの返答がない場合に「私は嫌われている」という否定的な自動思考が生じた場合は，「彼は今は忙しいんだ」という現実的な自動思考が生じた場合よりも不安や怒りといった情動が生じて，不安定な心情へと至りやすい．自動思考は深層の**スキーマ***（schema）の影響を受ける．世の中は危険だとするスキーマを有していると，臆病で過度に慎重になり，自己保存を優先して否定的な自動思考を発現しやすくなる．うつ病の人はスキーマと自動思考において現実にそぐわない誇張された否定的内容を自然ともち，その否定的内容がさらにストレッサーを生み出して落ち込むという悪循環の状態に陥るため，この悪循環からの脱出を試みる，すなわち刺激の意味づけを修正することでうつを軽減することが必要となる．

(3) ポジティブ思考（positive thinking）

人は自己保存本能によって慎重で否定的な内容の思考をもつ傾向があり，それほど影響を及ぼさない刺激に対しても過度に捉えて情動的になりやすい．本来は危険を予知して安全を確保するための我が身を守る思考傾向であるが，必要のない場面や刺激に対しても恐怖や不安，あるいは怒りなどの情動反応を示すことがある．**ポジティブ思考**は，目の前の現実にそぐわない否定的評価を客観的な視点で見直したり，視野狭窄的で一面的な評価を多面的な意味づけに変更する認知の修正法であり，ストレスマネジメントにおける有効なコーピングとして見なされている．

大事な試験などに対して不安を感じるのは自然であるが，不安が強すぎると個人のパフォーマンスの低下や情動の変調をきたしやすい．しかし，「自分だけが感じているわけではない」と不安であることを受け入れたり，「失敗してもやり直せる」といった視野の広い思考をもつことで，苦手意識の改善や情動の安定を図ることが可能となる．

ポジティブ思考を実践する場合，主観的な判断でないこと，また自分にとって都合のよい現実を無視した考えにならないように努める必要がある．

3）ストレッサーへの介入

ストレッサーは問題解決場面の原因であるため，ストレッサーそのものへの介入の効果は大きい．ストレッサーに介入するコーピングとしては，適切な自己主張を行う**アサーティブ**（assertive）**行動**がある．

他者とのコミュニケーション行動は，**アサーティブ行動**（**主張的行動**，assertive

---

*　スキーマ
　　個人の価値感にもとづく考えの枠組み．

[表1] 3つのコミュニケーション行動	
アサーティブ行動	君の都合も考えて，明後日まで貸すよ．でも明後日にはきちんと返してくれないと困るからね．
ノンアサーティブ行動	…ノートを返してくれたらうれしいけれど，だめなら仕方がないかな．
アグレッシブ行動	どうにかして早くノートを返さないと，ひどいめにあわせるぞ．

behavior），**ノンアサーティブ行動**（**非主張的行動**, non-assertive behavior），**アグレッシブ行動**（**攻撃的行動**, aggressive behavior）の3つに分けられる **[表1]**．この3つの行動のうち，アサーティブ行動がストレッサーを取り除く，あるいはストレッサーの威力を弱めることにおいて最高の効果をもつ．アサーティブ行動の原則は自分の権利を守るとともに他者の権利も尊重することであり，その方法として，次のようなプロセスが考えられる．

①**事実を提示する**（Describe）

現在の状況を具体的に述べる．

（例）試験が近いけれど，貸したノートを返してよ．あれがないと試験勉強ができないんだけれど．すぐに返すと言ってたのに，何度か催促してもまだだよね．

②**共感・説明する**（Express）

自分の気持ちを素直に表現しつつ，相手の気持ちも汲んでみる．

（例）すぐにノートを返さないのには腹が立つし，親しくしてきた君だけどもう付き合いたくない気がしてくると自分の気持ちを表す．けがでしばらく休まなければならなかった君の事情はわかるけれど，約束は約束だよね．と相手の気持ちをくむ．

③**提案する**（Specify）

具体的・現実的な解決を図る．

（例）今は持って来ていないだろうし，明日いっぱいは貸すよ．それならぼくもなんとか勉強できそうだし．それから一緒にノートを見て勉強したら良いかもしれないね．2時間とか時間を決めてやってみるかい．

④**選択する**（Choose）

提案への賛成や反対について対応する．その後に新たな提案をすることもある．

（例）気に入らないなら，明後日に返してもらうことにしよう．それまでに一緒に勉強するとか，全部をコピーするとか決めてよ．

以上のやりとりを英語の頭文字から **DESC** と呼ぶことがある．アサーティブ行動は問題解決の促進を考えて，場合によっては妥協や相手の意思を汲んだ提案を行うことや，主として自分の気持ちや行動を述べる「**アイ・メッセージ**」（"I" message）を使おうとすることに特徴がある．

4）情動的興奮への介入

気分や感情の変調に対する介入としては**リラクセーション**（relaxation）**法**がよく知られている．リラクセーション法は身体の緊張を弛緩させることで精神の興奮の低減をも

たらす方法であり，**漸進的筋弛緩法**（progressive muscle relaxation）と**自律訓練法**（autogenic training）が有名である．リラクセーション法は情動焦点型コーピングでありストレッサーに対抗する手段とはならないが，面接前の緊張緩和やスポーツの前の高ぶり（あがり）を抑えるといった情動を安定させて目前のすべき作業に集中し，パフォーマンスを向上させる効果がある．また日常の精神的緊張を和らげることも可能であり，ハーブやアロマエッセンスによる香り，入浴，ティータイムといった軽い緊張緩和を導入することが多い．

　私たちは精神的緊張を抑えることは感覚的に難しいが，身体的緊張は身体の力を抜くことで容易に行える．そして精神的緊張が生じると身体的緊張も起こるが，逆に精神的緊張がないときは身体的緊張も生じていないということを利用して，身体の緊張緩和を行うことで精神の緊張の低減を図るというリラクセーション法のステップがとられている．

5）身体的興奮への介入

　先のリラクセーション法によって身体的な緊張への介入を行うことは可能であるが，ストレッサーによって生じた交感神経系の賦活（闘争－逃走反応）の原因となるストレス物質を解消するためには，**エクササイズ**（**有酸素運動**）が有効なコーピングとなる．ウォーキング，軽いジョギング，サイクリングなど酸素供給をしながらの身体活動はストレス物質解消に役立つ．

6）ソーシャルサポート

　相談相手，助言をしてくれる上司，気持ちを黙って聞いてくれる家族や友だちなどは情動焦点型コーピングや問題焦点型コーピングとしての役割を担うことができる．周囲からの助力を**ソーシャルサポート**（Social Support，**社会的支援**）と呼び，ストレスマネジメントにおいて貴重なコーピング資源となる．

　ソーシャルサポートは次のような4つの機能をもつ．

①**情緒的サポート**

　　励まし，傾聴，慰めなどにより情緒を安定させる機能．

②**情報的サポート**

　　助言する，必要な知識を与える，専門家を紹介するといった課題解決を間接的に進める機能．

③**道具的サポート**

　　金銭を与える，業務を手伝う，効率化のための機械を導入するなど課題解決を直接的に進める機能．

④**評価的サポート**

　　努力を適切に評価する，褒める，業績をフィードバックする，適切に人事考査を行うといった個人の自信が深まったり動機づけが高まったりする機能．

7）その他のコーピング

　ストレスマネジメントにおける**行動変容法**は，主として**認知行動療法**が応用される．変容記録をもとに行う**セルフモニタリング法**，ターゲットとなる行動をスモールステップで到達していく**シェイピング法**，抑うつ的な情動を高揚させ動機づけを高めさせる**行動活性**

化療法など様々なテクニックが活用される．ストレスマネジメントは日常においてそのときにその都度行えるテクニックを導入しており，個人によってあるいは立場や状況に応じて柔軟にコーピングを選択し実施できることが特徴といえる．

3章 Q and A

Q1 次の文章で正しいものを1つ選びなさい．
1. ストレスは嫌な刺激のことであり，その刺激をストレッサーという．
2. コーピングを行えばストレスは消失する．
3. コーピング行動には様々なものがあり，ストレス低減や消失を図る行動はすべて適切なコーピング行動といえる．
4. コーピングによってストレッサーを減らしたりなくしたりする行動をストレスマネジメントという．
5. ストレッサーによる身体的興奮は不安障害やうつの原因となる．

Q2 ストレス成立のプロセスと正しく表しているものを選びなさい．
1. 刺激 － ストレッサー － 一次評価 － 二次評価 － 情動的興奮 － 身体的興奮 － コーピング
2. 刺激 － 一次評価 － 二次評価 － 身体的興奮 － 情動的興奮 － コーピング
3. 刺激 － 一次評価 － ストレッサー － 身体的興奮 － 情動的興奮 － 二次評価 － コーピング
4. 刺激 － ストレッサー － 一次評価 － 情動的興奮 － 二次評価 － 身体的興奮 － コーピング
5. 刺激 － 一次評価 － ストレッサー － 情動的興奮 － 身体的興奮 － 二次評価 － コーピング

Q1 **A**……4
解説
　ストレッサーとストレスとは違う．ストレッサーによってストレス反応が生じる一連のプロセスをストレスという．コーピング行動に出ることが必ずしもストレス低減や消失に役立つわけではなく，効果のない無駄な行動もある．身体的興奮は「闘争－逃走反応」であり，身体的な不調の原因となる．ストレスマネジメントの定義は4.の通りである．

Q2 **A**……5
解説
　意味のない刺激を一次評価によって意味づけすることで刺激はストレッサー（ストレス発生の原因）となり，情動的興奮そして身体的興奮が生じる．さらに二次評価に

よってコーピングの内容を選択し実行する.

文献

1) Lazarus RS, Folkman S : Stress, Appraisal, and Coping. Springer Publishing Company, New York, 1984.

2) Ellis A, Harper RA : A New Guids to Rational Living. Prentice-Hall Inc. Engelwood Cliffs, NJ eds, 1961. (國分康孝, 伊藤順康訳:論理療法:自己説得のサイコセラピイ, 川島書店, 1981.)

3) Beck AT : The diagnosis and management of depression. Philadelphia, PA : University of Pennsylvania Press, 1967.

(大野太郎)

健康心理学の実際②

4章 各種の心理支援法

到達目標

● リラクセーション法の機序と効果を説明できる.
● エクスポージャー療法の機序と実施法を説明できる.
● アクセプタンス＆コミットメントセラピーの考え方を説明できる.
● 健康心理学的多職種協働について理解し，具体例を述べることができる.

1. 健康心理学における心理支援

健康心理学は，身体，精神，そして人間関係や生活環境などの社会が相互作用的に影響を及ぼし健康状態を形成するという**生物・心理・社会モデル**をもとに，「健康の維持と増進」・「疾病の予防」・「QOL・ウェルビーイングの向上」を目指して，**心理的問題**（ストレス，抑うつなど），**行動的問題**（不健康なライフスタイル，アルコール依存やギャンブル依存など），**身体的問題**（生活習慣病など）に対処する実践的で応用的な心理学である．そして個人の健康問題への介入・支援として，**健康カウンセリング**（health counseling）が実施される.

健康カウンセリングで活用される技法は，**臨床心理学的技法**（**心理療法**）が多く用いられている．また，臨床心理学も健康心理学領域が行う支援法を取り入れている．本章では，前者に該当する支援法として，不安や恐怖の低減に効果がある**リラクセーション法**（relaxation method），**エクスポージャー療法**（exposure therapy），**アクセプタンス＆コミットメントセラピー**（Acceptance and Commitment Therapy；**ACT**）を説明する．なお，後者の支援法としては，3章にある**ストレスマネジメント**が該当する.

また，心理支援の対象は幅広く，活動場所も多岐にわたっている．そのために**多職種との協働**は欠かせない．本章の終わりでは，健康心理学的支援における多職種協働の実際と可能性について概説する.

〔キーワード〕 リラクセーション法，漸進的筋弛緩法，自律訓練法，腹式呼吸，エクスポージャー療法，アクセプタンス＆コミットメントセラピー，多職種協働

2. 心理支援法の実際

1）リラクセーション法

　リラクセーション法は「**くつろぎ法**」とも呼ばれ，その名の通り，心身ともに緊張が少ないゆったりとした状態を作り出す支援法である．リラクセーション法は**心身の緊張低減**を図るものであり，精神的にはゆとり感，ゆったり感，安寧感をもたらし，身体的には筋緊張（逃走−闘争反応）をほぐす効果がある．具体的には次のような変化が見込まれる．

①精神面

　　穏やかな気分が得られ心地よさを感じる，冷静さを取り戻す，ゆとりをもって物事を見られる，注意集中力の増加，思考の敏捷性が高まり反応時間が短縮する，雑音や妨害刺激への慣れが早まる，抑うつ感が低下する，短期・長期記憶が向上するなど．

②身体面

　　血圧が低下する，睡眠の質が向上する，心臓への負荷が減少する（心臓発作危険率の低下），免疫系統の安定，筋肉のこりがほぐれるなど闘争−逃走反応の低減．

　以上の効果をもとに，抑うつや不安などの低減による精神安定が得られ，高血圧症，心臓疾患，あるいはがんなどの身体疾患の防止に役立つ．

（1）リラクセーション法の機序

　精神と身体の**緊張緩和**の容易さを比較した場合，身体面における緩和のほうが得られやすい．心をほぐすように指示されても難しいが，身体から力を抜くことは実行しやすい．また，精神と身体の緊張はほぼ同時に生じ，たとえば怒りが生じているときには身体も緊張していることが多い．言い換えると，身体の緊張が少ないときは情動的な興奮が生じにくい．

　これらの現象を利用して，**作為的なリラクセーション状態**を作る場合，まず身体の緊張を低減させ，付随して情動の興奮を鎮めるという方法がとられることが多い．実際，この方法は日常的によく見られる．たとえば，私たちは深呼吸をすることで肩の力を抜き，そして気分を落ち着かせるという行動をごく自然に行っている．まず身体のリラックス，そして，その後に気分の安定という手法を日常的に行っているのである．

（2）リラクセーションの実践（漸進的筋弛緩法と自律訓練法）

　リラクセーションに至る技法としては，**漸進的筋弛緩法**（progressive muscle relaxation）[1,2] と**自律訓練法**（autogenic training）[3] が代表的である．

①漸進的筋弛緩法

　　ジェイコブソンによって見い出された**システマティックなリラクセーション法**である．手足や腹部，頭部などの部分から徐々に弛緩状態にしていき，最終的に全身がリラックスできるようにする方法であり，身体のそれぞれの部位を緊張させた後に弛緩させるということを繰り返す．

　　食事前後に実施し，数カ月から1年程度のトレーニングを想定している．身体各部の緊張と弛緩の順序は**表1**のとおりである．

　　また，手・足・腹部・肩・顔などの**緊張**と**弛緩**を数回だけ繰り返す約20分程度の簡易な方法も使われている．簡易法であっても落ち着き感や身体のある程度の弛緩を感じることができる．

[表1] 漸進的筋弛緩法の実施法

○セッション1

1)	5秒程度，握りこぶしを作って右手を緊張させる．さらに上腕も緊張させる
2)	息を吐き出しつつ緊張を解く．そのまま30秒程度リラックス状態にする
3)	1)から2)をくり返す
4)	1)から3)を左手で行う
5)	胸，背中，肩を緊張させる．深く息を吸って止める
6)	胸を押し出すようにして，5秒程度両方の肩甲骨を寄せるようにする
7)	緊張を解き息を吐き出す．30秒程度リラックス状態にする
8)	5)から7)を繰り返す

以上のトレーニングを1週間続ける

○セッション2

1)	右手の緊張とリラックス
2)	左手の緊張とリラックス
3)	右足の緊張とリラックス
4)	左足の緊張とリラックス
5)	骨盤の伸張とリラックス
6)	腹部の緊張とリラックス
7)	胸部呼吸・息こらえとリラックス
8)	背中と肩の緊張とリラックス
9)	口を堅く結ぶこととリラックス
10)	唇をすぼめることとリラックス
11)	目の筋群の緊張（堅く閉じる）とリラックス
12)	額の緊張（眉をしかめる）とリラックス
13)	全身の緊張とリラックス

以上を連続して行う

○セッション3

1)	右手と左手のリラックス
2)	額，鼻，頬，口，舌を含む頭と首のリラックス
3)	腹部，肩，背中，胸のリラックス
4)	右足と左足のリラックス

1)から4)の個々の筋群を別々に緊張させたりリラックスさせたりする

○セッション4

すべての筋肉をただリラックスさせるだけに終始する．

1日に1回あるいは2回行って継続する

②自律訓練法

　シュルツ（Schultz JH）によって作られたリラクセーション法である．**自律**とは自己生成力の意味であり，**自己トレーニング**によって心身の安定を図ることを目的としている．1日に3回から4回程度の頻度で，朝食前の早朝・休憩時間・昼食前・夕食前・就寝前などに実施する．言語公式を頭の中で唱えてそれを繰り返すことが特徴である．実施法は**表2**のとおりである．

[表2] 自律訓練法の実施法

○セッション1	
1)	目を閉じて，暗示を繰り返す
2)	私の右腕は重い
3)	私の左腕は重い
4)	私の両腕は重い
5)	私の右足は重い
6)	私の左足は重い
7)	私の両足は重い
8)	私の両腕と両足は重い
以上各暗示の間に数秒間を挟む	
○セッション2	
1)	私の右腕は温かい
2)	私の左腕は温かい
3)	私の両腕は温かい
4)	私の右足は温かい
5)	私の左足は温かい
6)	私の両足は温かい
7)	私の両腕と両足は温かい
○セッション3	
1)	呼吸をゆっくり楽にしている
2)	セッション1と2を3回繰り返す
3)	私の首と肩は重いを繰り返す
4)	呼吸をゆっくり楽にしている（何度かくり返す）
1日2回，1週間から2週間継続する	
○セッション4	
1)	私の額は涼しく，リラックスしている
○セッション5	
1)	私の心臓は静かに，規則正しく打っている
○セッション6	
1)	お腹（胃のあたり）が温かい
セッション5と6は，専門家の監督下で行うこととされている	

(3) リラクセーションの実践（その他のリラクセーション法）

漸進的筋弛緩法と自律訓練法以外にリラックスをもたらす支援法としては**腹式呼吸**がある．腹式呼吸は横隔膜呼吸であり，横隔膜を上下させることでなされる．腹式呼吸は身体に充分な酸素を与え，また適切に二酸化炭素を追い出すことができる．腹部器官の血液循環をよくする作用もあり，なにより心身のリラックス状態を作ることができる．腹式呼吸の簡単な方法としては，腹部に手を当て，呼気と吸気の際にその部位が膨らむことを意識して呼吸をする．腹式呼吸は**図1**のように漸進的筋弛緩法の中に組み入れられて実施されることがある．

日常的にさらによく使われている方法としては，ハーブの効果を与える**お茶**，**マッサー**

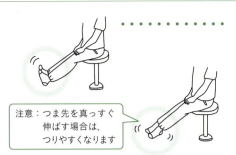
- 床から足を少しあげ，足をピンと伸ばした状態で，かかとに力を入れます．
- つま先は上を向くようにします．
- 力を抜くときは一気にストン・ゆっくり

注意：つま先を真っすぐ伸ばす場合は，つりやすくなります

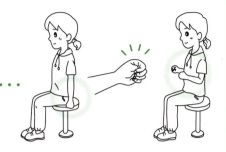
- 手はだらんと体の横にします．ひじを曲げた状態でもかまいません．
- げんこつは親指を中にして強く握ります．
- 力を抜くときは一気にストン・ゆっくり

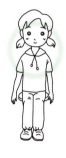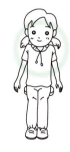
- 手はだらんと体の横にします．
- その状態から，両肩を耳につくくらいまであげます．
- 力を抜くときは一気にストン・ゆっくり

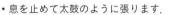
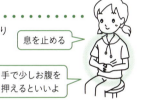
- 息を止めて太鼓のように張ります．
- 力を抜くときは一気にストン・ゆっくり

息を止める

手で少しお腹を押えるといいよ

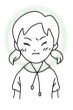
- 眉毛のあたりにしわを寄せて，奥歯をかみしめます．
- 目はギュッと固く閉じます．
- 力を抜くときはすぐに元の顔に・ゆっくり元の顔にもどる

[図1] 腹式呼吸を取り入れた漸進的筋弛緩法　　　　　　　　　　　　（文献4より引用）

ジ，**香り**などがある．これらの方法は，私たちがよく活用するリラクセーション法であり，ちょっとした息抜きの方法として使われやすい．

2）エクスポージャー療法
(1) エクスポージャー療法と学習理論
　不安や恐怖などの**ネガティブな情動**の解消に有効な心理療法として，**エクスポージャー療法**がある．人は不快を感じる状況からは逃れたくなり，なんとかして不快な情動をコントロールしようとする．エクスポージャー療法は，そのような人としての，あるいは生物としての回避行動を拒否し，あえて不快感と直面し，不快感の原因となる刺激を受け入れることで病的な情動状態を解消しようとする．すなわち，「人が不必要に回避している嫌悪的もしくは不快な状況，物，場所に自らを暴露する」治療法である[5]．また，エクスポージャーは技法として単独で実施されるだけでなく，他のセラピーに取り入れられて活用されることが多い．

　エクスポージャーの原理は，**学習理論**をもとにしている．まず，パブロフ（Pavlov,

1927）による**レスポンデント条件づけ**（respondent conditioning）の発見，そしてワトソンとレイナー（Watson & Rayner, 1920）による**恐怖条件づけ**の実験などにより，中性刺激が恐怖刺激に変化することが証明された．さらには，レスポンデント条件づけによって形成された不安や恐怖の対象から回避するという**オペラント条件づけ**（operant conditioning）による正の強化によって，それらの情動反応が維持されることが示された[6]．またウォルピ（Wolpe, J）によって，不快な情動反応が生じる状態と拮抗したリラックス状態を確保しつつ，刺激をイメージすることを繰り返すこと（**エクスポージャー**）で反応を抑える**系統的脱感作法**（systematic desensitization）[7, 8]が見い出された（**拮抗条件づけ**，counter conditioning）．エクスポージャーは，イメージや実際の刺激に直面することで恐怖条件反応の消去を行う**フラッディング法**（flooding method）や，イメージのみでエクスポージャーを行う**インプローシブ療法**（implosive therapy）などの行動療法で活用され，現在では**弁証法的行動療法**（Dialectical Behavior Therapy；**DBT**）や**アクセプタンス＆コミットメントセラピー**（Acceptance and Commitment Therapy；**ACT**）などの新しい**認知行動療法**において重要な技法として導入されている．

（2）エクスポージャー療法の効果

　エクスポージャー療法は，不安や恐怖のような健康的な生活を阻害する要因の除去に役立つだけでなく，もっと重篤な**社交不安症／社交不安障害**（social anxiety disorder）や**パニック症／パニック障害**（panic disorder），**心的外傷後ストレス障害**（post-traumatic stress disorder；**PTSD**），**パーソナリティ障害**（personality disorder）などにも有効とされる．

　また，私たちが何度も失敗を繰り返しがちな**健康行動**に対しても有効である．ダイエット，運動，喫煙，飲酒，夜更かしなどの不健康な行動習慣は修正すべき課題となるが，実際に行うには負担を感じることが多く，幾度となく失敗を重ねることがある．現代は健康志向が強い時代であるが，健康行動の確立に失敗する体験も多く存在する．健康につながる失敗体験は悲惨で思い出したくない記憶となり，ネガティブな情動を生起させることがある．そして，再チャレンジに対して動機づけが起こりにくく，避けてしまいたい状況が生まれやすい．その場合，健康行動は嫌悪刺激となり，回避行動をとらせて不健康な状態に陥ってしまう．そこで失敗後のやり直しの辛さを克服する方法として，エクスポージャーの活用がある．この意味で，エクスポージャー療法は挫折後の回復を目指す**レジリエンス**（resilience, **精神的回復**）の力を高める方法と捉えることも可能であろう．

（3）エクスポージャー療法の実施法

　不安に対する代表的なエクスポージャー療法の実施法は，次のとおりである[5]．

①不安階層表の作成

　エクスポージャー療法を実施する前には，情動反応を生じさせる対象についてのアセスメントを行う必要がある．

　自覚的障害単位尺度（subjective units of distress scale；**SUDS**）を用いて，不安を喚起させる対象を強度別に分ける．1が「ほぼ完全に穏やかな状態」を示し，100が「最も強いパニック状態」を示す．個人は自らの体験をもとに自覚する対象について点数化する．複数の情動反応が生じる場合は，それに応じて複数のSUDSを作成する．

②戦略を練る

　個人の状況に応じて，エクスポージャーの**頻度・持続時間・程度**（簡単なエクスポー

ジャーから始めるのか，難しいエクスポージャーから始めるのか）・**潜時**（エクスポージャー開始の決定からどれくらいの時間で実行するか）・**実施場所**などを策定する．

さらに，エクスポージャーの**形態**（イメージエクスポージャー，身体感覚に基づいた内部感覚エクスポージャー，バーチャル・リアリティー機器を用いたバーチャル・リアリティー・エクスポージャー，現実エクスポージャー）を決定する．

③セッションの開始

実施計画に基づいて開始する．

(4) 留意点

人は不快な情動を避けるために様々な行動に及ぶ．そして理想的な状態を空想したり，おいしい食べ物に夢中になったり，ギャンブルに熱中する**回避行動**は不健康な生活の原因となるうえに，心身の疾患の原因ともなりうる．このような楽なほうへと流れやすい傾向は，苦痛を伴うエクスポージャー療法の開始と継続に対して負の要因となる．そのため，実行において敷居が高いエクスポージャー療法を成功させるためには，**回避行動の妨害**を行うことが必要となる．この作業を**反応妨害**（response prevention）と呼び，エクスポージャー療法において重要な併用技法となる．具体的には，家族や友人，あるいはセラピストなどの働きかけによる監視と注意，励まし，一緒に実行することなどが考えられ，いわゆる**ソーシャルサポート**（social support，**社会的支援**）の重要性が示唆されている．

また，嫌悪する情動に曝す行為には倫理的な問題が絡みやすい．当然のことながらクライエント（要支援者）に無理強いはせず，セラピーそのものに対する嫌悪感をもたれないように，非倫理的な活動ではないことを示すこと，理論的な根拠を明確にすること，そしてリラックスした安心感のもとで実施できるように努めることが必要となる．

3）アクセプタンス＆コミットメントセラピー（ACT）

(1) ACT が目指すもの

アクセプタンス＆コミットメントセラピーは，英単語の頭文字から **ACT**（**アクト**）と呼ばれている．ACT は認知行動療法のなかでも新しい心理療法である．従来のセラピーに見られる否定的な情動や思考の克服を目的とせず，その情動や思考を受け入れること，個人が価値ある生活を送ることを重視していることが特徴である．

たとえば，ストレスマネジメントはコーピングによってストレスをコントロールすることを目的にしている．この場合，人とストレスは対立関係にある．しかし ACT の考え方では，ストレスによる情動や思考のうち，ある程度のものは今そこに存在するものとして受け入れることに努める．なぜならば，情動や思考はコントロールできないものであり，いくら追い払おうとしても次々と湧き起こるためである．コントロールできないにもかかわらず，生活の大部分で良くない影響を受けるほどに情動や思考に振り回され，場合によれば情動や思考のコントロールが生活目標になってしまうことがある．このような心的現象を**認知的フュージョン**（cognitive fusion）という．そして辛いことから逃れるために，一時しのぎでしかない効果の乏しい行動に至る**体験の回避**（experiential avoidance）がなされる．

解決法としては，情動や思考を冷静に観察するメタ認知的な自己観察作業に努め，生じてくる否定的な情動や思考を横目で見ながら（受け入れながら），より大きな人生の目標を追求することに努力を費やすことである．

簡単に言えば，「煩悩を払おうとすれば，それはすでに煩悩に囚われている」というような状態にならないように，否定的な情動や思考を生活上の当たり前の現象として受け入れながら，個人にとって大切な事柄を処理することを目的とした心理療法である．注意すべきことは，ACT によって否定的な情動や思考の出現頻度が低くなったとしても，それは副次的な効果でしかなく，最初からそのような変化を望んではいないということである．悩みの原因になりそうな情動や思考と共存しながら，自分にとって重要な事柄を処理するようになることを目指している．

（2）ACT が重視する目標

　ACT では，6つの核となるスキルが設定されている．これらの核が個人の**心理的柔軟性**を示す．すなわち，「今あるこの瞬間において，こだわりのない（受け入れられた）状態で，価値を感じながらなすべきことをなせる力」が心理的柔軟性となる．図2は心理的柔軟性を形成する核を示しており[9]，図3は心理的柔軟性が形成されない心的状態を示す[10]．

①「今，この瞬間との接触」（contacting the present moment）

　　今起きているすべてのことを意識し，関わりをもつこと．一つのことに囚われて意識を埋没させるのではなく，周囲の事柄や心のなかを柔軟に向けること．

②脱フュージョン（defusion）

　　情動や思考から距離を置き，それらを心の中で自由に行き来させ，あるがままにさせておくこと．

③アクセプタンス（acceptance）

　　嫌悪的な情動や思考を克服しようとせず，それらを受け入れる心の場所を作ること．あれこれ考えを及ぼさず，意味づけようとせず，そこにあるものとして存在させる．

④文脈としての自己（self as context）

　　「**観察する自己**（observing self）」とも言われる．認知機能は「**考える自己**（thinking self）」と「**観察する自己**」の2つの要素からなり，通常は考える自己が連続的に思考として現れる．考える自己は，注意，警戒，判断，検討，計画など日常生活で絶えず浮かび上がってくる認知である．この認知機能は私たちが危険に見舞われ存在を危うくしないように警告してくる働きをもつ．しかし，恐れや不安，良くないことの予見なども考える自己が作り出し悩みの原因となる．一方，観察する自己は，今自分が何を考え，どのような感情にあるのかについての意識であり気づきであり，どのような状況においても揺るがない観察を行う自分自身を重視することである．

⑤価値（values）

　　自分にとって本当に大切なこと，本当にしたいこと，価値がある生き方や事柄を重視すること．人生という大切な旅を方向づけるものである．

⑥コミットされた行為（committed action）

　　やらなければならない大切なこと（価値）を継続すること，重要で必要なことをすること，辛いことから逃げず，不快であっても価値のあることに専念する行為であることから，エクスポージャーの技法が活用される部分である．

（3）心理的柔軟性（psychological flexibility）

　（2）で示された6つの核がセラピーの目標となり，これらの目標を達成するための概念が**心理的柔軟性**である．6つの核を総合した「今あるこの瞬間において，こだわりのない（受

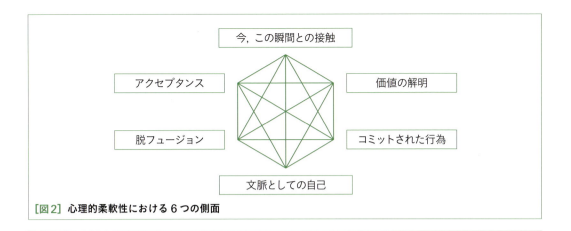

[図2] 心理的柔軟性における6つの側面

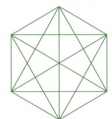

[図3] 心理的柔軟性が失われた状態

け入れられた）状態で，価値を感じながらなすべきことをなせる力」が心理的柔軟性となる．

(4) ACTの実践例

①「今，この瞬間との接触」

「目を閉じて足の裏に伝わる地面を感じてください」，「呼吸をしている自分を感じてください」と，今行っていることに意識を向け，「今，この瞬間」を感じる体験を重ねる．ACTではマインドフルの状態を重視しており，**マインドフルネス**[*1]（mindfullness）のトレーニングは有効である．

②価値の解明

クライエントがこの先どのようになりたいのか，どのような生活を重視したいのか，価値ある生活を阻害する要因は何かということを検討する．

たとえば，「今悩んでいることがすべてなくなったら何をしたいか」という**ミラクル・クエスチョン**（miracle question）を用いて価値の確認を行うことがある．また，「あなたが亡くなり，親しい人たちが集まってあなたについて語ったとします．どのような人だったと言われたいですか」というような課題を与えることもある．

[*1] マインドフルネス
　集中した意識をもとに，身体状態を見つめ，そして精神の揺らぎを感じることで一個の存在としての自分を実感するとともに，精神的安寧を得ている状態．

価値の阻害要因の同定については，価値から遠ざける情動や思考を明確にする作業を行う．薬物使用や無気力な生活，他者を羨むばかりの無為なあり方など，これまで固執していた無駄で効果の乏しい脅迫的な回避行動をはっきりと自覚する時間をもつ．不合理な信念に気づくことも役立つ．

③アクセプタンス

「今，考えていることは何ですか？」，「今，こんなことを考えていると自分の状態を観察してみてください．その観察している自分は『観察する自己』です」という働きかけをする．また，目を閉じて，「次々と浮かんでくる言葉を眺め，浮かんでくる様子を観察してみましょう」，「浮かんできた言葉を葉っぱに乗せて川に流してみましょう」といったトレーニングを行うこともある．

嫌悪を感じる情動や思考が起こったとき，「～と感じている（考えている）自分がいる」という言葉を付け加え，**メタ認知**的な内容をもつようにすることも効果がある．

考える自己を実感するために，「仕事が忙しいとき，『考える自己』はあなたや仕事仲間の仕事ぶりについて何と言いますか？」，「鏡に自分の姿を映したら，『考える自己』はあなたの身体についてなんというでしょう？」と尋ねる．

以上の目標は，心理的柔軟性を獲得するための側面となる．ACT では目指す目標の理解においてメタファーを重視したり，他のセラピーのテクニックの活用を進んで取り入れたりしている．これは自分たちの流派独自のものにこだわらない ACT 自身の脱フュージョン的姿勢といえる．

4) 医療・健康心理学における多職種協働による支援

人の生活領域は家庭，地域，職場と幅広いが，それぞれにおいて健康の維持・増進は重要な課題となる．当然のこととして，健康心理学に従事する専門家のみでその課題を処理することはできない．一方，公認心理師が活動する領域として，医療・福祉・教育・産業・司法が想定されているが，健康心理学を専門とする者にとっても同様である．健康心理学は精神医学，身体医学，緩和医療，運動学，コミュニティ心理学，臨床心理学，人間工学など多種の領域と関係しており，**多職種協働**が大いになされている分野である．

本項では，家庭・地域・職場という**生活領域**と，医療・福祉・教育・産業・司法という**職域的領域**の 2 つの次元をもとに，健康心理学における多職種協働について述べる．

(1) 家庭・地域

家庭は地域に存在することから，家庭と地域の活動は密接な関係を有している．地域の健康を担う代表的な専門機関として，**保健所・保健センター**がある．同機関は地域住民のストレスや身体活動の促進など行動医学やその関連性が強い健康心理学が寄与するところが多く，なにより健康に関する**予防対策**に関わっている．家庭や地域独自のストレッサーやストレス反応の評定，ストレスマネジメントの普及，自殺予防，睡眠習慣，食習慣の是正などは医師，保健師，栄養士との連携のもとでなされうる活動である．

また，地域の学校における**協働活動**も行われている．1990 年代から健康教育を担う養護教諭との協働で児童・生徒の**ストレス予防**の活動が行われており，学校における**ストレスマネジメント教育**が継続されている[11, 12]．さらに阪神淡路大震災や東日本大震災の被災地における児童・生徒の**メンタルヘルス**問題の予防にも加わり，ストレスマネジメント教

育やいきいきとした生活を送るための**行動活性化療法**[*2]に基づいた「**こころの ABC 活動**」[13]などで学校との連携が図られている.「こころの ABC 活動」は地域住民全体の**メンタルヘルス・プロモーション**（mental health promotion）（**メンタルヘルスの増進**）にも活用され，地方公共団体との連携でメンタルヘルスの調査とプロモーションを行っている.

病院臨床においては，医師や看護師との協働のもと，**サイコオンコロジー**（psycho-oncology, **精神腫瘍学**）としてがん患者や家族の心理的苦痛を緩和する研究と活動を行っている.

今後の可能性としては，健康心理学の面で公認心理師が活躍することで，**児童関連の施設**（児童相談所，児童養護施設，児童自立支援施設など），**矯正施設**（少年鑑別所，少年院，刑務所）において，児童福祉司や心理専門職などとともに健康指導を行い，成長と社会への巣立ちや社会復帰に役立つ活躍が期待される.

(2) 職場

2014 年に義務化された**ストレスチェック**では，医師，保健師，及び所定の研修を修了した看護師と精神保健福祉士がチェックの実施とストレス予防の指導を行うとなっていたが，2018 年 8 月の厚生労働省令において，実施者に所定の研修を修了した歯科医師と公認心理師が加えられたことから，ストレスに関係する健康心理学に熟知した公認心理師が担う責務は強まったといえる.

働く人たちのメンタルヘルスに関して，健康心理学が担う役割は多く存在する.社会人の**うつ**による休職や**ストレス関連疾患**の予防を目的とした活動は，企業における医師や保健師と協働して，前述の行動活性化療法の応用である「こころの ABC 活動」の効果が期待される.企業という組織内で行われるため，専門家ではない会社幹部との連携も重要視されている.また，健康活動の実施にかける経費やマンパワーが限られている中小企業を対象に，健康活動のキャンペーンが試みられており，**うつ予防**を目的に，ポジティブ心理学によるアプローチを行い，趣味，サークル活動，動植物の世話など日常的な活動の勧めと，保健師による業種別の対策を広報している.これらの活動によって，働く人たちが健康づくりの大切さに気づくことで，健康づくりとしての態度変容を進める効果が見られ，さらに健康行動のサークルがもたれる事業所が現れ，社内コミュニケーションの促進も図られるという結果を得ている[13].

また，**従業者支援プログラム**（employee assistance program；**EAP**）において，うつからの回復と職場復帰を目的に，医師，健康運動指導士，作業療法士，栄養士，社会福祉士らとともにストレス予防の観点で働きかけることが考えられる[14, 15].

---

*2　行動活性化療法
　　うつ状態の人の疲労感や意欲の低下による活動性の低下に着目したうつ病治療の一手法.うつ気分と活動性の低下の関係を断つために，日常の行動を見直し，活動できることから実施するなどして，活動の本来の目的の再認識や活動による達成感などを通して，うつという感情を低減させていく方法.

4章 Q and A

Q1 次の文章で正しくないものを1つ選びなさい.
1. 健康心理学は，生物・心理・社会的モデルをもとに，心理的問題，行動的問題，身体的問題に対処する応用心理学である.
2. 健康カウンセリングでは心理療法の技法は用いられない.
3. 健康心理学は，精神医学，身体医学，コミュニティ心理学，人間工学などの多種の領域と関係しており，他職種協働がなされやすい領域といえる.
4. 学校における他職種協働として，養護教諭とともにストレスマネジメント教育を実践した例がある.
5. 健康心理学におけるストレスマネジメントの実績は，産業分野におけるストレスチェックを有効活用する点で役立つ.

Q2 心理的柔軟性の獲得を目的に，思考や感情をそのまま受け入れながら自己の価値に向けて行動するように働きかけるセラピーは次のどれか.
1. リラクセーション法
2. エクスポージャー療法
3. 漸進的筋弛緩法
4. 系統的脱感作法
5. Acceptance and Commitment Therapy（ACT）

Q1 **A**······ 2
解説
　健康カウンセリングでは，ストレスマネジメントを代表とする健康心理学的支援と心理療法による臨床心理学的支援の双方が活用されている.

Q2 **A**······ 5
解説
　ACTは新しい認知行動療法であり，思考や感情はコントロールできないことをもとに，それらの心的現象にとらわれないで，ありのままの状態を受け入れ，刻々と変化する日常に柔軟に対応できる心理状態の形成を目的としている.

文献

1) Jacobson E : The technic of progressive muscle relaxation. *Nervous and Mental Disease* **60** : 568-578, 1924.
2) Jacobson E : Progressive relaxation, 2nd eds. : University of Chicago Press, Chicago, 1938.
3) Schultz JH, Luthe W : Autogenic training. A psychophysiologic approach in psychotherapy, Grune

and Stratton, New York, 1959.

4) 大野太郎編：ストレスマネジメント フォ ザ・ネクスト，東山書房，2017.

5) Sisemore TA：The Clinician's Guide to Exposure Therapies for Anxiety Spectrum Disorders：Integrating Techniques and Applications from CBT, DBT, and ACT. New Harbinger Publications, 2012. （酒井　誠・他監訳：セラピストのためのエクスポージャー療法ガイドブック，創元社，2015.）

6) Mowrer OH：Neurosis, psychotherapy, and two-factor learning theory. In Mowrer, OH eds Psychotherapy theory and research, Ronald Press, New York, 1953.

7) Wolpe J：Psychotherapy of reciprocal inhibition. Stanford, CA：Stanford University Press, 1958.（金久拓也監訳：逆制止による心理療法，誠信書房，1977.）

8) Wolpe, J：The practice of behavior therapy, 4th eds, Pergamon, New York, 1990.

9) Hayes SC, Golette VM et al：Mindfulness and Acceptance. The Guilford Press and Tuttle-Mori Agency, Inc, 2004.（春木　豊監修：マインドフルネス＆アクセプタンス―認知行動療法の新次元―，ブレーン出版，2005.

10) Harris R：ACT Made Simple：An Easy-to-Read Primer on Acceptance and Commitment Therapy. New Harbinger Pubns Inc, 2009.（武藤　崇監修，翻訳：よくわかる ACT（アクセプタンス＆コミットメント・セラピー）明日からつかえる ACT 入門，星和書店，2012.）

11) 大野太郎，山田冨美雄・他：阪神・淡路大震災による非行少年のストレス．日生人類学誌 **1**：215-222，2000.

12) 嶋田洋徳，鈴木伸一・他：学校、職場、地域におけるストレスマネジメント実践マニュアル，北大路書房，2004.

13) 竹中晃二：メンタルヘルス・プロモーション：メンタルヘルス問題の予防、そして普及活動へ．シリーズ心理学と仕事「健康心理学」（大田信夫監），北大路書房，2017，pp33-48.

14) 大野太郎：EAP 活動におけるストレスマネジメント．プログラムの効果―プログラム内容・行動変容段階・自己効力感―．関西福祉科学大 EAP 研究所紀要 **2**：27-33，2008.

15) 大野太郎：EAP 活動におけるストレスマネジメント教育の効果―行動変容段階・自己効力感・不安・ストレス反応―．関西福祉科学大 EAP 研究所紀要 **2**：27-33，2009.

（大野太郎）

column
リフレクティング

はじめに

　リフレクティングの出自は，家族療法であり，基本的に家族への独特のコミュニケーションの「仕方」（聴き手と話し手を完全に分けて集団で話し合う）を通したアプローチをベースとしている．そのやり方の根本は，「話し合われたこと」を「話し合う」という形で，「話し合い」を行ったり来たりしながら積み重ね合っていくことである．具体的に言えば，今，目の前で話し合われたことについて，それを聴き手として聞いていた側が，それまでの聴き手側と話し手側を入れ替えて，その「話し合われたこと」について話し合うという方法で展開する．いわば，「会話についての会話という方法」[1]がリフレクティングの会話法である．

リフレクティング

　リフレクティングとは，ノルウェイの精神科医で家族療法家でもあったトム・アンデルセンとその同僚らが生み出した，家族療法における家族との話し合い方の技法である．

　アンデルセンは，これまでの自分たちの家族療法における「家族対応」に関し，家族の前でセラピストチームが「やりとり」すれば，より家族に役立つのではないかという思いをもって，家族の前に姿を現すことになった．つまり，家族の前での「公開カンファレンス」の形で，セラピストチームの「やりとり」の様子を，家族を聴衆として聞いてもらうというやり方に踏み切ったのである．

　これまで，一方的に「観察される側」であった家族が，一方的に「観察する側」だったセラピストチームの「やりとり」を観察するという流れを，以後，アンデルセンはリフレクティングとして展開するようになる．

　以上のリフレクティングでの話し合い方を

成功させるための基本ルールがある．以下は，矢原の「リフレクティング」からのルールおよび筆者のリフレクティング実践から導きだされたものである．

　①他者の「発話した内容」と議論しない／他者の「発話」を否定しない：それは「ひとつの声」として置いておき，自分の「声（コメント）」を出す．

　②コメントなどをする者はissue提供者（＝事例提供者，問題提供書，課題提供者など．発題する話し手を指す，以下提供者）にアイコンタクトをとらない．ファシリテーターに向かって話す：完全な「聴き手」の位置に提供者を置くため．自分にフィットする声を，聴き手としての内的対話を存分にしながら選択し，後にそれに応答する準備をするため．

　③「聴き手」のときは聴き手に徹すること：聞きながら「介入」するための「準備」をするのではなく，完全な聴き手となって聞くことを通して出てくる「内的会話」（他者の声を聞きながら，心の内にわき出てくる自分の内的声によるその他者の声との内的対話）を存分にすること．他者の声を「聴き手」に徹して「聴くこと」は，聴き手自身にとっても相当の「治まり」をもたらす．

　④専門的知識や理論に，今・ここで生じている対話・話し合いを閉じ込めない．今，この「目の前」で展開している対話を通して感じたことや考えたこと，思い出されたことを声にする．たとえば，「今の提供者の話は精神分析でいうとこういうことだよね」とかは言わない．これは対話実践ではなく，対話で析出してきた物語を臨床の理論に「閉じ込めて」しまうことである．

　⑤「不確かさ」に耐えること：提供者とファシリテーターが対話しながら提供者の「物語」

を構成していくので，当初は，その物語がなかなか見えてこない．しかし，その「不確かさ」に耐えて聞いていると，聴き手は様々な疑問やコメントが内的対話として析出してくる．これが提供者の物語を分厚くする「多声化」のベースになる．

⑥「声」は平等：提供者とファシリテーターの間で，対話的に構成された「物語」を聞いて，今度はそれについて聴き手チームが対話し合う．それを提供者とファシリテーターは静かに聞いている（日本人はグループだと話さないので，筆者はここでは二人一組で対話してもらい，その結果をフィードバックしてもらうようにしている．その間，ファシリテーターと提供者はブレークも兼ね，参加者が提供者のために「声」を出し合っているのを眺める．その次にそれを提供者と話したファシリテーターに向かって，対話の結果であるコメントや質問，あるいは提供者の語りによって思い起こされた自分のライフストーリー上のイベントを話す）．この際，「先生」と呼ばれる人や専門性が高いと見なされる人の「声」は，「通常」の集団的事例検討では「重き」を置かれる．そして，提供者にそれがフィットしようがしまいが，それを「受けない」といけないような／重要なコメントとしてリコメントすべきものとして提供者を（ある種）追い詰める．しかし，リフレクティングでのこれは，返ってきた質問やコメントを選ぶのはそれを聴いている提供者なので，提供者が自分に一番フィットするコメントや質問に対して応答することになる．つまり，「偉い」先生だからといって，その「声」が他の参加者以上に重要な声として扱われねばならないということが「生じない」．リフレクティングをするときは，どんなに「先生」であっても，臨床駆け出しの大学院生であっても全員「さんづけ」で呼び合う．それは，「先生」と言った瞬間，そのように呼ばれた人の「声」が「大きく」なってしまうからである．

⑦ 多声の中から，自分の issue に最もフィットする「声」を選ぶのは提供者である．

リフレクティングの医療現場への応用実践は，これまで述べてきたように医療スタッフ同士による（事例提供者を「傷つけない」／事例提供をケアしつつ展開する）「集団的事例検討」や患者（精神疾患のみならず身体疾患者も含む）を含んだ，患者にインタビューしながら行う「自例」検討などが上げられる．

また，医療現場で生じた問題についてのスタッフ同士のミーティングや研修などの「やり方」としても存分に応用できる「話し合い方」でもある．実際に現場のスタッフ間の「問題」についてのミーティングやスタッフの「研修」にも，このリフレクティングは応用実践されている[2]．

文献
1) 矢原隆行：リフレクティング，ナカニシヤ出版，2016.
2) 矢原隆行，田代順編：ナラティヴからコミュニケーションヘ―リフレクティング・プロセスの実践，弘文堂，2008.

田代　順

医療心理学

5章 医療心理学

到達目標

● 医療機関での心理職の役割を説明できる.
● 診断の意味を理解できる.
● 各ライフステージの特徴と疾患を説明できる.

1. 医療心理学と臨床心理学の歴史

　心理職が医療機関で働いていた歴史は古い. 1923 ～ 1925 年には東京の松沢病院（現都立松沢病院）で内田勇三郎が嘱託として，1928 年からは菅 修が松沢病院の心理室で知能検査法を開発するための研究者として勤務していた[1]. 第二次世界大戦直後には，数名の心理学者が研究目的で精神病院に勤務する程度だった[2]. 現在のように，心理職として精神病院に勤務する人が増えていったのは 1955 年頃からで，隠岐忠彦の調査[3] から推計すると，1963 年に医療機関に勤務する心理職は 75 名ほどであった. 根津の報告では，1967年当時は約 70 名程度とされている[4]. その後，1970 年代の精神病院の増加で心理職も増員されたが，その数は限られていた. 1980 年代に外来デイケアが診療報酬化されたことや，診療所の増加などで心理職が増えたとはいえ，医療機関で働く心理職は 2014 年の厚労省の統計でも 3,696 名で，臨床心理士 31,291 名の 1 割程度となっている.

　医療機関で心理職が少ない要因の一つには，経済的な背景がある. 医療機関の主な収入は，医療行為（治療）をしたときに医療保険から支払われる診療報酬費である. 診療報酬を得る医療行為を行うためには，国家資格が必要となる. 心理職はその国家資格がなかったために，心理テストなどでしか診療報酬が得られず，医療機関で働く心理職の数が限られていたのである.

　1950 年代後半から少年鑑別所や児童相談所，病院などで心理職（当時は「心理学者」と自らを称していた）が働くようになった. 1961 年に「日本心理学会」に参加する関西の臨床心理技術者を中心に，「関西臨床心理学者協会」が作られ，翌年に「日本臨床心理学者協会」が結成されたのが日本での**臨床心理学**の出発点といえる.

〔キーワード〕チーム医療，他職種との連携，個別支援，医療制度，ライフステージ

それまで心理学は実験心理学が中心であったが，新たな領域として臨床心理学が生まれた．しかし，当時は臨床心理学としての体系が整わず，「精神医学と同じ道を行くのか，同じ道を，精神医学という名前と臨床心理という違った名前だけで行くのか，というのが不明なことである．（中略）臨床心理学は名前は別として，内容は精神医学と共通分野みたいなところが残るか，さもなければ解体分離して自主独立的な部分に分化していくように思われる」[5] などの意見からもわかるように，「臨床心理学」の役割は混沌としていた．

「臨床心理学」と「精神医学との共通部分」を明確にできずに，臨床心理学の役割が定まらない状況は現在まで続いている．1990 年代に厚生労働省が心理の国家資格の検討を始めると，大学教員のなかからは「心理の国家資格ができると，今の臨床心理学科の講座は医師にとられて臨床心理学が滅んでしまう」との意見も出された．このように大学教員でも充分に「臨床心理学」の役割を理解できない状態が長く続いたといえる．

医療機関での心理職の役割が不明確になっていたのは，本来の心理職の役割を見失ったからである．医療機関の目的は治療だが，「相談」や「カウンセリング」も広く心理療法と呼ばれるために，心理職の仕事として，医師のように治療をしなければいけないとの錯覚に陥ったためといえる．これは心理治療，心理療法，心理診断などの医療で使われる言葉の影響も大きい．

心理職の本来の役割は，心理学的実験（実験心理学）から得た「知覚」「認知」「行動」などの心理学の知識を，医療，福祉，教育などの現場で活用することであり，精神医学とはその立場を異にするものである．つまり，精神医学の立脚点が医学なら，臨床心理学の立脚点は心理学となる．

2. 医療機関における心理職の役割

1）チーム医療のなかでの役割

医療機関では広い意味で，看護師やその他の医療スタッフが医師と一緒に**チーム**を組んで治療を行うが，治療は医師の仕事であると医師法で規定されている．

看護師は看護学に基づいた看護業務を行い，作業療法士は作業療法理論に基づいた視点での支援を行う．同じように，心的活動に関して心理学的視点で支援を行うのが心理職の仕事である．**心理療法**，**心理診断**と呼ばれるものであっても，その立脚点は**心理学**であることを忘れないことが大切である．

カウンセリングや心理療法には多種多様な理論があるので，心理職としてできるだけ多くの「心理療法」を知らなければいけないと思うかもしれないが，その必要はない．心理療法はひと言でいえば，一人では解けないこんがらがった糸（症状）を解く手伝いをすることである．一人では解けない糸も，他の人の手を借りると解けやすくなる．こんがらがった糸を解くときに手を添える方法がそれぞれの「心理療法」理論となっている．心理職に限らず相談を受ける人は，そのような役割ができればよい．

医療機関での心理職の仕事は，個別の相談や心理テストなどの**個別支援**と，デイケアなどでのグループワークといった**集団支援**に大きく分かれる．治療場面では医療チームとして仕事を行うことが多くなり，医療機関以外の関係機関も含めた**地域連携チーム**に参加することもある．チームの他職種が他の専門職に求めるのはその専門的知識で，心理職には

心理学的視点での支援方法が求められる．また，1対1の相談であっても医師・看護師・ケースワーカーなどの他職種との連携が必要となる．

2）心理学的視点とは

心理学の起源は17世紀に，デカルト（Descartes），スピノザ（Spinoza）などの哲学者が心や精神とは何かと考えたことに始まる．その後，**心**を哲学ではなく自然科学の対象として考え，19世紀後半にフェヒナー（Fechner）が「精神物理学」で数量的に「刺激」と「感覚」の関係をフェヒナーの法則として明らかにし，ヘルムホルツ（Helmholtz），ヴント（Wundt）を経て現代の心理学の道が開けた．さらに実験的研究を基礎にした心理学的研究方法を用いたことで，「感覚」「知覚」「学習」「思考」などに一定の法則があることがわかってきた．

心理学的視点とは，**心理学的研究方法**を用いて現場での問題を解決する視点である．具体的には，数値化・数量化することや，仮説を立てて問題を整理し，注意深く見つめて解決へ導くことである．数量化し統計的にとらえることで，問題の傾向を把握することができる．また，仮説を立てて考えることで，「不可解」とされる行動や思考を明らかにすることが可能となる．

数値化というのは，漠然と不安な気持ちなどを数値に置き換えて可視化する作業である．たとえばイライラして落ち着かないと訴える人に，0～10までの数直線上に今のイライラや落ち着かない気持ちをマークしてもらう．マークを付けることで可視化することができ，イライラの状況が客観的に把握できる．そして，イライラしたり落ち着かないときには，日付をこの表に記入をしてもらうことで，イライラや落ち着かない時期がわかる．その後，その時期にどのような出来事があったかを振り返ってもらうと，イライラした日はたとえば友だちに送ったラインが未読のままのときだった，などと原因を知ることができる．このように，数値に表し可視化することで，漠然としていたことが具体的になり，その原因が明らかになることがある．

3）仮説による問題の整理

仮説を立てて問題を整理するとは，たとえば次のようなことである．

手術を数日後に控えた患者さんから，「眠れない」との訴えがあった．患者さんが看護師に「眠れない」と話すと，看護師は「患者さんが眠れないと訴えています」と医師に報告し，医師は眠れるように睡眠剤を処方する．このときに心理職としては，訴えに対して「眠れないのは手術が心配だからでは」との仮説を立て，患者さんの言葉に沿って次のように聞いていく．

患：「最近眠れなくって困っているんです」

心：「そうですか．眠れないのは，いつ頃からですか」

患：「数日前からです」

心：「数日前に何かありましたか」

患：「主治医の先生から，手術のことを詳しく聞きました」

心：「手術のことを聞いたときから眠れなくなったのですね」

患：「そうかもしれません．手術の成功率は90％と言われたんですが…」

心：「手術の成功率のことを先生が話されたんですね」

患：「そうです，それを聞いたら何か不安になって眠れなくなったのかもしれません．
　　それと，先生から聞いた手術のことを家族に話したいのですけど，家族と連絡が
　　とれないのも心配なんです」

心：「手術の成功率のことと，ご家族と今連絡がとれないことが心配なのですね」

患：「手術の成功率のことだけで，寝られないと思っていましたけど，もしかしたら家
　　族と連絡がとれないこともあって寝られないのかもしれません」

　面接時に，眠れないのは手術が心配だからとの仮説を立てたが，患者さんの話した言葉に沿って話を進めるなかで，仮説以外に本人も気が付かなかった「家族と連絡がとれない」ことも眠れない原因の一つかもしれないことがわかった．すると，この会話の後で，「手術の成功率について心配なら，もう一度先生から説明をしてもらうように伝えますね．あと，ご家族との連絡については担当の看護師さんに伝えて，看護師さんかワーカーさんからもご家族に連絡をとってもらうようにします」と具体的な解決策が示せる．

　患者さんの「眠れない」との訴えを丁寧に聞くことで，睡眠剤を処方するだけの対応では見えなかった「家族と連絡がとれない」という別の側面に気付けたわけである．心理職としては，「なぜそうなるか」との心的活動についての仮説を立て，相手に説明できるようにする姿勢が必要である．

4）「不可解」とされる行動や思考の理解

　精神科にかかる患者さんの行動や思考は，「不可解」で了解不能だと言われる．しかし，「不可解」と言われる行動や思考についても仮説を立てて理解できることが少なくない．

　筆者が担当した症例で，「海のなかで暮らしていた」と話す患者さんがいた．生活歴を聞いても，大学卒業後は海のなかの宮殿で暮らしていたとか，バスハウスで生活をしていたと話すだけだった．医師や他の職員は「海のなかの話」や「バスハウス」は妄想の世界と思っていたが，これらは妄想ではなく，実際に存在しているとの仮説を立てた．話に出てくる地名は独特であるものの，話を丁寧に聞き，海のなかの地図を一緒に作る作業をすると，実在する駅が想定できた．そこに行き，本人が思い出した馴染みの食堂で昼食を食べていると，土俵のある公園にいたと言うので，区役所で調べてみると確かに土俵のある公園があった．その公園に行くと，土俵で演説をしていたことや近くのバスハウスの話になり，その場所に案内してくれた．バスハウスがあったところは中古車店だった．そのお店の人が当時のことを覚えていて，「この人が，廃車にしたバスに住み着いて困っていた」との話から，「バスハウス」が実在したことがわかった．その後，東京に来る前に住んでいた場所は，本州ではなく東京からは海を越えた（海のなかの）地方の城下町だったことがわかり，故郷に戻り生活することができた[6]．

　このように仮説を立てながら話を聞くことで，「海のお城」「バスハウス」が妄想の世界ではなく実在の世界であることが判明し，その結果，社会での生活に戻ることができたと言える．このように，「不可解」といわれる思考や行動も仮説を立てて考えることで，その人なりの法則に基づいた行動だったと理解できたのである．

3. 精神医療における診断

(1) 本人の主観に頼る診断

　精神科の診断は身体疾患のような客観的な診断基準がなく，「主観」に頼っている．身体疾患であれば，たとえば高熱が続いたときは，ウイルス検査でインフルエンザウイルスが検出されれば「インフルエンザ」と診断され，レントゲンで肺に異変が認められれば「肺炎」と診断される．しかし，精神科の診断の多くは，本人が訴える「主観的症状」に頼っている．本人の「意地悪されている」「狙われている」「声が聞こえる」といった主観による訴えを，医師が「狙われている」のは事実でなく被害妄想と捉えると「統合失調症」と診断し，薬を処方するのが治療の現状である．また，幻聴や妄想があるために統合失調症と診断されるが，血液検査のようにその症状を「客観的」に判断するのは困難である．このようなことから，主治医が変わるたびに，ボーダーラインパーソナリティ⇒双極性障害⇒アスペルガー⇒心因反応⇒情緒不安性パーソナリティと診断名が変わった例もある．

(2) DSM による診断基準

　精神科では，本人の訴える主観的な症状で診断し病名を付けているが，診断基準にはWHO が作成した **ICD-10**（国際疾病分類第 10 版）や，アメリカ精神医学会が作成した診断基準の **DSM-5** がある．

　DSM-5 の定義を要約すると「精神疾患とは，精神機能の機能不全であり，文化的に許容された反応は精神疾患ではない．また，社会的に逸脱した行動であっても精神機能の機能不全の結果でなければ，精神疾患ではない」となる．一方で，「多くの精神疾患について明確な生物学的マーカーまたは重症度の評価に有用な臨床尺度がないことから，診断基準に示された正常と病理症状の表現を完全に分けることはいまだできない」[7] と客観的な診断が困難であるとも記されている．

　代表的な精神疾患である統合失調症の診断に関しては，「統合失調症という概念には思考の解体というのがある．支離滅裂な会話があったり行動があればすべて統合失調症と診断してしまう．これらはすべて精神科医の主観により決まり，科学的な根拠は一切なく，提示できるデータもない」[8] と精神科医の内海 聡が述べるように，「科学的」な診断基準は存在しない．

　精神障害の当事者である吉田おさみは，「狂人－健常者の区別は流動的かつ相対的なものであって，そしてすべての人間が健常者にも狂人にもなり得る人間として存在しているといえます」「ある人が "おかしい" と精神病院に連れてこられる過程に注目した場合，社会のとり決め＝規範に対する違反があったことが最大の理由となっています」[9] とし，精神病は社会との関係によって作られていると指摘している．また，アメリカの精神科医のアレン・フランセス（Allen J. Frances）も「政界や法曹界の大物たちのために精神医学が悪用されるのは，なんとしても阻止しなければならない」「DSM-Ⅲ以前，診断は少なすぎた－いまでは診断がインフレを起こし，あまりにも多すぎる」[10] と診断基準が広がることで精神疾患と診断される人が増えている現実を指摘している．

　このように精神科の診断基準が明確でないことから，10 人の医師がいれば 10 通りの診断名があると言っても過言ではない．「統合失調症」と言われた人が，ある日突然「発達障害」と言われ，どのように対応したらよいかわからないので，「発達障害」の勉強会を

開いてほしいと施設職員から依頼されることもある．しかし，昨日まで「統合失調症」と診断されていた人が「発達障害」と診断されたからといって，その人が変わるわけではない．大切なことは，診断名に左右されず，目の前にいるその人のありのままをしっかりと受け止めることである．

(3) 診断名が必要な理由

なぜ診断名が必要なのだろうか．一つには，医療保険などの制度を利用するためである．健康保険を使って薬の処方を受けるときには，病院に行って「喉が痛く咳がある」と話すと，医師は喉や胸の状態を診て「風邪」と診断し，風邪の診断名が下されて薬が処方される．「咳があって風邪をひいたので風邪薬がほしい」と訴えても，医師が風邪の症状ではないと診断すれば風邪薬の処方はされない．このように医師が診断し診断名が付くことで，その診断名に認められた薬が処方される．

次に診断名が必要なのは，福祉，教育制度や病気休暇制度の利用，さらに疾病や障害の保険請求時など各種制度を利用するためである．身体障害者福祉手帳，療育手帳，精神障害者保健福祉手帳などの申請時には，各々の障害があることを証明するために専門医の診断が必須である．教育の場でも「発達障害」がある児童・生徒への教員の加配をするときには，「発達障害」の診断名が必要になる．また，がん保険などを申請するときなども，医師による診断名が必要となる．

4. ライフステージからみた医療心理学

医療現場で出会う患者さんは，生活環境，職業，年齢も様々である．同じ病気でも一人ひとり考え方が違い，病気の受け止め方も違う．**ライフステージ**では，**ライフサイクル**の各発達段階での特徴に加え，その段階の人の社会環境や生活の場面を含め総合的な視点で考えていく．

(1) 乳児期 (0歳〜3歳頃)

乳児期は，生まれて初めての体験を一番多くする時期である．授乳などを通して一般的に母親と接する時間が一番多くなる．子どもからみると母親は，人生で最初に人間関係を結ぶ「他者」としての存在である．そして，父親，兄弟姉妹，祖父母などからなる家族が，社会との出会いとなり，言葉の代わりに泣き声をあげて自分の思いを伝えるようになる．泣くことは自分の思いを伝えるコミュニケーションといえる．母親は子どもが泣くと，「お腹がすいたのかな」「おむつが汚れているのかな」と泣き声の意味を少しずつ理解し，泣き声を通したコミュニケーションができていく．子どもにとって，泣くことでコミュニケーションができる母親はよき理解者として信頼できる存在となり，母親と一体化していく．怖いことがあり泣いても，母親に抱っこしてもらうことで安心して泣きやみ眠ることができるなど，母親や家族は自分を守ってくれる安心できる社会として存在するようになる．

乳幼児にとっての家族以外の人は，未知の世界の異星人のような存在であるため，不安を感じると泣いたり母親にしがみついたりする．母親の友だちなど母親が安心できる人であれば，子どもも母親の雰囲気を察知して泣き止む．

医療機関に受診するときは，母親も子どもの病気が心配なため，不安になっている．子どもは病院という未知の世界に加え，母親の不安感を察知して泣き出すのである．

この時期の子どもへの接し方としては，これらの背景を理解し，母親や家族の抱える不安を軽減することがポイントである．子どもへ直接的に話しかけることも必要だが，母親や家族の漠然とした不安な気持ちを一緒に話すことで，具体化していくことが大切である（58頁，2）「心理学的視点」参照）．

(2) 幼児期（未就学の頃）

幼児期では生活の場が徐々に拡大する．幼稚園や保育園で自分の意思で友だちと遊ぶなかで，仲良しの友だちができたり，喧嘩をするなど子どもたちの社会も少しずつ複雑になってくる．友だちを通して子どもなりに情報を得たり，体験を重ねることで病院への不安も少なくなってくるが，注射器を見ると過去の予防接種時の痛かった体験を思い出して急に泣き出すこともある．この時期では注射をすることで熱が下がり，身体が楽になるという因果関係を充分に理解するのが難しいので，注射という医療行為により病気が良くなることをわかりやすく説明することで，因果関係の理解が少しずつできるようになる．

本人なりに病気を理解していることもあるが，それは大人が論理で理解するのと違い，感覚的な理解になっていることがある．そのときには大人の論理で説明するのではなく，言葉を選びながら子どもの視線で説明する必要がある．たとえば，「悪い虫がのどにいるから元気がないの」と子どもが話すと，親は「風邪で咳が出るからお薬を飲みましょうね」と話す．子どもが「風邪じゃないからお薬は飲まない！」と言うと，親は「とにかくお薬を飲めば元気になるからね」と，風邪だから薬を飲めば元気になるといった大人の論理で説得しようとする．このときに子どもの言葉を受けて，「元気がないのは虫がのどにいるからなんだね」と返すと，「そう，だから虫がどこかに行けば元気になるの」などと子どもが話してくる．「その，虫さんをやっつけちゃおうよ」「うん，やっつけたいな」「虫さんの嫌いなものをあげるから，それを飲んでみようよ」と，子どもの言葉を通して一緒に考えることが大切である．難病の場合でも子どもなりに理解をしているため，このように子どもの言葉を大切にしながら病気への不安な気持ちをほぐしていくことが必要になる．

この時期の乳幼児健診で，発達障害の疑いがあるなどと診断をされることがある．母親や家族は「疑い」といった確定診断ではなくても，発達障害と言われると気持ちが動揺して不安な気持ちになり，インターネットなどで情報を集める傾向にある．母親や家族が不安な気持ちになると子どもも不安な気持ちになり，ちょっとしたことで泣いたりする．今までとは違った子どもを見ると，母親や家族は「やっぱり発達障害なのかしら」と思い，ますます不安な状況になるといった悪循環に陥っていく．この時期での診断は慎重に行い，「疑い」という診断は慎むべきである．

(3) 学齢期（小学校時代）

学童期に入ると，今までの家庭中心から学校を中心とした生活になる．生活圏が拡大し，対人関係もグループ間で交流をするなど複雑になってくる．先生との関係もそれまでの友だちのような一緒に遊んでくれた関係から，「教える」「教わる」関係に変化してくる．また，クラブ活動が始まると同学年間のつきあいから，先輩後輩という上下関係のつきあいを経験したり，学校という枠組みで社会のルールを守った集団生活に重きが置かれるなど，生活環境が複雑になることで今までになかった葛藤が生じ，その結果，不登校やいじめという問題が生じるようにもなってくる．

言語的にも，それまでの赤ちゃん言葉から徐々に大人と同じ言葉が使えるようになり理解力も増してくるが，ときとして大人の言葉を使ってもその子なりの意味付けがあるので

子どもの言葉を注意深く聞く必要がある．特にいじめの問題などでは，大人が先に「いじめられたの？」と話すと，ちょっとしたいざこざであっても，それを「いじめ」という言葉と思い込んで，「いじめられた」という大人の言葉を使ってしまうこともあるので，先の風邪の例のように子どもの言葉を使いながら，丁寧に話を聞くことが重要になってくる．

この時期には，学校で「落ち着きがない」「不登校」などの理由で第三者に勧められて精神科や神経科を受診する傾向が多く見られる．第三者に勧められた受診の場合は，インフルエンザなどを疑った受診とは違い，親は子どもを病気とは思っていないことも多いので受診の必要性を強く感じていない．病気と思わずに受診したのに「発達障害です」との診断を受けたら，診断名を受け入れることはなかなかできないだろう．

教育現場では，「落ち着かない子」に発達障害の診断名が付くと教員の加配があることや，放課後の児童デイケアの利用が可能なことなどの理由で，医療機関の受診を勧める傾向もある．また早期に異変を感じて医療機関の受診を勧めないと適切な時期に医療機関を受診できず，病気が悪化したと訴えられる可能性があることから，受診を勧めることもある．しかし，身体疾患では受診の時期を逃すことで生死に関わることもあるが，「発達障害」ではそのようなことは考えられない．逆に発達障害の診断名が付くことで，親は子どもの行動を病状に絡めて考えるようになり，できないことがあると「病気」だから仕方がないと諦め，ときには病気になったのは育て方が悪かったのではないかと，子育てに対する自信を喪失して「うつ」状態になることもある．

このようなデメリットがあるため，この時期に発達障害の診断を早期発見の目的で受けるのは得策ではないと言える．心理職としては，発達障害の診断を受けた親子がこのような状況に陥ることを考慮して，現場でフォローすることが大切である．

(4) 思春期（中学生から大学生）

思春期では，生活圏や対人関係がますます拡大する．高校生になってアルバイトなどを始めると，仕事を通した社会との関わりも出てくる．対人関係でも異性を意識するようになり，恋愛関係から発展して人生のパートナーとしての関係を築くこともある．初潮や夢精を経験することで自身の性と向き合うことで自身の性同一性障害に気付くこともある．自分の内面を深く見つめるようになり，ときには家に引きこもったり，自死の問題が出てくることもある．また，高校や大学受験を機に自分の進路を巡って親と対立するなど，親子の関係も大人と大人という関係に少しずつ変化していく．子どもの社会から大人の社会へ入ることで，パチンコや競馬などのギャンブル，タバコやお酒，シンナーや覚醒剤などの誘惑に負け，日常生活に破綻をきたすという問題が起こることもある．さらに，社会人としての悩みが増えることでストレスとなり，気分障害，統合失調症，摂食障害などの精神疾患を発症することもある．また，アスペルガー障害などの発達障害と診断される機会が増えてくる．

(5) 成人期（20 歳代〜 30 歳代）

仕事や結婚についての考え方は多様化しているが，この時期に多くの人は会社員となり組織人としての役割を担うことになり，異性との関係も恋愛関係から人生のパートナーとしての意識が強まる．結婚を期に二人で新しい家庭を作り，やがて子どもの誕生により新たな出発が始まる．ここで，出生から始まった周期が一つ終わり，親としての新たな立場が始まる．

現代では労働形態も多様化し，長時間労働を強いられるなどで会社になじめずに退職し

て家に引きこもったり，転職を繰り返したりと自分の生き方を見失ってしまうこともある．また，核家族化が進むなかで育児・子育ての不安など新たな悩みに遭遇することもある．そうした悩みを契機にうつ状態から気分障害を発症したり，自死に発展してしまうこともある．

(6) 壮年期（40歳代～60歳代）

　この時期，職場ではリストラの不安や中堅職員として部下を指導する立場になり，それまでとは違った職場での人間関係に遭遇する．職場での異動があっても，子どもの教育を考えて単身赴任となったり，親の介護で実家に行く機会が増えるなどで心身ともに余裕がなくなり，生活習慣病や気分障害などを発症するリスクが高くなる．このような生活から生じたストレスにより，ギャンブルやアルコール依存の問題が顕在化してくる．

　子どもが進学や就職で親元を離れることで，子育てがひと段落したという安心感とともに，子どもがいない寂しさから抑うつ感を訴えることもあるが，多くの場合は一過性のものと言える．ただし，女性の場合は更年期障害と重なり心身不調が顕著になり，うつ状態が深刻化し医療機関を受診した結果，「うつ病」の診断を受けることもある．精神科の診断は先に説明したように本人の主観によるところが大きいために，本人が重症と思うと診断もうつ状態からうつ病へと変化する可能性がある．うつ病と診断されることにより，大変だとの思いが先行する．その気持ちを軽減するために，子どもが親元を離れてうつ状態になるのは特別なことではなく，誰でも経験する一般的な状態と伝えることが必要である．

(7) 老年期（65歳以降）

　老年期は，定年で職場との別れや収入が減少することによる経済的な不安，またパートナーや友人の死など離別の場面が増えることによる孤独感からうつ状態になり，自死に至ることもある．仕事人間だった人にとっては，行動範囲が狭くなり，家のなかの生活が中心になって引きこもることもある．身体能力の低下や病気への抵抗力も弱くなることで健康上の問題を抱えたり，老年期に入った子どもが親の介護をする「老老介護」で心身が疲弊し，うつ状態に陥ることもある．

　その年齢にならないとわからないことがあるが，ある88歳の方が次のように書いている．「年を重ねて生きてゆくということは大変なことで，日ごとに衰える足腰や，しわしわの手足，しみなど，老醜をさらけ出して生きてゆく勇気も必要となり，転倒して骨折でもしたら寝たきりになるのではないかなどと，四六時中恐怖と闘いながら生きている．その心情は，若い世代には絶対理解を得られない領域だと思われる」[11]．

　このように，明るい未来を描くことが難しく将来の展望が見い出せなければ，誰でもうつ状態になる可能性があると捉え，安易に病状に絡めないことも大切である．

　この時期には認知症を発症することもある．認知症は言葉による会話がかみ合わないことがあるため，何も理解できないと思われがちであるが，認知症の方の手記などから本人の言葉による発信がないだけで，本人なりに理解していることがわかってきた．認知症の人に接するときに大切な視点は，本人なりに理解していると考え，わかりやすい言葉で話すことである．

5. ライフステージ別の視点

人生では様々な出来事に遭遇する．同じ出来事でもライフステージごとに違って見える．それは，外が見えるエレベーターに乗って外の世界を見るのに似ている．1階で見えた景色と上の階で見る景色は違って見える．最上階まで行くと1階の景色が見えなくなることもあるし，1階では見えなかった景色が見えることもある．このようにライフステージによって見え方が違うことを理解することが大切である．思春期に進路で悩んで起こるうつ状態と，老年期の肉親の離別によって起こるうつ状態ではその背景が違ってくるため，対応も変わる．ライフステージを意識してかかわることで，よりよい対応ができると言える．

5章 Q and A

Q1 チーム医療に関して正しいものを1つ選びなさい．
1. 心理職がチーム医療で期待される大きな役割は，心理検査の実施である．
2. チーム医療では，医師がチームリーダーとなるので，医師の指示に従わないといけない．
3. チーム医療での心理職の役割はカウンセリングを行うことである．
4. チーム医療では状況を的確に伝える必要から専門用語を使うことが大切である．
5. チーム医療に医療職以外の職種が加わることもある．

Q2 診断について正しいものを1つ選びなさい．
1. 精神科の診断基準は DSM-5 により行われている．
2. 精神科の診断は医師が各種の検査をもとに客観的に行っている．
3. 精神科の診断は，本人の訴えと心理検査をもとに医師が診断している．
4. 幻聴や妄想があると統合失調症と診断される．
5. 精神科では，医師によって診断名が異なることがある．

Q3 次のなかで誤っているはどれか．
1. 気分障害の発症の原因はライフステージによって異なる．
2. 心理支援では，対象者のライフステージを充分に理解する必要がある．
3. 引きこもりは不登校が原因である．
4. アスペルガー障害などは，幼少時期だけでなく大人になって診断されることもある．
5. 子どもの病気の場合は，治療以外に家族の不安を取り除くことも必要である．

Q1 | **A**······5
解説
1. チーム医療での心理職の役割は，心理検査だけでなく心理学的視点での支援である．
2. 医師がチームリーダーとなるが，チームで協議して連携していくのが前提である．
3. チーム医療での心理職の役割はカウンセリングを含めた心理学的視点での支援である．
4. 他職種で構成されるチーム医療では専門用語を使わずわかりやすく伝える必要がある．
5. チーム医療に医療職以外の栄養士や事務職が加わることもある．

Q2 | **A**······5
解説
1. 精神科の診断基準には DSM-5 の他 ICD-10 がある．
2. 精神科の診断は医師が本人の症状から判断して行うことが多い．
3. 精神科の診断では，心理検査が必須ではない．
4. 統合失調症の症状として，幻聴や妄想が必ずあるとは言えない．
5. 精神科では，医師によって診断名が異なることがある．

Q3 | **A**······3
解説
引きこもりの原因は様々であり，不登校のみが原因であるとは言えない．

文献

1) 日本臨床心理学会：松沢病院時代の内田勇三郎博士．クリニカルサイコロジスト **35**．
2) 佐藤　誠：心理臨床の領域と実践．啓明出版，1986，pp12-13．
3) 隠岐忠彦：我が国の臨床心理学者の現状調査．臨床心理 1：3，1963．
4) 根津　進：病院臨床の現場から．クリニカルサイコロジスト 35．
5) 児玉　省：臨床心理学の概念と問題点，臨床心理 1：1，1963．
6) 藤本　豊：世界をどこまで共有するか －海の世界から陸の世界へ－．臨床心理学研究 31：42-50，1993．
7) 日本精神神経学会　DSM-5 精神疾患の分類と診断の手引き．医学書院，2014，p6．
8) 内海　聡：精神科は今日も，やりたい放題．三五館，2012，p153．
9) 吉田おさみ："狂気"からの反撃－精神医療解体運動への視点．新泉社，1982，p214．
10) アレン・フランセス（著），大野　裕（監修），青木　創（翻訳）：〈正常〉を救え　精神医学を混乱させる DSM-5．講談社，2013，p44．
11) 樽川道子：私の声　日々死と向き合って．信濃毎日新聞，2018 年 1 月 23 日掲載．

（藤本　豊）

6章 医療心理学における アセスメントと支援

到達目標

● 面接によるアセスメントの概略を説明できる.
● テストバッテリーを説明できる.
● 心理検査の概略を説明できる.
● 生物・心理・社会的アセスメントの概略を説明できる.
● チームでのアセスメントを説明できる.

1. 医療心理学におけるアセスメント

1) 心理職によるアセスメントの過程

　医療では，遺伝，神経系などの生物学的要因と，家族関係などの社会的要因による心理学的影響という視点から，**生物・心理・社会的な多面的・包括的アセスメント**が行われる．入院期間が短くなり，短期間で各職種による同時並行的アセスメントと**多職種アセスメント**[*1]が必要となっている．それに伴い，心理職のアセスメントも的確さと迅速さが必要になる．アセスメントの過程は，依頼を受ける，背景情報の収集，情報の統合・解釈，報告・フィードバック・介入への活用の順で進む．

(1) 依頼を受ける

　心理検査などを直接依頼される場合は，診断のための資料や治療方法の選択，方針を立てる資料の提供，予後，治療の効果測定が主な目的となる．依頼理由が曖昧な場合は依頼者に確認し，依頼の背景（最初の要請者など）も確認する．鑑別診断の場合は，どの疾病の資料が必要かを明確化する．治療法の選択の場合は，各種心理療法やリハビリテーションなどの適性や必要性，対応方法の評価が求められる．治療効果の場合は，各種治療法の

[*1] 多職種アセスメント
　　心理職が医師・看護師・精神保健福祉士・作業療法士らと個別支援チームを組んで共通の目標を達成するために，協働して生物・心理・社会的アセスメントをすること．医療観察法では，共通評価項目を多職種で行うことを推奨している．

〔キーワード〕面接，テストバッテリー，心理検査，生物・心理・社会的アセスメント，チーム

効果の測定である治験も含まれる．心理療法やデイケアなどでは，状態の把握や支援・介入方法の検討が求められる[1]．

福祉制度の利用は療育手帳・障害者手帳などの診断補助である．精神鑑定の心理アセスメントには，精神保健福祉法（病気による自傷他害の危険性），医療観察法（医療の必要性），刑事訴訟法（刑事責任能力・訴訟能力），民事（成年後見制度，財産管理能力）に関わる鑑定がある[2]．

(2) 情報収集

情報収集は目的に沿って行う．患者の背景情報の収集，面接，行動観察，心理検査・評価尺度を使用して行う．どの場合にも，アセスメントの目的や検査の情報など**インフォームドコンセント**と**ラポール**（患者と心理職が情緒的信頼関係をもつこと）の形成が重要である．

背景情報の収集にはカルテ，看護記録，紹介状，他のコメディカルスタッフの記録など数種類の文書の参照と，家族との面接による情報収集がある．文書から収集する情報は，いわゆる性別，生齢，職業，家族構成などの人口統計学的データと，病歴・入退院歴や身体医学的情報，身体状況が基本で，患者が現在の状態に至った概略を把握する．家族との面接では，現在の問題と成育歴・家族歴・教育歴・社会歴などを聞く．背景情報の収集では，事実の整理と問題に関するストーリーや患者の状態，患者を取り巻く対人関係性やライフステージの課題を整理する．

(3) 面接

面接は患者の反応の仕方に注目するアセスメントである．面接法には質問項目とその順序・答え方が決められている**構造化面接**，質問項目は決められているが順序は臨機応変に行う**半構造化面接**，自由な**非構造化面接**がある．構造化面接は，**SCID**（精神障害を診断するための構造化面接）[*2]のように，はい・いいえで答えるもので，評定者間の一致性が高いが，重要な問題を落としてしまう可能性がある．半構造化面接は，インテーク面接のように聞く項目が決まっているが，順序や答え方が決まっていないため，状況に合わせられる．他方，非構造化面接は，患者自身の捉える問題を発見できる反面，評価者の価値基準に影響されやすい[1]．

面接で確認する項目は，①現在の主訴・症状・問題とその経過，②患者の対処方法，ストレングス（その人のもつ長所），患者が利用できる資源，③家族関係（家族史も含む）・教育歴・社会歴，④過去の医学的精神保健的問題・自傷他害歴・精神的外傷歴・虐待歴，⑤物質濫用歴（アルコール問題を逃さない），⑥過去の身体疾患治療歴，⑦治療への患者の期待と変化への動機づけ，⑧患者の目標と第三者の目標，⑨①に話されていない問題・症状，⑩現在の身体疾患である．

面接場面での行動観察は，入室の仕方や座り方，振る舞いの観察に加えて，外見と行動・思考・気分・感情・知的機能・意識状態の精神状態の観察を並行して進める．また，実際に問題の行動やコミュニケーションなどを具体的に話してもらうこともある．

一般の面接は，現在の問題→少し前の問題→それ以前の問題→これからの問題→現在の

[*2] SCID
　　DSMの診断基準に適合するかどうかをマニュアルに従って面接により質問する．答えは，はい，いいえで答える．MMPIを口頭で厳密に質問するようなもの．

問題の順序で聞いていくことが多いが，話題により前後することはある．

(4) 行動観察

行動観察では，最初に患者・家族，医師，看護師らから問題に関する情報を集め，観察対象となる行動を決める．観察の記録方法には，事象記録法，持続時間記録法，時間サンプリング法がある[3]．病棟やデイケアでの行動観察は多職種によって行う．精神症状や社会生活行動，睡眠状態など様々な行動が記録される．行動の評価には，対象となる行動や必要な支援を評価する**評定尺度**を使用する場合もある．子どもの場合はプレイルームでの遊び方や親子分離の反応などを観察する．

(5) 行動のアセスメント

行動のアセスメントは**行動療法**と**認知行動療法**で使われる．行動療法では，行動（運動，言語，認知，生理的反応を含む）のなかで標的行動（対象となる行動）を決めて観察する．行動の現れ方を，A：**先行刺激**（antecedents）－B：**行動**（behavior）－C：**結果**（consequences）の系列で評価する．先行刺激には，外的出来事と内的出来事（痛みなどの身体感覚など）がある．行動はオペラント行動で対処法などがある．結果は正負の強化と罰がある．行動と結果の関係性を随伴性という．ABCの関係性を評価することで介入法へ結びつく．

認知行動療法の基本は，A：**出来事**（activating events）－B：**信念**（beliefs）－C：**結果**（consequences）の観察である．問題行動は，A出来事とC結果（感情・行動）の関係として現れる．Bの信念・認知の評価には面接や自己評定法（セルフモニタリングを含む）を使うことになる[1]．

2）心理検査[4-6]

心理検査の種類には，**知能検査・発達検査**，**パーソナリティ検査**，**神経心理学的検査**がある**[表1]**．心理検査の選択の指標として，①検査に求める情報，②既に行われている検査や利用できる他の情報，③その検査をする利点，④検査を行うマイナス面（時間や費用も含める）があげられる[1]．心理検査や評定尺度には保険点数が認められたものもあり，医療現場では保険点数が認められたものが優先される．

心理検査を施行する患者の条件は，身体的・精神的・知的に心理検査を受けられる状態であること，検査時間中集中でき，内容が理解できることである．検査者側の条件は，検査の構成概念や信頼性妥当性の根拠を理解し解釈できること，患者の身体的・精神的病理を理解できることである．

検査場面では，検査の教示や質問の理解など面接者への反応と，検査課題への取り組み方など遂行行動を観察する．

(1) 知能検査

知能検査には，知能の全体性を測定する**ビネー式**と諸機能を測定する**ウェクスラー式**，神経心理学的な情報処理に基づいた**子どもの認知能力**を測定するものがある．

①ビネー式　田中ビネー知能検査Ⅴ（2歳～成人）

田中ビネーが一般に使われる．田中ビネーでは1～13歳級の問題は年齢の通過率が55～75%で構成され，知能指数IQ＝精神年齢／生活年齢で表される．14歳以上の成

[表1] 心理検査の種類

知能・パーソナリティ・発達検査		
知能検査		WAIS，WISC，WPPSI 田中ビネー K-ABCⅡ，DN-CAS
パーソナリティー検査	質問紙	MMPI，パーソナリティイベントリー モーズレイ性格検査，PIL Y-G 矢田部ギルフォード性格検査 新版 TEG
	投影法	ロールシャッハテスト TAT CAT，SCT，PF スタディー バウムテスト，描画テスト
発達検査		遠城寺式乳幼児分析的発達検査 新版 K 式発達検査 津守式乳幼児精神発達検査 デンバー式発達スクリーニング検査

神経心理学的検査	
認知症	改訂長谷川式簡易知能評価スケール（HDS-R） ミニメンタルステート検査（MMSE） COGNISTAT，ADAS-Jcog，時計描画テスト
記憶検査	WMS-R（ウェクスラー式記憶検査），三宅式記銘力検査 ベントン視覚記銘力検査，レイ複雑図形検査（ROCFT） RBMT（リバーミード行動記憶検査）
注意力検査	標準注意力検査（CAT），TMT（トレイルメイキングテスト）
前頭葉機能検査	FAB，語彙流暢性課題
遂行機能検査	BADS，WCST，ストループテスト
言語機能検査	標準失語症検査（SLTA）
その他	標準高次動作性検査（SPTA） 標準高次視知覚検査（VPTA）
統合失調症用	統合失調症認知機能簡易評価尺度（BACS）

評価尺度	
総合的	GAF，WHODAS 2.0，Rehab
抑うつ	SDS うつ性自己評価尺度 ベックうつ病自己評価尺度（BDIⅡ） ハミルトンうつ病評価尺度（HAMD） PHQ-9，エジンバラ産後うつ病質問票
不安	顕在性不安検査（MAS） STAI 状態－特性不安検査 ハミルトン不安尺度（HARS）
パニック症状	PDSS
社交不安障害	リーボヴィッツ社交不安尺度（LSAS-J）
強迫性障害	MOCI 邦訳版，Y-BOCS
自閉症スペクトル障害	親面接式自閉スペクトラム症評定尺度改訂版（PARS-TR） AQ 日本語版 自閉症スペクトラム指数，ADI-R，ASSQ
ADHD	Conners 3，WURS・ADHD 評価スケール
解離症状	解離体験尺度（DES），CDS，SDQ-20 CDC，DIS-Q
統合失調症	簡易精神症状評価尺度（BPRS） 病識評価尺度（SAI-J），PRIME-Screen
躁病	ヤング躁病評価尺度（YMRS）
アルコール使用	AUDIT
服薬態度	DAI-10
暴力のリスク	HCR-20，SAPROF
PTSD	CAPS，IES-R，PDS
全般的な精神的健康度	WHO QOL26，GHQ，CMI，POMS

人級の問題では，「**結晶性**」「**流動性**」「**記憶**」「**論理推理**」の領域[*3]別 DIQ（年齢別の平均値を基準として算出する）と総合 DIQ を算出する．また，1 歳級以下を対象に「発達チェック」項目がある．

②ウェクスラー式

ウェクスラー式には，幼児用の **WPPSI-III**（2 歳 6 カ月〜7 歳 3 カ月），児童用の **WISC-IV**（5 歳〜16 歳 11 カ月），成人用の **WAIS-III**（16 歳〜89 歳）がある．言語性と動作性の検査からなっているが，情報処理の過程として，「言語理解（VC）」「知覚統合（PO）」「作動記憶（WM）」「処理速度（PS）」の 4 つの群指数を出す．IQ は，動作性の IQ と言語性の IQ と全検査の IQ が出される．

③認知能力

K-ABC II は，子どもの認知能力の検査で，継次処理様式と同時処理，修得度を測定する．大人用はない．

（2）発達検査

発達検査は，知的機能・運動・言語・社会性など包括的な発達をとらえる検査である．家族から情報を聞くものと子どもが課題を行う項目がある．**遠城寺式**は運動（移動運動・手の運動），社会性（基本的習慣，対人関係），理解・言語（発語・言語理解）を検査する．**新版 K 式**は姿勢・運動，認知適応，言語・社会の 3 領域を測定し，発達指数を算出できる．

（3）パーソナリティの検査

パーソナリティの検査には，**質問紙法**と**投影法**がある．質問紙法は自覚的パーソナリティをとらえるものである．そのため客観的ではあるが意図的な操作が可能である．投影法は，**課題遂行検査**（performance test）とも言われ，問題解決課題にあたっての個人の対処様式を明らかにし，非自覚的なパーソナリティも測定する．評価が難しいが意図的な操作は難しい[7,8]．

①質問紙法（代表例）

MMPI：適用対象は，15 歳以上で小学校卒業程度以上の読解力のある人である．550 項目の文章に対し，当否の回答をする．基礎尺度（妥当性尺度・臨床尺度）と追加尺度がある．臨床尺度は Hs，D，Hy，Pd，Mf，Pa，Pt，Sc，Ma，Si からなる．

②投影法（代表例）

ロールシャッハテスト：インクの染みでできた曖昧な視覚刺激図版を 10 枚順次提示し，その知覚体験を報告してもらう検査である．視覚的に見た場所（領域），見え方（決定因），見た内容（反応内容）を言語で報告してもらい，詳細を質問する．刺激と反応の適合度（形態水準）と反応の一般的出現頻度（平凡反応）の評価を行う．領域・決定因・反応内容の分析と 10 枚の図版に対する継起分析を行う．日本では片口法と包括システムの二つが分析システムとして使われている．現実検討力・防衛機制・知的側面なども評価できる広範囲な検査である．

SCT（文章完成法）：出だしの文章だけが刺激文で書かれており，その後に連想する文章を書いてもらう．

[*3] 「結晶性」「流動性」「記憶」「論理推理」の領域[15]

結晶性は，経験により学習される領域．流動性は，神経系の機能に影響される速度と正確さの領域．記憶は，記銘，保持，想起の領域．論理推理は，推論や抽象的思考の領域である．

描画検査：言語に重点を置かない検査であり，代表的なものにバウムテスト，HTPテストがある．言語的コミュニケーションが難しい患者にも試行できる．

（4）神経心理学的検査

神経心理学的検査は高次脳機能の検査で，失行・失認から記憶機能，注意機能・遂行機能などの基礎的な認知機能を測定する．包括的検査と特定の認知機能の検査がある．

（5）評価尺度

症状や行動を評価する評価尺度は多数ある．尺度の選択は，検査の対象，使用目的（スクリーニング・診断・重症度評価）を考慮する．自己評定法と他者評定法があり，自己評定法の場合は主観が入るため，他の情報とあわせて総合的にみる必要がある．

3）テストバッテリー

多面的な心理状態を測定するために幾つかの心理検査を組み合わせることが**テストバッテリー**である．高次脳機能障害など神経心理学的障害や知的障害が想定される場合は，その検査が優先される．鑑別診断の場合は投影法やパーソナリティ検査，神経心理学的検査が使われる．治療や社会復帰に対する場合は評価尺度が優先される．

テストバッテリーの組み方は，鑑別診断や精神鑑定では，パーソナリティの検査・知能検査・神経心理学的検査を組み合わせる．病態水準は，SCTとロールシャハテストを組み合わせ，検査間の差異で査定する．神経心理学的検査は障害特性にあわせて組み合わせる．WAISで問題がなくても，焦点を絞った神経心理学的検査で障害が明らかになることがある．

4）情報の統合・解釈

文書類，面接，行動観察，心理検査の結果から，患者の心理学的特徴を生物・心理・社会的側面から多角的に統合し，解釈する．矛盾する情報は，その理由を解明し，合理的かつ一貫性をもたせる．知的側面，感情面，行動面，ライフサイクル上の課題，疾病の受け取り方などを統合し，病態水準，社会的支援の必要度，治療対象は症状か葛藤か，または行動か内面か，治療法は支持的か特定の療法かなどを検討する[1, 9]．

5）家族アセスメント [10-12]

家族アセスメントは，**面接**と**行動観察**で行う．家族面接では，情緒的関係性，構造，コミュニケーションのあり方を評価する．精神障害の場合は，**感情表出**（EE）[*4]もみる．家族構造は一般的にジェノグラム（家族関係図）でみる．家族歴を聞くなかで，基本情報に加えて家族内の交流などを聞き，関係性（親密さ・連合・三角関係・家族内の境界）を知る．家族の喪失・死など情緒的体験も図式化して家族の全体像を評価する．

[*4] 感情表出

　Expressed Emotion（EE）といわれる統合失調症の再発に関係する家族のコミュニケーションスタイルをいう．批判的な感情，敵意のある感情，情緒的に巻き込まれている感情表出が多い家族内の患者は，再発しやすい傾向がある．

6）多職種チームによるアセスメント [13, 14]

　支援チームでは多職種によるアセスメントをする．チーム医療では，心理職の評価と他職種の評価を統合する必要性が出てくる．患者の長期目標と短期目標，支援の方法を共有し，患者個人を支える多職種チームが統一して支援を展開する．その際，心理アセスメントをもとに心理行動的特徴をいかし，**ストレングス**（その人のもつ長所）と**リスク**[*5]（再発，自殺，暴力などの危険性）への対応を含めた支援方法を検討する．

7）報告・フィードバック [1, 3, 9]

　心理検査の報告書には，依頼者への報告と患者・家族へのフィードバックがある．報告書は，依頼理由・検査時・面接時の様子，使用したアセスメント方法とその結果，所見・要約は最低限必要である．専門用語はなるべく避け，簡潔に一般用語を使って書く．鑑定では，使用検査の目的，解釈の理論を記し，事実と推測を区別して書く．

　患者や家族へのフィードバックは，報告書とは別のものを用意する．検査結果を日常生活と結びつけ，患者のストレングスと問題への対処方法や改善方法も加えて伝える．フィードバック自体を治療的に使うこともできる．

（赤須知明）

2. 医療心理学における心理的支援

　心理的な支援および療法は医療の場で広く行われている．理論や技法は様々で，精神分析，集団精神療法，家族療法，芸術療法，自律訓練など，枚挙にいとまがない．こうした理論あるいは技法の特異性はそれぞれの理論書を参考にしていただき，ここでは心理的支援・心理療法（以下，支援）のあり方や取り組み方について概説していく．

1）支援をどのようにとらえるか
（1）個と集団の関係

　私たちの前に現れる患者さんを，心理職としてどのようにとらえていけばよいであろうか．

　これまでの臨床心理学では，心理的な悩みや痛みは個人内力動にあると考え，それを心理検査で判定し，心理療法を行ってきた．しかし，個人を外界から切り離してとらえていくだけでは問題は解決しない．患者の現在に至るまでの，家族関係や地域あるいは学校・職場といった，個人を取り巻く環境との関係も考えていくことが重要である．患者の抱える問題には，個々の問題ばかりではなく，患者が属するあるいは属していたグループでの相互交流が影響しているのである．

　個人の心理的な問題の扱い方について，「内（intra）」と「間（inter）」，そして「個人」

---

*5　リスク
　　心理検査で自殺の指標が現れても，あくまで危険度であり，自殺行為に直結するわけではない．保護要因や変動する要因があり，この要因に働きかけることで自殺を予防できると考えられる．

と「集団（グループ）」の軸で4分類したものが**表2**である.

患者の個人内力動を対象とする支援が表のAの領域になる．Aの領域ではロールシャッハテストなど個人の精神内界を明らかにしていく心理検査が行われる．また，

[表2] 心理的な問題を扱う区分

	内 intra	間 inter
個人	A	B
集団（グループ）	D	C

支援の方法として患者の内省を促していく場合もAの領域に入る．この場合，患者は自分を振り返る自我の強さが必要となるだろう．内観法などがこれにあてはまる．課題に対する答えが支援者側にあり，患者を「指導」する支援もAの領域になる．

Bの領域は支援者と被支援者の関係性を治療に役立てていこうという考えであり，転移などを扱う精神分析や対象関係論などが含まれる．支持的心理療法もこの領域に含まれる．

Cはグループで起きるサブグループ間の関係を扱っていく方法である．

グループでは，個々の集合を超えて，集団としての力動が生まれてくる．これがDの領域で，患者の言動はグループ全体の力動から生まれているととらえるのである．たとえば，他人の持ち物を盗るという患者の行動を，盗む人の病状や性格からとらえていくのではなく，病棟全体の課題として考えていくといった見方である．

実際には，一人の患者に対して，指導的・管理的に関わるAの場合もあるし，面接を続けていけば支援者と患者の良好な関係性がはぐくまれ，その関係のなかから学習が生まれ成長していくBの場合もある．そして，家族が面会に来て一緒に面接すると，そこに家族関係のありようがうかがえ，親や兄弟といったサブグループ間の関係性を扱っていくことにもなる．さらに家族の病理を本人が症状化して表現しているというD領域の考え方が生まれることになる．このようにいろいろな視点で患者を見ていくことが肝要である．支援者としては自分自身のやりやすいスタイルをわかったうえで，支援のタイプを選んでいくことになる．

(2) 個別支援とグループ支援

精神科病棟では**個別支援**と**グループ支援**の2つの軸が存在している．また，**言語によるコミュニケーションを利用した支援**と，**活動を媒介とした支援**が存在する [**表3**]．

個人面接による支援は基本的には言語を媒介とするが，対面であれば相手の声の調子やしぐさの変化といった非言語的（ノンバーバル）なコミュニケーションを同時に観察していく．言語に焦点をあてていても行動観察から得る情報は重要である．

患者との面接は1対1もあるが，医師，看護師，精神保健福祉士などの多職種が同席する場合もある．支援のベクトルは1対1の関係に比べて複数になり様々な観点が交差することになる．

[表3] 支援の分類

	活動を利用		言語を利用
個別支援	習い事，創作活動 箱庭療法		個人面接
グループ支援	習い事，創作活動 レクリエーション スポーツ　ダンス	サイコドラマ 生活技能訓練	各種の集団精神療法

[表4] 支援の分類（病院での実際例）

	活動を利用	言語を利用
個別支援	買い物，散歩，料理	個別面接 （診察やケースワーク）
グループ支援	レクリエーション （夏祭り，クリスマス，外食 バス旅行，運動会，芋掘りなど） 習い事，創作活動 （植栽，手芸，料理，化粧など） スポーツ （ソフトボール，プール，卓球など）	病棟全体の集団精神療法 （コミュニティーミーティング） 部屋別のお茶会 課題別小グループ

　病棟ではグループで患者に関わることも多い．**表4**では，筆者の関わる病棟で実際に行われているグループを分類してみた．

　病棟での支援は1対1で行う場合もあるが，グループで行われることが多い．たとえば散歩という活動を通しても患者の様々な悩みや傷つきを心理の立場から理解していくことが大切である．

　【CASE】 Aさんは静かでおしとやかな女性．毎週行われている散歩グループの常連であった．このグループの目的は，病棟から外に出て身体を動かすことと，スーパーマーケットでの買い物を楽しむことであった．Aさんはいつもどら焼きを2個買うのだが，スーパーマーケットを出るとすぐに1個を食べてしまい，残りの1個も病院に戻る頃にはなくなっている．病棟スタッフは戻ってから食べるように指導していたが，指導の効果はなく，いつの間にか食べてしまっていた．

　ある日，Aさんはめずらしく1個しか食べずに残りを病棟に持ち帰ると同じ病棟のBさんが近づいてきて，「うまそうだな」と声をかけ，どら焼きを巻き上げてしまった．Aさんは，どら焼きを病棟に持ち込むと他の患者さんにとられてしまうために，戻る前に食べていたとわかった．

　このエピソードから，Aさんにとって病棟は安心してどら焼きを食べられる場所ではないことがわかったため，スタッフレビューで検討した．こうした日常生活を観察し続けることが，支援につながっていくのである．

(3) doing と being

　支援者が患者に「する」ように働きかけることを **doing** という．一方，支援者が患者とともに「いる」という働きかけを **being** という．

　筆者の事例で，遠方からデイケアに通っていたBさんが薬を飲まなくなった．筆者は薬は大切と思っていたため，Bさんに服薬を勧めていたが，飲む傾向が全くみられないため，主治医を訪問した．すると，その医師は開口一番，「服薬せずに6カ月も保っていると医局会で報告した」と言った．服薬を勧めなくても状態が安定していることを評価していたことから，以降，薬を飲ませる指導（doing）から，なぜ飲まないのかと相手の気持ちを察しようという関わり（being）に変わった．その後，Bさんの行動も変容し，会話をするようになり，見違えるように良くなって退所していかれた．

　この他にも，支援時に相手の気持ち（感情）に焦点をあてていくか，起きている現象の形式に焦点をあてるかといった分け方もある．多くの技法理論をどのように患者への支援にいかしていくか，適切な技法理論を身につけることが大切である．

２）支援の考え方

（1）支援の始まり

病院では患者の個人面接を医師や看護師から依頼されることがある．患者さんと実際に会ってから日時を決めて面接を開始するのであるが，会う前から支持的にかかわるか，分析的にかかわるかと特別なことを考える必要はない．まずは患者さんに会って，心理的な痛みを推し量り，どういった支援が適切かを考えていくことになる．

さらに支援は医師の指示箋が出されたことによって始まるだけではない．たとえば病棟ホールのソファに座っていると患者さんが挨拶を交わし，隣に腰掛ける．そして，話しかけてくる．患者さんから年齢や住所を聞かれて戸惑うこともある．唐突に，「うどんが好きか」と聞かれて驚くこともある．こうしたやりとりは雑談と思われるかもしれないが，なぜ今話しかけてきたのか，他に何か伝えたいことがあるのだろうか，困っていることはないのかと思いを巡らすことが大切である．相手の質問には，答えることもあるし，逆にこちらから質問を投げかけることもある．また，黙って聞いていることもある．その時，「また同じことを言っている」と決めつけると，患者さんの話は雑音に聞こえてしまい交流を閉ざすことになる．日常的な些細な交流は治療的に構成し直していくことが重要である．日常で起きる患者との交流が微妙な変化を見せることがあり，そうした変化が支援につながっていくことも多い．普段からの自然な関わりが大切で，これにはごく普通のコミュニケーションをとれることが心理職として求められる資質である．

（2）痛みをなぞる

患者さんが何を求めているかをわかろうとすることが大切である．心理職が先見的に対象者を見てしまうと，その痛みをなぞることはできない．この人は何に傷ついているのだろうかと自分に問い続けるのである．そのうえで，相手が何をどのようにしたいのかを確認していく．そのとき，見立てを固定することなく，いくつかの仮説を立てていく．支援とは特別な技法や理論を患者にあてはめていくことではない．

（3）支援の行われる場

心理的支援は対象や環境によって異なる．支援が行われる場，つまり支援の「いれもの」がどのような場であるかを理解していることが大切である．空間的枠組みや時間的枠組みを恒常的に提供することは困難なことが多く，病棟という全体環境からの影響（たとえば火災訓練があるので支援を中止する，突然グループ時間に他の病棟業務を行うなど）を考慮しなければならない．また，思いつきで面談の日時を変えることは治療構造を大切にしていないと患者には映る．恒常性とは常にそこに支援の場があるということである．決まった曜日の決まった時刻に決まった場所で支援を行うことで，漠然とした時間の流れる入院生活にメリハリが生まれてくる．

（4）情報の共有

個別の支援を治療につなげるためには，必要に応じて，病棟との間で情報が共有されなければならない．守秘義務から面談の内容は一切開示しないという考え方が一部にみられるが，患者さんから知り得た情報を必要に応じてチームで共有することが大切である．このためには，他職種との双方向的な関係性の構築が共有の前提となる．

情報を共有する場では，患者の行動を医療的側面から考えていく意見もあるし，保護的・管理的な考えも出てくる．また，「できる」「できない」という能力を問題とする意見もでる．心理職は「気持ち」に焦点をあてていくことになる．気持をあつかう心理の視点から

[表5] スーパービジョンとピアレビューの比較

	スーパービジョン	ピアレビュー
場 所	臨床から離れている	臨床の現場
時 間	間隔が空く	直後
費 用	払う	払わない
体 験	間接的	共有している
コミュニケーション	一方的	相互交流
	情報伝達的	体験の確認
	知的理解	感情処理
指導者	存在する	存在する場合もある

グループで得た情報を述べることによって，チーム医療の一員として有効に機能していくことになる．

3）かかわり方の点検

　心理職にとって患者へのかかわり方のトレーニングは自分の行っている支援技術を高めていくために不可欠である．

　まず，①**技法や理論の知識をもつこと**である．自分が困ったときに初心に戻ってみる原点があることは大切で，困った時にはそこに戻れる．しかし，知的な理解だけで臨床をとらえていくことはなかなか難しい．臨床は応用の連続であり，その場その場で考えていかなければならない．特殊な技法を身につけることによって安心は得られるが，それに頼りすぎると患者の痛みや力動を心理職側の解釈にあてはめてしまうことになる．結局のところ指導的，指示的となり，患者はより遠くに離れてしまいかねないので注意したい．

　次に必要なのは，②**スーパービジョン**である．スーパービジョンはその道の先輩やベテランから自分の支援について意見を聞くことであるが，一方，職場では仲間のスタッフに聞いてもらう**ピアレビュー**という方法がある．この2つを**表5**にまとめた．それぞれに利点がある．スーパービジョンは，1対1の個人スーパービジョンもあるが，スーパーバイザーやスーパーバイジーが入れ替わりで報告する形式の研修会もあり，また小グループでのスーパービジョンもある．

　最後に，③**自分が患者の立場になって支援を受けてみること**である．精神分析の教育分析がこれにあたると考えられる．現実には心理職は患者にはなれないが，自分を振り返る体験をすることは重要である．集団精神療法では体験グループというトレーニングがあり，心理職が支援を受ける側の体験ができる．メンバーとなってグループの場で起きた自分の心の動きや感情を体験するのである．体験グループにおけるメンバー体験はまさに自分を振り返る体験であり，患者の気持ちを知るよい機会ともなる．この患者になる体験は支援者にとって欠かせないといってもよい学習である．

　医療における心理的な支援では，個人支援ばかりではなく，グループを使って支援することが多い現場では心理職にグループの運営も期待されている．ぜひグループ支援の方法を身につけてほしい．

（高林健示）

6章 Q and A

Q1 心理検査について次のうち正しいものを 1 つ選びなさい.
1. 心理検査では，患者の知的能力の判定が求められる.
2. 心理検査では，言語理解を中心としているので，必ず言語で答える必要がある.
3. 心理検査の種類は，知能検査，パーソナリティ検査，神経心理学的検査がある.
4. 確定診断ができないときは，心理検査の結果で診断名が決まる.
5. 心理検査では，検査者が必要と思うテストを実施すればよい.

Q2 アセスメントについて誤っているのはどれか.
1. 家族アセスメントは，面接と行動観察で行い，家族の全体像を評価する.
2. 他職種によるアセスメントの結果は依頼者の医師以外でも共有化する必要がある.
3. アセスメントでは，生物・心理・社会的な多面的・包括的アセスメントが実施される.
4. 面接もアセスメントの一つであり，構造化面接と非構造化面接がある.
5. アセスメントでは，家族以外の関係者からも面接して直接情報を得ることもある.

Q3 心理支援について次の中から正しいものを 1 つ選びなさい.
1. 心理支援を行うには医師の指示箋が必要である.
2. 心理支援は患者のみへの個人支援と集団支援からなる.
3. 病院における心理支援は病院内で実施する.
4. 心理支援には日常的な雑談も含まれる.
5. 心理支援には，特定の技法を用いる必要がある.

Q1 | **A**······ 3
解説
1. 心理検査では，対象者の知的能力の判定以外にも 3 にある内容が求められる.
2. 心理検査では，言語で答えるテストだけでなく，バウムテスト，描画テストなどがある.
3. 心理検査の種類は，知能検査，パーソナリティ検査，神経心理学的検査がある.
4. 診断の補助として使うこともあるが，心理検査の結果で診断名を決めることはない.
5. 検査者の独自の判断ではなく，医師の指示箋に沿って必要な心理検査を実施する.

Q2 | **A**······ 4
解説
面接には，構造化面接と非構造化面接以外にも，半構造化面接がある.

Q3 | A……4

解説

1. 診療報酬の伴う心理支援には医師の指示箋が必要であるがその他の場合は不要である.
2. 心理支援には，家族や関係者への支援も含まれる.
3. 病院外での散歩も含まれ病院内のみで実施する必要はない.
4. 心理支援には日常的な雑談も含まれる.
5. 心理支援は日常のあらゆる場面で実施できるので，特定の技法を用いる必要はない.

文献

1) G Groth-Marnat : Handbook of psychological assessment, 4th ed. John Wiley & Sons, Inc., 2003.
2) 日本精神神経学会教育問題委員会司法精神医学作業部会編：臨床医のための司法精神医学入門．新興医学出版，2013.
3) E.O. リヒテンバーガー, N. マザー・他（上野一彦・染木史緒訳）：エッセンシャルズ心理アセスメントのレポートの書き方．日本文化科学社，2008.
4) 松原達哉編：臨床心理アセスメント 新訂版．丸善出版，2013.
5) 上里一郎：心理アセスメントハンドブック 第2版．西村書店，2001.
6) 山内俊雄，鹿島晴雄：精神・心理機能評価ハンドブック．中山書店，2015.
7) Donald J Viglione, Bridget Rivera : Performance Assessment of Personality and Psychopathology. Handbook of Psychology Second Edition (Irving B. Weiner. edi.) John Wiley & Sons, Inc., 2013 pp600-621.
8) 小川俊樹：投影法（ロールシャッハ・テストなど）．臨床精神医学 44 増刊号：172-179，2015.
9) 津川律子：精神科臨床における心理アセスメント入門．金剛出版，2009.
10) Alan Carr : Family therapy : concepts, process and practice 2nd ed. John Wiley & Sons Ltd, 2006.
11) Monica McGoldrick : The Genogram Casebook A Clinical Companion to Genograms : Assessment and Intervention. W.W. Norton, Inc., 2016.
12) Elizabeth Kuipers, Julian Leff, et al : Family work for schizophrenia a practical guide 2nd eds, GASKELL, 2002.
13) 松澤弘和：心理アセスメントとチームアプローチ：こころの科学 実践心理アセスメント（下山晴彦・松澤弘和編）．2008，pp21-28.
14) Lucy Johnstone : Using formulation in teams Formulation in Psychology and Psychotherapy (Lucy Johnstone・Rudi Dallos edt.), Routledge, 2014.
15) 中村淳子，大川一郎・他（編著）：田中ビネー知能検査V 理論マニュアル（杉原一昭，杉原隆監修・田中教育研究所編），第5版．田研出版，2008.

column
オープンダイアローグ

はじめに

　オープンダイアローグは，フィンランドの臨床心理士ヤッコ・セイックラ（Jaakko Seikkula）を中心として，その同僚たちが家族療法をベースにしながら開発した，急性期の精神病状態にアプローチする臨床技法である．

　その仕方は，当事者（患者）とその家族の前で，2人以上の治療チームが臨機応変にリフレクティングをしていくアプローチである．その意味で，リフレクティングに比べ，より専門家向けのアプローチであるといえる．

　フィンランドの西ラップランド地方にある精神病院ケロプダス病院でセイックラらが行った精神病急性期の患者への，「対話的アプローチ」実践がオープンダイアローグである．その治療効果はこれまでの精神医学の「神話」（精神病にはまず薬物療法という神話）を覆すもので，急性期に介入して発症を抑えた．結果，この地方の統合失調症の発症率が激減し，また，入院率も激減した．

　24時間体制で対応し，連絡があれば治療チーム（3人）が家庭訪問し，その「現場」に赴く．そこで当事者（なんらかの問題をもっている人，あるいは家族から問題をもっていると「認定」された人）の話を，その家族や友人（呼びたい人を呼んでよいことになっている）の前で治療チームが丁寧に聴いていく．たとえ，それが妄想であれ幻聴であれ，「流さない」で熱心に聞き，横にいる治療チームのメンバーとリフレクティングしていく．

　例示：「ちょっと，今の話は私には経験がないので，君はどうかな？」「うーん，僕にも経験がない．ただ，とても疲れている時にそのような声が聞こえて来ると言っていたから，どのように疲れているときに声が聞こえ

てくるのか，もう少し詳しく聞きたいね」「そうだね（と言って今の「やりとり」を聞いていた当事者に向かい），さきほどの話で，上司とやり合って疲労しきっていたときに突然声が聞こえてきて，その声に従って上司を殴ってしまったと言っていたけれど，上司とのやりとりの，特にどんなところがあなたの疲れを促進してしまったの？もう少し詳しく説明してもらえる？」

　以上のような，当事者と対話したことについて，当事者の前でセラピスト同士がやりとりして，「対話的介入」を行う．それを続行しながら／集まっている家族や友人にも（もちろん）本人にも，問題についてそれぞれが「思うこと」を話してもらいながら，このような「やりとり（≒対話）」を進行する．そうすると，徐々に本人の語りが，自らの（幻聴や妄想に対する）極めて真っ当な（厚みを増していく）「説明」とともに，全員にある程度治まりのよい語りに落ち着いていく．

　当事者の，妄想や幻聴に対する説明そのものは極めて真っ当で，かつ自分の幻聴や妄想からくる「つらさ」をわかってもらおうとして，とてもコミュニカティブに説明してくれる．本人の「つらさ」の根幹を為すものであるにも関わらず，いままで相手にしてもらえなかった幻聴や妄想を真摯に聞いてもらえるため，なおさらである．そして，セラピストチームのリフレクティングを聞いたり，セラピストチームに自分の「幻聴・妄想」体験を説明することは，それらを自分から外在化し，距離をおいて眺めることにもつながる．この距離は「病識」へのいわば「種」のようなものであり，同時に自身の「幻聴・妄想」への説明は，自身の病理的に濃い幻聴・妄想話を説明によって「解毒」する効果をもつ．「幻聴・妄想話」は，当事者自らの説明という「解毒」

を通して,病理が希釈されていく.つまり,(そういう実際にあった)「現実的事情」がこのような幻聴・妄想を喚起したのだということが,当事者を含めてミーティング参加者全員に共有される.

以上の結果,当事者の語りに治まりが生じて,語りが調い(物語として治療的に「編集」が進み),それに伴って病的・感情的な混乱や不安も治まっていく.

現在,日本でも斎藤 環などの精力的な紹介と実践[1]によって,オープンダイアローグが(精神医療を中心に)臨床の場でも実践されつつある.斎藤は統合失調症者へのアプローチのほか,「ひきこもり」についてもオープンダイアローグを実践[2]している.字数の制限上,オープンダイアローグについて記述できなかった部分はこれを参照されたい.

最後に,オープンダイアローグに関するセイックラの有名な言葉を記述しておく.

「オープンダイアローグの目的は対話の続行である.治療はその副産物としてやってくる」.

文献
1) 斎藤 環 著・訳:オープンダイアローグとは何か,医学書院,2015.
2) オープンダイアローグネットワークジャパン:オープンダイアローグ 対話実践のガイドライン.精神看護21, 2018.

田代 順

医療心理学の実際①

7章 精神科, 児童精神科

到達目標 ···

● 精神科医療の領域・疾患・心理支援について説明できる.
● 精神科における心理臨床とコンサルテーション, およびコンサルテーション・リエゾンの違いを説明できる.
● 児童精神科医療の対象となる疾患について説明できる.
● 児童精神科医療における心理支援の特徴について説明できる.

1. 精神科領域

1) 精神科医療領域とは

医療法第7条において, **精神病床**は「精神疾患を有する者を入院させるため」の病床と定義されている. **精神科病院**は精神科医療の中核を担う施設であり, 外来診療も提供している. 2017年3月末現在, 全国に病院は8,439施設存在し, うち精神科病院は1,061施設, 病床数は33万3,550床ある[1]. 開設者別にみると, 約90%が医療法人などの民間立となっている.

(1) 精神疾患と精神科医療の現状

厚生労働省の「患者調査」による精神疾患の患者数推移は次の通りである. 精神疾患を有する総患者数は2010年に約320万1,000人であったのが, 2014年には約392万4,000人と大きく増加し, 外来患者数が約73万3,000人増え, 入院患者は約1万人減少している.

精神病床の入院患者数は, 2011年の約29万3,000人から2014年に約28万9,000人へと減少している. 疾患別内訳では, 統合失調症, 統合失調症型障害および妄想性障害が最も多く, 次いで認知症(アルツハイマー病), 気分(感情)障害となっている.

(2) 日本の精神科医療の流れ

精神疾患は身体疾患と異なり, 患部が目に見えないため直接理解しにくく, 様々な誤解

〔キーワード〕精神科医療, 精神疾患, 精神科医療における心理支援, 小児精神医療, 小児精神医療と心理支援, コンサルテーション, リエゾン, チーム医療, 精神科リエゾンチーム

や偏見の対象となり，**スティグマ**（社会的烙印）を負わされることも多い．また，国の施策や地域固有の歴史・文化と密接に結びついている．このため，精神科医療に携わる人は，精神障害に関する歴史的・文化的背景や現状について知ることも大切である．

1950年半ばから1970年代，欧米では「脱施設化運動」により，在宅支援が進むこととなった．一方，わが国では1950年に制定された精神衛生法施行に伴い，1955年には4万4,000床にすぎなかった精神科病床が，1970年には25万床に増大している．1984年の報徳会宇都宮病院事件をきっかけに，1987年に患者の人権を中心に据えた「精神保健法」に改正され，1995年に現行法である「**精神保健及び精神障害者福祉に関する法律（精神保健福祉法）**」が制定された．精神科医療は，入院医療中心から地域生活中心という方向へ向かうことになった．

精神科病院の入院には，①**任意入院**，②**医療保護入院**，③**応急入院**，④**措置入院**，⑤**緊急措置入院**の5つの形態があり，特に強制的な入院の際には人権侵害にならないように，精神保健福祉法により厳格に規定され判断されている．

(3) 精神科領域における心理職の専門業務

①心理アセスメント

問題の状況や課題などを面接や心理検査などによって明らかにし，自己理解や支援に役立てる．

- **心理アセスメント**：初診または予診，行動観察，周囲からの情報収集など．
- **知能検査**：WISC-Ⅳ，WAIS-Ⅲ，田中ビネー知能検査など．
- **神経心理学的検査および認知症にかかわる検査**：WAIS-Ⅲ，改訂長谷川式簡易知能評価スケール（HDS-R），ミニメンタルステート検査（MMSE），時計描画テスト（CDT）など．
- **発達検査**：円城寺式乳幼児分析的発達検査，津守・稲毛式乳幼児精神発達検査，新版K式発達検査など．
- **投影法・描画法**：ロールシャッハテスト，絵画統覚検査（TAT），文章完成法（SCT），バウムテスト，HTP法，風景構成法，スクイグルなど．

②心理面接

心理カウンセリング・心理療法といわれるもので，患者の課題に応じて様々な臨床心理学的方法を用い，心理的な問題の克服や困難の軽減にむけて支援する．

- **個人心理療法**：動機付け面接，認知行動療法（CBT），第3世代認知行動療法（MBSR，MBCT，DBT，ACTなど），認知リハビリテーション，対人関係療法（IPT），精神分析的心理療法など．
- **集団心理療法**：力動的集団精神療法，集団認知行動療法，ソーシャルスキルス・トレーニング（SST），心理教育，デイケア，デイナイトケアなど．

③臨床心理的地域援助

課題解決のために本人だけではなく，その人を囲む環境へ働きかけ，情報調整や関係の調整を行う．また他の専門機関と連携することもある．

④研究活動

臨床心理学の知見を確実なものにし，研究活動を行う．

(4) 保険制度と診療報酬

日本の医療保健は1961年から**国民皆保険**となり，国民の誰もが被保険者として医療を

受けられる．医療機関の多くは，**診療報酬**を軸に運営されている．診療報酬とは，保険診療における個別医療サービスの公的価格で，価格と基準は2年に一度改定され，多くのサービス内容の基準の1つに**医療専門職の配置**が記載されている．

そのなかで心理職は，2018年改訂より経過措置を設けたうえで「**公認心理師**」に名称が統一された（2018年4月）．

2）精神科医療における2つの診断分類と疾患

（1）ICD-10とDSM-5

現在，世界的に使われている精神疾患の分類には大きく2つある．1つは世界保健機関（WHO）が，すべての疾患をコード化した**国際疾病分類**（International Classification of Diseases；**ICD**）で，日本の公文書ではICDによる診断が用いられており，最新版は10版（ICD-10）である．

もう1つは，アメリカ精神医学会の『**精神障害の診断と統計マニュアル**』（Diagnostic and Statistical Manual of Mental Disorders；**DSM**）で，研究論文などで用いられることが多い．改訂が行われ，現在は5版（**DSM-5**）となっている．

（2）主な疾患とその特徴

精神科治療の対象者は，年齢・疾患・障害が多彩であり，①心理学的な問題が主な原因になる状態，②脳やその他身体的器官の機能障害が原因として考えられる状態，あるいは，③両方の相互作用が原因と考えられている状態など様々である．精神科病院では，主に以下の疾患（障害）の外来治療と入院治療を行っている．

①統合失調症

統合失調症は，幻覚や妄想という症状が特徴的な精神疾患で，発症頻度はおよそ100人に1人弱と高い病気である．症状としては，健康なときには体験したことのなかった幻聴や幻覚に悩まされる**陽性症状**と，意欲の低下，感情表現が少なくなるなどの**陰性症状**がある．過去には不治の病とされ，通常の社会生活は困難で生涯入院生活を余儀なくされると誤解されていた．しかし，現在では疾病の理解が進み，新しい薬物療法や心理社会的ケアの進歩により，初発患者のほぼ半数は完全かつ長期的な回復を期待できるようになっている．

②気分（感情）障害

- **うつ病**：特徴的な症状は，気分のふさぎ込みや憂うつ感など抑うつ気分が強い状態で，精神医学では**抑うつ状態**と呼ばれ，それらが重症化かつ常態化し日常生活に支障をきたしている場合に**うつ病**と呼ぶ．典型症状には，①抑うつ気分，②興味と喜びの喪失，③易疲労性の3つがある．一般症状としては，集中力と注意力の減退，自己評価と自信の低下，罪悪感と無価値感，将来に対する希望のない悲観的な見方，自傷あるいは自殺の観念や行為，睡眠障害，食欲不振の7症状があげられている．
- **双極性障害**：双極性障害は，高揚した爽快な気分になり，関心が次々に拡大し，社交的かつ積極的な状態がしだいに空転し言動がまとまらなくなる**躁状態**と，前述の**うつ状態**の2つの病相からなる**気分（感情）障害**であり，その極端な状態をいったりきたりする特徴をもつ．

③認知症

認知症は，正常であった記憶や思考などの能力が脳の病気や障害のために低下してい

く障害で，いくつかの種類がある．最も多いのが**アルツハイマー型認知症**で，脳神経が変性して脳の一部が萎縮していく過程でおきる．次いで多いのが，脳梗塞や脳出血などの脳血管障害による**血管性認知症**であり，かつて日本では血管性認知症が多かったが，このタイプは減ってきている．アルツハイマー型に血管性認知症が合併している患者も多くみられる．若くても，脳血管障害や若年性アルツハイマー病による認知症を発症することがあり，65歳未満で発症した認知症を**若年性認知症**という．

④**アルコール依存症**

アルコール依存症とは，飲酒のコントロールができない，離脱症状がみられる，健康問題などの原因が飲酒とわかっていながら断酒ができない，などの症状が認められる．

⑤**解離性障害**

過去の記憶の一部が抜け落ちたり，知覚の一部を感じなくなったり，感情が麻痺するといったことが起こる．**解離状態**においては，通常は体験されない知覚や行動が新たに出現することもある．軽くて一時的な現象であれば，健康な人に現れることもあるが，症状が深刻で日常生活に支障をきたすような状態を**解離性障害**という．

⑥**適応障害**

ある特定の状況や出来事が，その人にとってとてもつらく耐えがたく感じられ，そのために気分や行動面に症状が現れ，憂うつな気分や不安感が強くなる．**ストレス**となる状況や出来事がはっきりしているため，その原因から離れると症状はしだいに改善するが，ストレス因から離れられない状況では，症状が慢性化することもある．

⑦**外傷後ストレス障害**（Post Traumatic Stress Disorder；PTSD）

トラウマの記憶が1カ月以上にわたり想起され続け，①**侵入的症状**として，侵入思考，夢，フラッシュバック，心理的苦痛，生理学的反応など．②**持続的回避**として，物理的心理的に思い出される刺激を回避する．③**認知と気分の否定的変容**として，想起不能，否定的認知，自責や他責，恐怖，戦慄，罪悪感，恥，興味の減退，他者からの解離，疎隔感，否定的な感情を経験できないなどがある．④**過覚醒**としては，怒り，自己破壊的行動，警戒，驚愕，集中困難，睡眠障害などがみられる．なお，PTSDを発症した人の半数以上がうつ病，不安障害などを合併し，アルコール依存症や摂食障害を合併することもある．

⑧**パニック障害・不安障害（社交不安障害）**

パニック障害は，突然理由もなく，強い不安感や動悸，めまい，発汗，窒息感，吐き気，手足の震えといった発作を起こし，そのために生活に支障が出ている状態をいう．**不安障害**の1つである「**社交不安障害**」は，対人恐怖症，社会恐怖，不安障害とも呼ばれ，その状況を避けて日常生活が妨げられるか，耐え忍んでひどいつらさを感じることが6ヵ月以上続く病態をいう．

⑨**発達障害**

発達障害はいくつかのタイプに分類されており，**自閉症スペクトラム，注意欠如・多動性障害**（Attention Deficit Hyperactivity Disorder；ADHD），**学習障害，チック障害**などが含まれる．これらは，生まれつき脳の一部の機能に障害があるという点が共通し，同一人物にいくつかのタイプの発達障害が発生することもある．

⑩**強迫性障害**

自分でもつまらないことがわかっていても，そのことが頭から離れない**強迫観念**と，

わかっていながら何度も同じ確認を繰り返してしまう**強迫行為**（強迫儀式）があり，日常生活にも影響が出る．たとえば不潔に思えて過剰に手を洗う，戸締りなどを何度も確認せずにはいられないなどがみられる．

⑪摂食障害

食事をほとんどとらなくなってしまう**拒食症**，極端に大量に食べてしまう**過食症**がある．拒食症では，食事量が減る，低カロリーのものしか食べないことから体重が極端に減る，女性ではやせて生理がこなくなるといった症状がおこる．「やせたい」という強い思いがあるため，本人は治療を拒むことが多く，低栄養から様々な身体の不調につながり死に至ることもある．

⑫パーソナリティ障害

ICD-10 における**パーソナリティ障害**の定義は，「その人の属する文化から期待されるものより著しく偏った内的体験および行動の持続的パターンであり，ほかの精神障害に由来しないもの」とされているが，治療によって徐々に改善することを期待できる疾患である．特徴としては，発達期（遅くとも思春期，成人期早期）から兆候が認められること，認知，感情，衝動コントロール，対人関係など広い領域に障害がみられること，兆候が家庭や職場など広い場面でみられることなどがあげられる．

⑬性同一性障害

性別には生物学的な性別（sex）と，自分の性別をどのように意識するかという2つの側面がある．性別の自己意識あるいは自己認知を**ジェンダー・アイデンティティ**（gender identity）という．多くの場合は生物学的性別とジェンダー・アイデンティティは一致しているため，性別にこのような2つの側面があることには気づかないが，この両者が一致しない場合を「**性同一性障害**」という．

3）精神科における心理支援の特徴とシステム

精神科医療の役割は，病を抱えて生活する人が，その人らしく生きられるよう，心理的に支えることである．この役割は，精神科医，看護師，精神保健福祉士，作業療法士など精神的ケアに関わる他職種も通常業務のなかで同様の支援を行っている．そのなかで心理職（公認心理師）は，臨床心理学に基づいた心理的支援を行うことが求められる．他職種の専門性や視点を尊重し，協働しながら支援にあたる．

4）精神科における心理支援

（1）チーム医療と心理職の役割

他職種で展開されているチーム医療のなかで，心理職にもチームの一員として協働する姿勢と**コミュニケーション技能**[4]，**ケースマネジメント技能**[5]，**システム・オーガニゼーション技能**[6]が求められる．病棟や外来で実施されるケースカンファレンスなどで，心理アセスメントや心理療法の過程から得られた臨床心理学的な見立てを提供していくことになる．同時に病院の職員として，各種の会議や委員会（たとえば研修委員会や医療安全委員会）などの役割も担うことがある．

（2）医師との関係とインフォームドコンセント

医療機関では，科を問わず医師が治療の最高責任者となっている．精神科医は，主治医として診察を行い，治療方針を立て，処方を行う．治療計画に基づき各医療スタッフの役

割を明確にし，その専門性が発揮できるように指導・調整する．チーム医療においては，各医療スタッフとともに協議しながら治療方針を決定し，適格に具体的に指示するリーダーシップを発揮する[5]．

精神科病院では，心理検査や心理面接など多くの業務が医師の指示により実施することになるが，心理職は，指示が患者自身にとって役立つものかどうかについて医師と協議し，実施する際は，事前に患者に目的を説明のうえ同意を得ることが大切である．

心理面接（心理療法）と精神科医が行う精神療法は，ときに重なり合うことも多く，**精神科医との分業**についても協議しながら行っていくことになる．他の医療専門職との関係と同様に，日頃から精神科医と積極的にコミュニケーションをとることが大切である．

(3) 記録と患者へのフィードバック

心理検査や心理面接終了後は，目的，面接時・検査時の様子，経過や結果を他職種が理解できるように記録し，患者には総合的に明らかになったことや実生活での問題について，わかりやすく説明する．

（佐藤秀実）

2. 児童精神科領域

1）児童精神科領域とは

この領域は，乳幼児期から18歳未満の思春期・青年期まで（専門用語としては，身体的な変化を中心とした面を**思春期**，心理・社会的な変化を中心とした面を**青年期**と呼ぶが，一般的には「思春期」のほうが理解されやすい）の**子どもの精神的な疾患**や**発達障害**を扱う診療科目である．一部の児童精神科は16歳未満のみを扱っている．

欧米では，1900年代の初めから大学病院などの小児科や精神科に子どもの病棟や治療教育部門が作られ，日本では1936年に2つの大学に子どもの精神科クリニックが設けられたのが最初といわれる．第二次世界大戦後，新憲法における「基本的人権」の尊重や児童福祉法の制定などを経て，1948年に東京都立梅ケ丘病院（当時）が子どもの精神科病院として，また千葉県の国立国府台病院にも児童部が開設された．

1950年代に入り，日本で初めての「幼児自閉症」の報告が注目を浴び，また「学校恐怖症」（当時の呼称）の病理が理解されるようになり，児童青年精神医学への関心が高まった．一般的には，1995年に阪神淡路大震災が起き，災害を受けた子どもの精神保健に対する関心が広がった[7]．

しかし，厚生労働省から**児童精神科**が標榜科目として正式に認められたのは2008年のことである．その背景には，いわゆる**発達障害**の認識が一般に広まり，2005年に**発達障害者支援法**が施行されたことがあるだろう．また，家庭環境や養育状況の時代的な変化により，子どもの虐待の問題がクローズアップされるようになった．保護者から虐待を受けるなど心理的に過酷な環境で育っている子どもの心の発達を援助するためにも，医療においてこの分野の専門性の確立が差し迫った課題となったといえる．

2）児童精神科の主な疾患とその特徴

児童精神科で取り上げる疾患名は，主に表1のとおりである（これらの疾患名は，ICD-10, DSM-5 などの国際的な診断分類によることが多いが，以下に大まかにまとめる）．

(1) 発達障害など脳神経系の機能障害

「子どもが発達障害ではないか」と心配して受診する保護者は多く，表1のAを主訴とする割合が高い．特に 2013 年改訂のアメリカ精神医学会による**『精神疾患の分類と診断の手引き』**（DSM-5）[8]では，従来の DSM-Ⅳから発達障害の診断基準や診断名・下位分類などに変更が生じている**[表2]**．一方，わが国では 2016 年に改正された**発達障害者支援法**では，従来の分類法で発達障害を定義している．学校や福祉の現場などと連絡・連携をとることも多く，保護者が何年も前の受診歴などを記憶している場合もあるので，児童

[表1] 児童精神科で取り上げる主な疾患

A．言語発達遅滞，知的障害，発達障害：脳神経学的な機能に原因があるもの
B．心身症的障害（摂食障害，遺糞症・遺尿症・夜尿症，脱毛その他，身体症状性障害）・睡眠障害
C．神経症的障害（行動や情緒の障害）
　・分離不安障害，恐怖症その他不安障害，選択性緘黙など
　・急性ストレス反応，外傷後ストレス反応，適応障害
D．愛着障害，被虐待の経験など心理的要因による行動や人格形成面での障害
E．習癖（抜毛，爪かみ，指しゃぶり，チックなど）（＊チックは，DSM-5 では「発達障害」に分類されているが軽症なものは習癖として捉えることもできる）
F．不登校，引きこもり，いじめ，自殺企図，自傷行為，家庭内暴力など
G．うつ病，強迫性障害，解離性障害，統合失調症など
H．盗癖，反社会的行動（素行障害・反抗挑戦性障害など），薬物関連行動障害
I．家庭生活の問題（産後うつと乳幼児の育児不安，離婚・再婚・国際結婚などに伴う親子関係）
J．その他　性同一性障害など

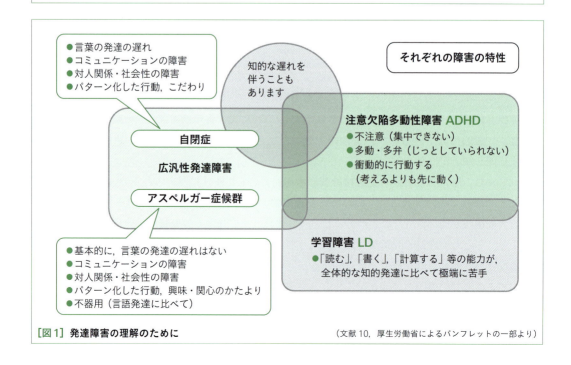

[図1] 発達障害の理解のために　　　　　　　　　　　　　　　（文献10，厚生労働省によるパンフレットの一部より）

[表2] DSM-IVからDSM-5への「発達障害」診断分類の主な変更点

DSM-IV	DSM-5
「通常，幼児期，小児期，または青年期に初めて診断される障害」	「神経発達障害」
・精神遅滞 （Mental Retardation）	➡ 知的障害 （Intellectual Disorders）
・コミュニケーション障害 （Communication Disorders）	➡ コミュニケーション障害 （Communication Disabilities） 　（下位分類）言語障害・会話音声障害・小児期発症の会話音声障害（吃音）・社会的（語用論的）コミュニケーション障害
	（こだわりなどのないコミュニケーション障害が加えられた）
・学習障害（Learning Disorders）	➡ 特異的学習障害 （Specific Learning Disorder） 　（下位分類）「読みの障害」・「書き表現の障害」・「算数の障害」
・広汎性発達障害 （Pervasive Developmental Disorders）	➡ 自閉症スペクトラム（または自閉スペクトラム症） （Autism Spectrum Disorder）
（「広汎性発達障害」の中に，自閉性障害・レット障害・小児期崩壊性障害・アスペルガー障害・特定不能の広汎性発達障害の下位分類があったが，「自閉症スペクトラム障害」にはなくなり，「支援のレベル」による3段階の区別になった.）	
・注意欠陥／多動性障害 （Attention Deficit / Hyperactivitiy Disorder）	➡ 注意欠如／多動性障害 （Attention Deficit / Hyperactivitiy Disorder） 　（下位分類）混合発現型・不注意優勢型・多動性・衝動性優勢型等
（これまで「注意欠陥および破壊的行動障害」の中に分類されていたが，正式に「神経発達障害」のなかに分類された. 日本語の訳語が変更された）	
・運動能力障害 （Motor Skills Disorders）	➡ 運動障害 （Motor Disorders）
	（下記の3つの障害がこの下位分類として統合された）
（下位分類） 　　「発達性協調運動障害」 　　（Developmental Coordination Disorder）	➡ （下位分類）「発達性協調運動障害」 ➡ （下位分類）「常同運動障害」 ➡ （下位分類）「チック障害」群

（文献8，9より一部改変）

　精神科では，両方の分類法をふまえておく必要がある. 図1に厚生労働省から公表されているパンフレット「発達障害の理解のために」の一部を掲げた. この図1は，DSM-IVに基づくものであるが，主な発達障害を全体的に眺めることができ，広汎性発達障害（DSM-5ではASD「自閉症スペクトラム障害」），注意欠陥多動性障害（DSM-5では訳語で注意欠如），学習障害および知的障害が脳機能障害として近縁にあるものであって，ときとして合併する（図では，重なり合っている）.

　発達障害があると，親子関係や家庭生活，学校での適応に影響をもたらす. 長期にわたり，医療機関や家庭・学校などとの連携によって子どもたちを支援していく必要が生じる.

（2）親子関係や環境など心理的な要因で起きる症状・障害

これら（表1のB～E，I）は本人の素質もあるが，主には心理的な要因によって起きてくるものである．小児科でも対応しているが，重症なものは精神科受診が必要であろう．

（3）主に思春期・青年期に多い症状・行動の問題

子どもから大人に変わりゆく過渡期である思春期・青年期には，様々な精神身体的症状・行動的な問題（表1のF～H）が表れ，保護者もとまどうことが多い．この時期の課題としては，Fの比重が大きいが，摂食障害などの身体症状も表れることがある．

3）児童精神科における心理支援の特徴とシステム

（1）領域の特徴と目標

対象者は子どもと保護者であり，おおむね親子で児童精神科を受診するが，子どもの行動や精神身体的な症状によっては家庭生活や学校での集団生活がかなり危機的な状態となっていることも珍しくない．医師および医療チームとしては，診断や状況把握を明確にしながら，短期的に薬の処方なども行い，症状や不安を軽減させること，次に環境調整などを含めてより安定化を図ること，そして長期的には心理療法や家族への面接などを継続的に行い，親子関係の改善，健康な心理的発達や人格の成長，地域での安定した生活を促すことが目標となるだろう．子どもは発達の可能性を秘めており，発達の前進的な方向性にうまく沿って支援を行っていけば，効果が上がる可能性も高い．心理職は子どもの心理的発達についてよくふまえておくことが必要である．

（2）システムのなかでの機能

児童精神科には保護者が受診を申し込んでくるが，その際，地域の保健センター，子ども家庭支援センター，児童相談所，小児科など他の医療機関，学校（教員・スクールカウンセラーなど），教育相談所などからの紹介であることも多い．それらの機関でも親子からの相談を受けているが，より医学的・専門的な診断や治療の提供を求めてくることになる．

実際には，医療機関内において，看護師・精神保健福祉士などの医療関係職種も子どもとその家族に関わっているため，必要な事柄を情報共有し，連絡をとり合うことが必要である．さらに，前述の関係機関の専門職とも，様々な関係が生じてくる．保護者が仲介者になってうまくいっていればよいが，場合によっては直接連絡や連携をとったほうがよい場合もある．そのような場合，医師や他職種が対応できないときには，心理職がその役割を担うことも必要である．この際，個人情報の守秘義務には充分注意し，基本的には**要保護児童**[*1]でない限りは，保護者の承諾を得たうえで情報を交換することが必要である．知能検査の報告書などが保護者を通して他の施設や学校に渡ることも多い．専門用語を必要最小限に抑えて，わかりやすい伝達に努めることも大切である．

4）児童精神科における心理支援

（1）心理職の職務

心理職は医師の指示により，医学的診断の資料ともなる心理検査などのアセスメントを

[*1] 要保護児童
　児童福祉法で，「虐待などを受けている児童や非行児童などで，保護者に監護させることが不適当であると認められる児童や保護者のいない児童」を指す．要保護児童の適切な保護や支援を協議するために設置されている要保護児童地域対策協議会では，その協議会を構成する関係機関内での必要な情報の共有が認められている[11]．

行うことが重要な仕事となる．また，医師と連携して精神（心理）療法など継続的・治療的な関わりを提供するという中核的な働きをすることになる．この際，医師は管理医として定期的に診察を続け，心理職は別の時間帯に「精神（心理）療法」（50分を1単位として行われることが多い）として面接や適切な治療技法で患児にさらに深く関わる形になる．医療法上，同じカルテにその時間の報告なりまとめを記載することが必須であり，必要なときには医師と協議をしたり情報交換を行うことも大切である．

　特に対象がまだ発達の途上にある子どもなので，心理面接・心理療法など人間関係的な関わりでその発達の変化や成長が肯定的な方向に動くよう支援する役割は非常に大きいといえる．心理職は基本的な社会的常識を身につけ，対象になる親子を規範のもとに守りつつ尊重し，温かく受け入れて，信頼関係を形成できるよう言葉遣いなどにも気をつける必要がある．

（2）アセスメント

　児童精神科領域におけるアセスメントは，①心理検査のみの報告を医師にしなければならない場合と，②対象者である子どもの現在の状態が，どのような原因・背景（環境との相互作用など心理力動的な面を含む）・経過から成り立ってきたかを理解する包括的な心理アセスメントがある．

　①の場合には，検査報告書の作成や口頭の報告で医師に伝えることが必要である．②の場合には，心理療法を行うかどうかなど今後の治療方針や，地域での支援方法をスタッフ間で検討する際にも役立てていくこととなる．この包括的なアセスメントは，医師の医療面接からの情報に加えて，さらに詳しく，成育歴・家族状況・経過などを聴取し，心理検査の結果を含めて組み立てていくことになる．この際，患者の立場では，医師と二重に話を聞かれる場合も生じるので，配慮をしながら聴いていくことが望ましい．

　子どもは子どもなりに独立した存在であり，保護者とは違う感情や意見をもっている．親にそれを知られたくない場合も多い．親子別々に面接する際には，お互いに秘密の保持を約束することや，必要なときには了解を得て伝えることなどの使い分けも必要である．

　子どもの現在の状態は，まず本人の生得的（持って生まれた，身体的・脳神経学的・遺伝的な面を含む）素質がどんなものであるか，それが家族や家庭環境との心理的な相互作用・関係性のなかでどのように現在の性格や行動の傾向が形成されてきたのかの結果ということができる．発達障害は，比較的生得的な部分の機能障害がはっきりしており，一次的な原因となっている場合を指している．しかし，親子関係などの環境要素を度外視してよいものではない．また，発達障害と似ている状態であるが，決めきれないという場合も少なくない．この生得的な素質と環境など心理的な面の両方をバランスよく視野におきながら，アセスメントも1〜2回で決めつけず，新しい情報や状態像をとらえたときには心理職側の認識を柔軟に組み替えていく姿勢が求められる．

　なお，アセスメントの結果は，本人や保護者には今後の治療や支援の方針を考えるのに建設的な材料となるように，わかりやすい言葉で伝えることが大切である．

（3）心理検査

①知能検査・発達検査

・ウェクスラー式知能検査：現在，発達障害の診断のためには，子ども（5歳0カ月〜16歳11カ月）にはWISC-IV，大人（16歳0カ月〜成人）にはWAIS（現在第III版，および2018年発行の第IV版）が使われる．全体の知的水準もさることながら，個人のな

かでの領域の能力に大きな差異がある場合，発達障害のような症状を呈しやすく，学校や日常生活への適応にも難しさが生じると考えられている．最終的には，医師が各種の情報を総合して診断することになるが，この検査は必須といえよう．報告する際には，各領域の結果や行動観察からなるべく立体的に臨床像を描き出し，本人の能力の高い領域を用いて，不得手な領域を補いながら均衡を図っていくような助言ができるとよい．

- **田中ビネー式知能検査　第Ⅴ版**：2歳〜成人を対象とし，精神年齢（この検査で測れる知的な能力の年齢段階）が算出でき，それを生活年齢で割ると知能指数となる．被検者にはウェクスラー式より負担が少なく，全体的な知的能力を把握するのに役立つとされる．現在では，幼児や児童相談所などで知的障害の人の療育手帳の判定などに使われることが多い．

- **K-ABC心理・教育アセスメントバッテリー**：入ってくる情報を継時的に処理する能力や，同時に統合する能力など，認知的な機能をさらに詳しく知るための検査で，2013年には日本版 KABC-Ⅱ（2歳6カ月〜18歳11カ月）も発行され，学習障害などの詳しい臨床像が得られるようになった．どちらかといえば，教育系や療育系の機関で使われることが多い．

- **新版K式発達検査2001**：0歳から成人を対象とした検査で，京都市児童院（現京都市児童福祉センター）によって作成された．特に乳幼児の療育（発達支援）にかかわる機関で用いられることが多い．

- **その他発達テスト**：稲毛・津守式発達質問紙，遠城寺式発達診断検査や各種チェックリストがある．

②人格検査その他の方法

- **ロールシャッハテスト**（主に思春期以降の子どもに適用される）・**SCT・描画テスト・**その他**質問紙法**があり，成人の精神科に準じる．子どもの場合，描画や遊びを通した行動観察などの非言語的な方法も有効である．

(4) 心理療法

　その医療機関により，心理面接や心理療法を主体としている場合や，発達障害のソーシャルスキルトレーニングなど療育的な集団心理療法を中心にしている場合もあり，特色は様々である．

- **心理面接**（**本人および保護者**）：いわゆる**カウンセリング**とよばれる技法で，主に言語を用いて行い，対象者自身が自分自身の内面や行動特徴などについて気づいていくことで自己の成長をはかる．**ロジャーズ派**と呼ばれるカウンセリング技法が基本であるが，精神分析的（力動的）心理療法など，より深く無意識的な部分を含めて取り扱っていく心理療法もある．なお，本人とは別に，保護者の面接を行う場合もあり，子どもについてよりよく理解し家族関係を振り返ることで，親子関係に変化をもたらす技法もある．

- **認知行動療法**：自分の行動や気分を振り返り記述していくことで，別の視点や考え方に気づき，物事の認識の仕方を変えていく治療法．また特定の不安などについて，行動変容を図る治療法もある．

- **遊戯療法など**：子どもの場合には，まだ言語での面接が難しいため，心理職と1対1で自発的な遊びを通して信頼関係を作り，心の表現を図って心理療法を行っていく技法がある．主に幼児から小学校中学年位までが対象である．この他，**箱庭療法・芸術療法**などの非言語的な方法を用いた心理療法もある．

・**乳幼児−親心理療法**：「産後うつ」などの症状があり乳幼児期の子育てがうまくいかない両親への支援として，乳幼児と親に同時に会い，その関係性を扱っていく心理療法である．
・**集団心理療法**：発達障害の人を対象にしたソーシャルスキルストレーニングや思春期・青年期で同じような疾患・障害をもっている人たちのグループなど，集団で行う心理療法である．子どもと両親など家族合同で面接する家族療法も用いられる．

（井口由子）

3. 精神科コンサルテーション・リエゾン

1）どのような領域なのか

　急性の病気あるいは慢性疾患が悪化して入院すると，通常の生活や家族，仕事などから離れて病院環境に適応していかなければならない．その際，精神的問題が生じ，精神疾患が併発する場合がある．精神的問題が大きくなると，**アドヒアランス**（治療に納得して自分の意思で行うこと）の低下など身体疾患の治療・回復に悪影響を及ぼし，患者の**QOL**（生活の質）の低下や well being（良好な状態）が損なわれたりする．また，家族の介護負担は増大し，医療費を増大させることにもなる[12, 13]．

　コンサルテーション・リエゾン（Consultation Liaison；**CL**）は，精神的不調や不適応状態を示している身体疾患患者に心理職が精神科スタッフとして関わり，精神科以外の他科・身体科の医療チームと協働して患者・家族を支援し，同時に身体科スタッフを支援する領域である［表3］．

　コンサルテーションとは，ある領域の専門的知識や技能を有している専門家（コンサルタント）が，それ以外の者（コンサルティ）からの相談に応じることである．**精神科コンサルテーション**は，一般病床で精神的な問題が発生した入院患者を対象に，精神科専門職が患者やスタッフに対して相談，助言，指導を行う方法である．患者の問題だけでなく，家族への対応や治療スタッフとの関係性の問題が含まれる．精神的な支援や行動の責任は基本的にコンサルティにある[14]．

[表3] コンサルテーションとリエゾン

	コンサルテーション	リエゾン
関係性	三者関係	チーム
心理的介入	身体科が責任をもつ	精神科も責任をもつ
対象	問題のある患者	すべての患者
精神的問題の扱われ方	身体科 ←→ 精神科／患者・家族	身体科 ←→ 精神科／患者・家族

リエゾン（liaison）には「橋渡し」や「連携」の意味があり，身体疾患の患者の精神的問題に対して，身体科スタッフと連携して精神科専門職が発生予防を含めた精神医療を提供する．その構造として，リエゾンは精神科スタッフが一般病床のチームに常駐し，コンサルテーション・リエゾンは定期的な回診などで一般病床のチームの一員として，入院患者全員を対象とした精神的な問題の発生予防と早期発見・早期治療を行うものである[15]．一般には，コンサルテーション・リエゾンは，略して**リエゾン**ともいわれる．

中島は，**医学的複雑性**[*2] と**心理的複雑性**[*3] の二軸から，医学的にはそれほど複雑ではない領域が心理職や看護師・精神保健福祉士の主として活動する領域としている[16]．

(1) コンサルテーション・リエゾンの歴史（精神医学と臨床心理学）

リエゾン精神医学の歴史をさかのぼると，米国で 1902 年にアルバニー総合病院に初めて精神科が設置され，1939 年に「リエゾン精神医学」という用語がビリングによって初めて使われた．その後，1960 年代から 1970 年にかけて，コンサルテーションやリエゾンの様々なモデルが提唱された[14, 17]．

日本では，1953 年に諏訪がリエゾン活動の報告をし，精神科の介入は 1968 年に集中治療室（ICU），1975 年に救急救命センターで始められた．1977 年に雑誌「精神医学」に Liaison Psychiatry が記載され，概念として広まり，1988 年には「日本総合病院精神医学会」が設立されコンサルテーション・リエゾン精神医学が発展してきた[17]．

心理学関係では，1950 年代にアメリカで心理学と医学の出会いがあり，生物・心理・社会モデル（Bio-Psycho-Social Model）を基本とした精神力動系の心身医学と行動療法系の行動医学が生まれた[18]．日本では，1959 年に心身症領域の日本精神身体医学会（1975 年に日本心身医学会に改名）が内科医を中心として設立された．1979 年に『医療心理学読本』が出され[19]，1987 年に日本健康心理学会，1992 年に行動医学会，1998 年に日本認知療法研究会（認知療法学会）が設立された．

心理職の実践レベルでは，1979 年頃から心理職によるコンサルテーション活動が始められた．1994 年に心理職が加わったチームの病棟訪問が始まり[20]，2000 年に日本心理臨床学会で自主シンポ「リエゾン心理士の活動」が開催され，リエゾン領域の心理職の概念が広がった[21]．同年から，いくつかの病院で心理職を加えたリエゾンチーム活動が開始された．2011 年に総合病院精神医学会でリエゾン関係の心理職の研修会が催された．

2012 年に「**精神科リエゾンチーム**」が一般科の診療報酬のなかに位置づけられ，心理職は臨床心理技術者としてチームの構成員に明記された．2013 年に，「精神科リエゾンチーム活動ガイドライン試案」が作成され[22]，同年より日本精神科看護学会と日本総合病院精神医学会の共催で「精神科リエゾンチーム講習会」が開かれるようになった．

(2) 主な疾患とその特徴

コンサルテーション・リエゾンが対象とする精神疾患は，一般病床で身体疾患と精神疾

---

*2 医学的複雑性
　治療内容や病気の取り扱いにおいて，より医学的判断が要求される状態．

*3 心理的複雑性
　問題は，単純な問題（解決策が決まっている），複雑な問題（単純な問題が相互作用している状態），複合的な問題（複雑な問題に加えて個別性の高い要因が存在する），混沌とした問題（様々な問題が絡み合いコントロール不能な状態）と複雑さが増していく．医学的複雑性は治療内容や病気への対処に医学的問題が絡み合っていること，心理社会的複雑性は心理状態や家族関係，病院内外の生活状況が治療の妨げになる要因が絡み合っていることである．複雑性の程度は上記による．心理的には心理的重症度や心理問題の複合性といえる．

[表4] 主な疾患の現れ方

現れ方	図	疾患例	現れ方	図	疾患例
身体疾患による精神医学的症状	脳／身体	（脳）器質性精神障害 せん妄など	精神疾患による身体症状	身体／精神	心身症・身体表現性・身体化障害 解離性障害による失立失歩
身体疾患や治療に伴う心理的反応	身体→精神	適応障害 入院に対する強い不安緊張・移植医療	身体疾患と精神疾患の併存	身体＋精神	冠動脈疾患・糖尿病・悪性腫瘍とうつ 精神疾患患者の骨折や肺炎
身体疾患や治療に伴う精神合併症	精神／身体	症状性精神障害・薬剤性精神障害 甲状腺機能亢進症による躁状態	精神疾患や治療に伴う身体合併症	精神→身体	抗精神病薬を服用中に悪い生活習慣による糖尿病 精神症状による自殺企図の後の外傷

（文献 21, 22 を参考に作成）

患が同時に存在する疾患である．すべての疾患がありうるが，その現れ方は，**表4**のようになる[23, 24]．

　コンサルテーション・リエゾン領域で見られる主な疾患は，せん妄等意識障害，認知症，うつ，不安状態，適応障害，身体症状などである．また，一般病院での自殺は，悪性腫瘍の患者が多く，精神科疾患の併存がみられる．希死念慮の訴えには注意をはらう必要がある[25]．

2）コンサルテーション・リエゾンにおける心理支援の特徴とシステム

　コンサルテーション・リエゾン領域の心理職は，身体疾患の治療のため入院している患者・家族が，良い精神状態を保ち，効果的な入院治療を受けられるために，臨床心理学的方法を用いて評価・支援する[22]．その流れは一般に，依頼→情報収集→依頼の直接確認→アセスメント→アセスメントの報告と心理介入・対応の助言→フォローアップ→終了というプロセスを経る．コンサルテーション・リエゾンチームでは，リエゾンチームの病棟回診とリエゾンカンファレンスが加わる [**図2**]．

（1）コンサルテーション・リエゾン領域の心理的関わりの特徴

　一般の精神科の心理支援との違いは，身体科治療の優先，面接時間の制約，頻回の面接，ベットサイドや多床室での面接，スタッフからの依頼があるなどが異なる．患者が精神的問題で入院しているわけではないため，心理支援に抵抗をもっている場合もあり，支援目的の説明やプライバシーへの配慮などが重要である．また，聴覚や視覚の問題など意思疎通に問題がある場合はコミュニケーションの工夫が必要となる[26]．

①依頼

　依頼は，身体科主治医から出される．依頼内容が曖昧な場合は依頼者に確認する．

②背景情報

　コンサルテーション・リエゾンでは，基本的な精神科情報以外に，原疾患に関する患

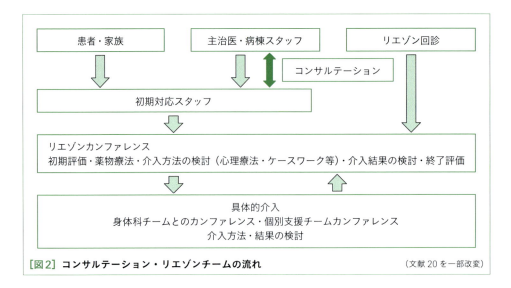

[図2] コンサルテーション・リエゾンチームの流れ　　　(文献20を一部改変)

者や入院・病気に関する家族を含めた行動的・心理的・情緒的反応などを把握する．

③依頼の直接確認

病棟へ出向き，身体科チーム（病棟看護師や主治医・担当医）から直接状況を確認する．問題の性質（精神疾患，入院環境や社会的問題への反応，精神的な問題ではない）と問題の対象（患者，家族，スタッフ，複合的）を明確にする．

④アセスメント

①から③を受けて，心理職はアセスメントを行う．コンサルテーション・リエゾン領域でのアセスメントは，面接，行動観察が主となる．面接では，身体的状況を聞き面接に至った経緯を患者に伝えて信頼関係を形成する．面接のなかで，精神科アセスメントに加えて，原疾患と依頼された問題に対する患者の認識，困りごと，患者の目標などを聞く．行動観察は，面接中の行動と問題とされる行動を観察するとともに，医師・看護師・家族への対応に違いもみる．心理検査が必要な場合は，医師の指示を得る．家族面接では，患者の入院前の状態，入院や手術後変化を確認し，家族の負担感や支援状況など家族状況も聞く．

その後，総合的に検討し，精神医学的介入や社会支援の必要性を含め評価し，対応策と介入方針を決める．

家族関係が問題となる場合は，家族の抱える問題やシステムを評価する．医療チームに対して問題が生じ，通常の業務に支障が生じている場合は，患者への対応の問題，患者の言動によって起きている問題，管理上の問題について評価し対応策と介入方針を決める．

⑤アセスメントの報告と心理介入・対応の助言

依頼者への報告は，アセスメント結果とともに具体的で実効性のある対応方法や介入方針を伝える．基本的には，原疾患の治療に妨げとなる心理的な要因や悪循環とその解決方法である．提案は抽象的なことや専門用語は使わず，実効性のある対応法を具体的に伝える．精神科医の介入が必要な場合は，精神科医に連絡する．

家族関係に問題がある場合は，チームの対応法を助言し，必要に応じて家族面接を行うことを伝える．医療チームに問題がある場合は，病棟カンファレンスで問題の背景とチームでの対応法を検討する．

心理職としての介入は，問題解決を中心に対応する．パーソナリティの問題は反応スタイルとして対応する．心理的問題では，身体的複雑さが大きい場合は看護師が，心理的複雑さが大きい場合は心理職が対応することが多い．

⑥フォローアップ

定期的に訪問し，身体科チームと進展状況を共有し，問題が解決したら終了する．退院後の支援が必要な場合は精神科通院を勧めたり，退院後の支援者とケア会議を開き，地域支援を構築する．

(2) リエゾン回診

リエゾン回診は，チームで一般病床を巡回し，積極的にメンタルヘルス活動を行うものである．主に病棟看護師が対応に苦慮する患者や精神科受診歴のある患者の様子を聞き，その場で簡単なアセスメントをして問題の軽減を図る．他のコメディカルスタッフの相談にも応じる．必要ならばその場で心理的介入や心理検査の依頼もされる．

①リエゾンカンファレンス

リエゾンカンファレンスは，依頼されたケースと回診で診たケースを医学的な側面だけでなく，心理的・社会的側面を含め多職種で検討し，薬物療法，心理療法，現在および退院後の社会的支援など必要な介入方針を決める．結果は身体科チームに伝え，必要なら個別ケースのケースカンファレンスを身体科病棟で開く．

②ケア会議

病棟全体で取り組む必要のあるケースには，全スタッフが集まりカンファレンスを開き，多面的な支援を話し合う．小規模なカンファレンスは主治医・看護師を交えて必要に応じて開く．そこでの心理職の業務は，3つにまとめられる．①心理学に基づいた患者への支援（専門的な心理アセスメントと心理療法：患者の対応力の向上），②精神医学的介入の必要性の判断と支援（精神障害への対応），精神科スタッフとしての支援，③対人的・物理的・社会的環境の調整と適合（環境を患者に合わせる）というコーディネーター役である[22]．

3）コンサルテーション・リエゾンにおける心理支援

(1) 心理療法

コンサルテーション・リエゾンでの心理療法は短期療法が中心である．問題解決療法は，入院による現実的問題の解決方法を検討する方法で多くの場合に使われる．リラクセーション法は，不安・緊張や精神的身体的苦痛が高い場合に使われる．活動から気分の変化に働きかける行動活性化は，入院で活動性が低下したうつ状態の改善に使う．対人関係療法は，疾病に伴う喪失など現在の問題と関連する領域を扱う．マンドフルネスは，慢性疼痛などで使う．コミュニケーションに問題がある場合はアサーティブトレーニング（3章：34頁参照）を行う．短期力動的精神療法も患者によって利用する．患者の治療意欲やアドヒアランスが低い場合は動機づけ面接を行う．家族に対しては，不安や混乱している場合は，支持的精神療法や心理教育を必要に応じて行う．また，家族の問題解決能力が低い場合は問題解決や解決志向アプローチを使う[26, 27]．

集団で行う場合は，集団認知行動療法や話し合いを主にした集団療法と糖尿病や心疾患など他職種と協働して行う心理教育的プログラムがある．

（2）心理テスト

心理検査は，身体疾患の治療の進み具合と患者の身体的状況にあわせた負担の少ない検査を行う．解釈は，身体疾患の影響や薬物療法の副作用の問題も考慮する．報告や助言は具体的で実行可能な介入法を簡潔に加える．検査は，神経心理学的検査と精神症状の評価尺度が主である．認知機能の HDS-R，MMSE，うつや不安の PHQ，HADS，STAI，SDS，BDI などが使われる．詳細な検査が必要な場合は，WAIS など心理検査を行うことがある[26]．

（3）生物・心理・社会的視点

コンサルテーション・リエゾンでは，生物学的要因や社会的要因の心理的影響を含めて**生物・心理・社会的視点**からアセスメントし，具体的かつ現実的な介入方法を提案する．生物学的要因は，身体疾患の病名，その病気の一般的経過と現在の状態と治療の見通し，病院環境の医療器材などである．社会的要因は家族状況（家族システムを含む）・家族による支援体制，経済的状況，医療スタッフなどである．心理学的要因は，現在の病気や治療への受け取り方や気持ち，対処方法や防衛機制，過去の医療体験の影響など患者の性格，知的側面，感情的側面である．3つの要因を総合的にアセスメントし，依頼された問題に対して実行可能な支援への見立てをする．介入は，入院期間中にできることと今後課題になることを区別し，緊急度の高いものから介入する．

家族の問題のアセスメントは，**家族療法的視点**から家族システムを評価する．医療スタッフの問題のアセスメントには，個別の対応法の問題とチームの問題の場合がある．対応法の場合は，患者・家族との認識のずれや交流の悪循環などを評価し，チームの問題は，患者の言動により生じているのか，チームのシステム上の問題かをアセスメントする．

（4）チーム医療

診療報酬では，**精神科リエゾンチーム加算**は，「一般病棟に入院する患者のうち，せん妄，抑うつを有する患者，精神疾患を有する患者，自殺企図で入院した患者を対象とした，精神科医ならびに所定の研修を終了した看護師の専任，公認心理師，薬剤師，精神保健福祉士，作業療法士のいずれかの専従」というチーム介入に対して算定される．また，「加算の算定対象となっていない患者の診療を担当する医師，看護師等からの相談に速やかに応じ，必要に応じて精神状態の評価等を行うこと」とも規定されている．コンサルテーション・リエゾン領域では，各職種は各々の**専門職のモデル**を使い，心理面を含めた支持的アプローチを行う．そのなかでも精神科リエゾンチームは，精神保健に関わる類似職種の集団で，共感や思いやり，多様性の尊重など基本的精神医療の共通のスタンスをもっている．また，生物・心理・社会的アセスメントや支持的アプローチ，精神疾患の理解方法などの一般的な精神科アプローチのスキルを保持しているなど，各職種の共通性を土台にした中核的専門性が高い．

各職種の**中核的専門性**とは，精神科医では精神医学的診断と治療計画と薬物療法・精神療法，精神科看護師は看護アセスメントと身体的精神的ケア，作業療法士では作業活動を通した精神症状の評価と活動や作業の提供，精神保健福祉士では，生活状況などの社会的評価と精神障害の社会資源の活用，薬剤師は身体疾患による禁忌薬剤のチェックと効果的な薬物療法の助言，心理職では心理学的アセスメントと心理療法である[22, 27, 28]．

コンサルテーション・リエゾンチームは，問題解決型の個別支援チームであり，依頼された問題の解決を誰が，いつ，どのように介入するかを計画して介入する．チーム内での

意見の違いは，対立ではなく見方の違いであり，効果的な医療の方針と介入をチームで統一して行うことが重要である．

(5) 医師との関係等の実際

　医師には入院患者に対して管理上の責任と治療上の責任がある．医師と他の職種との関係は，具体的には依頼となる．コンサルテーション・リエゾンでは医療上の混乱を防ぐために，身体科の主治医の依頼により精神科医が関わる．診療報酬の算定対象となっていない患者の相談の場合，心理職は精神科医の介入が必要かどうかの判断を行い，必要な場合に精神科医の指示を受ける．

(赤須知明)

7章 Q and A

Q1 精神科の説明で正しくない説明はどれか．1つ選びなさい．

1. 精神科医療に携わる心理職は，その国・地域の精神障害に関する歴史的・文化的背景と現状について知ることが大切である．
2. 精神科病院の入院には，①任意入院，②医療保護入院，③応急入院，④措置入院，⑤緊急措置入院の5つの形態がある．
3. 緊急の場合であっても本人の同意がなくては入院をさせることが出来ない．
4. 精神疾患の分類には大きく2つ，国際疾病分類（ICD）とアメリカ精神医学会の精神障害の診断と統計マニュアル（DSM）がある．
5. 心理職の行う心理療法と精神科医の行う精神療法は，ときとして重なることあるため，医師との分業について協議することが必要である．

Q2 児童精神科の説明で間違っているものを1つ選びなさい．

1. 児童精神科には，保護者からの申し込みのほか，医療・保健，福祉機関，学校・教育相談所などの教育機関からの紹介で受診することも多い．
2. この領域の特徴として，子どもの状態を発達段階に沿って，脳神経学的な要因と環境など心理的な要因の両方から，バランスよく理解することが大切である．
3. 心理検査・心理面接のアセスメント結果などは，他職種には，専門用語は最低限にしてわかりやすい言葉で伝える必要がある．
4. 子どもはまだ家族の保護のもとに暮らしている存在であり，子どもの治療や支援の方針を立てるときには，家族の状況も考慮し子どもの意志よりも家族の意見を尊重すべきである．
5. 他機関と連絡をとる時には，保護者の了解を得たうえで行う．ただし，被虐待の疑いがあるなど要保護児童と見なされるときには，関係機関内では情報を共有することが認められている．

Q3 精神科コンサルテーション・リエゾンの説明で正しくない説明はどれか．1つ選びなさい．

1. 精神科コンサルテーション・リエゾンは身体疾患患者の治療に精神科スタッフとして参画し，協働して治療にあたることをいう．
2. 精神科コンサルテーションは，身体疾患の治療のなかで精神的な問題が発生した患者を対象に精神科の専門職が患者・家族や治療者に対して相談・助言，指導を行うことを言う．
3. 精神科コンサルテーション・リエゾンの対象は身体疾患に精神疾患が同時に存在する入院患者で，主な症状は，せん妄等の意識障害，認知症，うつ，不安状態，適応障害，身体症状症などである．
4. 精神科コンサルテーション・リエゾン領域の心理職の職能は，身体疾患の患者・家族・スタッフに対する臨床心理学的方法を用いて評価・支援することである．
5. 精神科コンサルテーション・リエゾンの依頼があった場合，その内容が曖昧であれば依頼者に確認することが大切である．

Q1 | **A**······3
解説
　緊急の入院が必要の場合，本人又は家族などの同意が得られない場合は，精神保健福祉法により厳格に規定された条件の下，強制的な入院が認められている．精神科領域では一般の医療関係法規に加えて精神保健福祉法や障害者総合支援法などの法律を学ぶ必要がある．また，精神医療に携わる公認心理師は精神科医療に携わる他領域の専門家の専門性や視点を尊重し，協働しながら臨床心理学に基づいた心理的支援を行うことが求められる．

Q2 | **A**······4
解説
　対象患者の治療や支援にあたっては，支える家族の役割が大きく，家族への関わりも欠かせない．家族関係が変化することによって，対象患者も変化し成長につながることがある．一方，子どもも人格としては独立した存在と捉える必要があり，親子別々に面接するときには，それぞれに対し秘密の保持を約束することや，必要なときには了解を得て互いの面接内容を伝えることが大切である．

Q3 | **A**······3
解説
　精神科コンサルテーション・リエゾン領域での心理的関わりは，精神科病床ではなく一般病床に身体疾患の治療目的で入院しており，精神的疾患の治療のために入院しているわけではない．そのため，心理支援に抵抗をもつ場合もあり，支援目的の説明やプライバシーへの配慮などが特に必要である．

文献

1) 厚生労働省：医療施設動態調査．2017.

2) 融　道男，中根允文・他監訳：ICD-10 精神および行動の障害－臨床記述と診断ガイドライン．医学書院，2005.

3) 高橋三郎，大野　裕監訳：DSM-5 精神疾患の診断・統計マニュアル．医学書院，2014.

4) 下山晴彦：臨床心理学を学ぶ 1 －実践の基本，東京大学出版社，2014.

5) 下山晴彦，中島義文編：精神医療・臨床心理の知識と技法，医学書院，2016.

6) 鈴木伸一編著：医療心理学の新展開－チーム医療に活かす心理学の最前線，北大路書房，2008.

7) 髙木隆郎：沿革：日本児童青年精神医学会の創立とその動きを見つめて．児童精神医学とその近接領域 **50**：2-19，2009.

8) 高橋三郎，大野　裕監訳：DSM-5 精神疾患の分類と診断の手引，医学書院，2014.

9) 森　則夫，杉山登志郎・他編著：臨床家のための DSM-5 虎の巻：Ⅱ児童青年期精神疾患の全体像．日本評論社，2014，pp25-58.

10) 厚生労働省ホームページ：パンフレット「発達障害の理解のために」．2018.

11) 同上：要保護児童対策地域協議会設置・運営指針 2010

12) 岸　泰宏：コンサルテーション・リエゾン精神医学の経済効率．新世紀の精神化治療新装版　第 4 巻リエゾン精神医学とその治療学（山脇成人編），中山書店，2009，pp11-18.

13) 保坂　隆（監修）：在院日数短縮化をめざして．星和書店，2002.

14) 保坂　隆：米国における歴史と現状．コンサルテーション・リエゾン心理学　精神科 MOOK 27（島薗安雄，保崎秀夫・編），金原出版，1991，pp8-14.

15) 冨岡　直，満田　大・他：多職種協働のために精神科リエゾンチームの心理職に求められること．総合病院精神医学 **25**：33-40，2013.

16) 中嶋義文：一般医療の現場における心理臨床研修のあり方について．精神経誌 **113**：397-404，2011.

17) 春日武彦，黒沢　尚：日本における歴史と現状，コンサルテーション・リエゾン心理学　精神科 MOOK 27（島薗安雄，保崎秀夫・編），金原出版，1991，pp15-20.

18) Mark Vander Weg, Jerry Suls : A History of Clinical Psychology in Medical Settings. Handbook of Clinical Psychology in Medical Settings (Christine M. Hunter, Christopher L. Hunter, et al eds.). Springer Science + Business Media New York, 2014, pp19-38.

19) 小此木啓吾編：医療心理学読本　からだの科学増刊 10．日本評論社，1979.

20) 赤松えり子，俵　里英子・他：精神科・臨床心理・心療内科合同チームによるコンサルテーション活動の経験から．心身医学 **36**：215-221，1996.

21) 町田いづみ，中嶋義文：リエゾン心理士－臨床心理士の新しい役割（保坂　隆監修・著），星和書店，2001.

22) 医療法人鉄心会：精神科リエゾンチーム活動ガイドライン試案．2013.

23) John Querques, Theodore A. Stern : Approach to Consultation Psychiatry : Assessment Strategies. Massachusetts General Hospital Handbook of General Hospital Psychiatry (Theodore A. Stern, Gregory L. Fricchione, et al eds.). Sixth Edition, Saunders, 2010, pp1-14.

24) 吉田菜穂子：身体疾患に伴ううつ病．*medicina* **144**：2125-2128，2007.

25) 川西千秋，杉山直也・他：わが国の医療施設における自殺事故の大規模調査Ⅱ－一般病院における自殺事故の実態と自殺予防のための提言．精神経誌 **110**：1045-1049，2008.

26) Michelle M. Ernst, Carrie Piazza-Waggoner, et al : The Hospital-Based Consultation and Liaison Service, Handbook of Clinical Psychology in Medical Settings（Christine M. Hunter, Christopher L. Hunter et al eds.），Springer Science ＋ Business Media New York, 2014, pp369-416.

27) Scott Temple, Scott Stuart : Psychotherapy for the hospitalized medically ill patient : Psychosomatic Medicine : An Introduction to Consultation-Liaison Psychiatry（James J. Amos, Robert G. Robinson, eds）. Cambridge University Press, 2010, p242-248.

28) 秋山　剛，宇佐美しおり：精神科リエゾンチームガイドブック　はじめ方からトラブル対応まで．医歯薬出版，2017.

医療心理学の実際②

8章 院内独立型心理室

到達目標

● 総合病院の特性を理解し，独立型心理室の機能を説明できる．
● 独立型心理室の心理支援について理解し，説明できる．
● チーム医療について理解し，説明できる．
● 心理支援に必要な職能について理解し，説明できる．

1. 総合病院における独立型心理室の役割

　近年，身体疾患と精神疾患をつなぐものとして**コンサルテーション・リエゾン精神医学**（Consultation-Liaison Psychiatry；**CLP**）が定着してきている[1]（詳細は 7 章：93 頁参照）．

　独立型心理室は時代の変化に伴う精神医療の変遷によって，コンサルテーション・リエゾン精神医学との関連で設置されてきた．日本におけるコンサルテーション・リエゾン精神医学については，1980 年代に総合病院に精神科外来が次々に新設され，同時に心理療法の要請も増加したため，心理職が総合病院で採用され始めた．1990 年代に入ると医療制度改革による病院の機能分化が進み，総合病院は高度先進医療の提供が主となり，それに伴い総合病院の精神科医はコンサルテーション・リエゾン精神医学の役割を担うことが求められるようになった．

　その後，2000 年代に入ると精神疾患に対する啓発が進み，精神科医が精神科クリニックを次々と開業するようになり，総合病院のなかではコンサルテーション・リエゾン精神医学への期待が高まる一方で，精神科医の不足が生じるという深刻な事態がみられるようになった．そうした背景から，心理職が部分的にコンサルテーション・リエゾン精神医学の役割を担うようになり[2]，2000 年以降に各総合病院で，精神科，リハビリテーション科，緩和ケア科や医療福祉相談室などに所属していた心理職が独立する，あるいは新規に相談室が開設されるなど独立型心理室が設立されていった．そのため，独立型心理室の歴史は

【キーワード】総合病院，独立型心理室，コンサルテーション・リエゾン精神医学，チーム医療，力動的アセスメント

まだ浅く，精神科のある病院と精神科のない病院では心理室の役割がかなり異なっている．

　精神科のある（精神科医のいる）病院の心理室では，精神科医からの依頼により，心理職は精神疾患や身体疾患の患者に対して心理社会的問題に対応することが多い．一方，精神科のない（精神科医がいない）病院の心理室では，各診療科から依頼される患者に対する心理療法のほかに，本来は精神科医が行う精神状態の評価なども業務の一部として求められることも多いようである．

　しかしながら，心理検査や心理支援の方法や役割は，どの独立型心理室においても大きく異なることはないと思われる．代表的な独立型心理室の業務内容は，表1に示すように患者や家族への対応，医療チームへの参加，医療スタッフへの対応，地域に向けた業務が

[表1] 独立型心理室の代表的な業務内容

			主 な 業 務 内 容	
診療科（患者対応）	リエゾン型	緩和ケア科	緩和ケア病棟における心理支援およびチームラウンド	緩和ケアチーム
		小児科	小児科病棟における母子の心理支援	小児科療養チーム
		産科	産科病棟や産前産後の妊産婦の心理支援	周産期母子サポートチーム
		周産期センター	NICU病棟における母親への心理支援	
		糖尿病内科	糖尿病病棟における教育入院およびコントロール入院時の心理相談	糖尿病療養チーム
		血液内科	無菌室における白血病患者の心理支援	骨髄移植チーム
		腎移植外科	生体腎移植のドナー・レシピエントの心理相談（術前・術後・1年後）	生体腎移植チーム
		精神神経科	摂食障害教室（集団による心理教育教室）	摂食障害教室
		こころのケアセンター	リエゾンチームによる身体科病棟のチームラウンド	精神科リエゾンチーム
	コンサルテーション型	周産期センター	超低出生体重児の発達検査（新版K式発達検査）	各診療科 ↓ ↓依頼 独立型心理室 ↓ ↓報告 各診療科 ↓ 必要に応じて， 精神科へ
		糖尿病内科	糖尿病の療養困難者の心理査定（知能検査など）	
		小児科	発達障害疑いや不登校などの心理査定	
		耳鼻咽喉科	めまいや心因性難聴などの心理査定	
		皮膚科	アトピー性皮膚炎の心理査定	
		神経内科	認知症疑いの物忘れ検査や痙性斜頸などの心理査定	
		脳神経外科	頭部手術前後の知能検査や高次脳機能障害の心理査定	
		その他の科	口腔外科や，眼科・リハビリなどからの心理査定依頼	
その他	院内	学生・職員への心理相談や，講演などの心理啓発活動		
	院外	精神科実習生の受け入れや，地域から依頼の講演などの心理啓発活動		

ある．患者に向けた対応としては，各診療科から何らかの心理支援が必要と思われる患者に対して，主治医からの依頼による心理検査や心理支援の実施などがある．医療チームへの参加では，国の施策によってチーム医療が推進されており，特に総合病院においては様々なチーム医療が行われている．チーム医療のなかで心理職としての専門性をいかしたコンサルテーション活動や，病棟スタッフの一員として患者の心理サポートを行い，研究活動などでは心理学的な視点からのコラボレーション（協働）を行うこともある．

医療スタッフ向けの業務としては，総合病院においては在院日数の減少や治療スピードが求められ，医師や看護師は多忙を極め，医療スタッフがストレスを抱え込み，抑うつ状態やバーンアウトを起こすこともある．そのようなときにはスタッフの心理支援の役割を求められることも多い．また，阪神・淡路大震災以降，心理職の職能が地域に理解されるようになり，総合病院がその地域の医療の中核を担っていることから，地域の心理啓発活動での研修や講演などの業務も増加している．このように総合病院における独立型心理室の業務は，患者への**直接的な心理支援**だけでなく，**スタッフや地域への心理支援**など多岐にわたっているのが特徴である．

2．独立型心理室における心理支援の特徴とシステム

総合病院における独立型心理室の心理支援に定型的なシステムがあるわけではないが，多くの独立型心理室でみられる平均的な特徴はある．総合病院における心理支援には，主に**リエゾン型**と**コンサルテーション型**という2つの異なる介入方法がある．

リエゾン型とは，心理職が病棟に出向き依頼元の病棟準スタッフとして活動し，そのチームの一員として心理支援を行い，治療のカンファレンスなどにも参加する．一方，コンサルテーション型は，依頼元の医療チームが扱うことが困難な心理社会的問題について，依頼に基づいて患者に心理査定などを行い，依頼医や医療チームに対して助言・指導を行うものである．どちらのシステムが採用されるかについては，各病院の心理職の人数や他の医療スタッフとの関係などから，その場の実情によることが多い．以下に実際の心理支援の例を紹介する．

1）リエゾン型の心理介入

リエゾン型はその**病棟の準スタッフ**となり，**依頼元のチームの一員**となることが前提である．その代表的な例である**緩和ケア病棟**と，**糖尿病療養支援チーム**を具体的に紹介する．

（1）緩和ケア病棟

総合病院においては，緩和ケア病棟あるいは慢性期病棟などを設置していることが多い．こうした病棟には，がんなどの末期患者が多く，死に直面した患者や家族は心理的に危機的な状況にあり，心理職への期待も高い．また，その病棟のスタッフも看取りの体験の連続でバーンアウトになりやすく，そのためスタッフへの心理支援も求められている．しかし，現状ではどの総合病院でも各病棟に常駐できる心理職は確保できず，病棟でのカンファレンスに毎日参加したり，心理的問題がある患者を中心に面接を行ったり，スタッフに助言をするような役割が多い．この場合の心理面接は，身体治療の妨げにならないようにあくまでも身体疾患の治療に対するサポートを心がける．また，患者の体調や治療状

[表2] 糖尿病心理相談のテストバッテリー

心理査定	心理検査	意識 ↕ 無意識	EQS*	自己評価による性格特性
			簡易な SCT	言語刺激に投影される心理状況
			バウムテスト	描画に投影される無意識の自我状態
	心理面接		病歴や家族などを含む生活状況のインタビュー	

* EQS（Emotional Intelligence Scale）：情動知能スケール

況に応じて面接の回数や場所について柔軟に対応する必要がある．ときに患者の治療への意欲が低下し，治療にかかわる医療スタッフとの関係に問題が生じることもある．その際，身体面の治療スタッフではない心理職だからこそ本音が言えることもある．そうした患者の本音をカルテに簡潔に記載し，主治医やスタッフと共有することで，患者とスタッフとの橋渡しとなることも心理職の機能の一つである．また，カンファレンスでは，心理職が患者の心理状態に関する力動的アセスメントに基づいた心理社会的助言や指導を繰り返し説明することで，スタッフ内に力動的なアセスメントの視点が育成され，病棟そのものが患者の不安や恐怖を抱えられるように成長するという心理啓発的役割もある．

　病棟内の準スタッフとして患者の心理支援を行っている例としては，小児科病棟，産科病棟，NICU病棟，糖尿病病棟，血液内科病棟などがある（103頁，表1）．どの病棟も入院期間が比較的長期になりやすいことや，危機的な身体疾患を抱える疾病が多いため，患者や家族のストレスは高く，より心理支援が求められる領域といえる．

(2) 糖尿病療養支援チーム

　糖尿病は，食事療法や運動療法など患者自身の積極的な治療参加が必要とされる疾患である．そのため，糖尿病に関する正しい知識を身につけることを目的に教育入院が実施され，同時に心理相談の時間を設ける病院が増加している．具体的な流れの例として，心理相談中に行われる心理検査の一例を表2に示す．1時間でインタビューと水準の異なる心理検査が実施できるように組み合わせている．心理相談のなかでは，患者を取り巻く生活状況や，療養の動機づけに関わる心理的問題を聞き取り，心理検査の結果から総合的にみた療養方法をアセスメントし，治療スタッフが活用できる形で報告書を作成する．報告書の一例を図1に示すが，なるべく平易な言葉で，図などを用いて読みやすい報告書を作成する必要がある．

　その他のチーム医療への参加としては，緩和ケアチーム，周産期母子サポートチーム，骨髄移植チーム，生体腎移植チーム，摂食障害チーム，精神科リエゾンチーム，認知症チーム，脳死臓器提供チーム，HIV支援チームなどがある．最近では，女性のライフサイクル上，妊娠・出産が重大な心理的危機であるとされ，産後うつや育児困難による虐待のリスクなどに注目が集まっている．そのため，出産前後の心理支援や産後うつの早期発見，産後育児困難な場合にはケースワーカーらとともに地域と連携をとるなど切れ目のない心理支援が求められている．

2）コンサルテーション型の心理介入

　コンサルテーション型とは，直接身体科の医師から依頼を受け，患者に心理査定や心理

フリガナ		性別		生年月日	昭和　　年　　月　　日
患者氏名	様				（　　歳）
実施日	平成　　年　　月　　日	検査種類	質問紙法・投影法		

〈質問紙法（性格チェック）〉

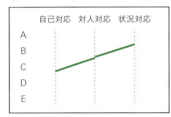

自己対応は普通のレベルですが，対人対応や，状況対応は優れています。特にその場の状況を正しく判断して，機転をきかせて対応する能力が優れているようです。よって周囲からは，リーダーとして人望は厚いようでした。しかし，自分よりもやや周りを優先するために，自分の気持ちや欲求が後回しになるようです。

＊「自己対応」：自分の感情や性格をよく理解し，いかす能力
＊「対人対応」：他者の感情を理解し，良好な人間関係を維持する能力
＊「状況対応」：その場の状況を把握し，適切に対処する能力

〈投影法（ストレスチェック）〉

現在のストレスは，特に高くないようでした。またうつ的な傾向も特に見られませんでした。ただ年齢的なこともあるのか，やや心理的エネルギーが低下しているようであり，「将来は特に期待していない」「健康を気にしていない」など，自分への関心が低いところが気になりました。

〈総合所見〉

＊**現在の心理状態**：現在は仕事面で充実しており，心理状態としては健康的な印象を受けました。

＊**パーソナリティの特徴**：自分の欲求よりも周りの状況を優先にして，周囲に気を遣う人でした。よって集団における適応もよく，リーダーシップのある方と思われました。

＊**心理面から見た治療のポイント**：主治医の指示もきちんと聞ける方です。しかしどちらかというと仕事優先で，自分の体が後回しになる傾向があるようです。ただ家族関係も良く，大切にされているので，ご家族が健康の管理をしてあげるとよいのかもしれません。

［図1］糖尿病教育入院の所見例　　　　　　　　　　　　　　　　　　　　　（内容に支障がない程度に改変した）

支援を行うものである．身体科領域からの依頼の多くは，身体疾患を有する患者の知的側面や，身体症状の背景にある心理的要因の把握など心理査定が主となる場合が多い．また，コンサルテーションを依頼するかしないかの判断は診療科の医師の考えによることが多く，心身医学領域に関心が高い医師からの依頼が多い．そのため，各病院によって独立型心理室への依頼が多い診療科は異なっており，依頼が多い医師が退職すると依頼傾向が大きく変わることも散見される．

筆者が在籍する心理室では，最も多い依頼は周産期母子支援センターからの発達検査の依頼である．これは超低出生体重児の発達のフォローアップを目的に1歳半，3歳，4歳，6歳に発達検査をルーティーンとして構造化して行っているためである．また子どもの発達だけでなく，親の不安や抑うつにも注意をはらい，必要に応じて介入を行っている．他の領域では103頁の表1に示したように，身体症状の背景に心理社会的因子が関わっているかどうかの心理アセスメントの依頼も多い．具体的には，耳鼻科ではめまいや難聴，皮膚科ではアトピー性皮膚炎，痛みセンターや口腔外科からは疼痛などに関係する背景因子や修飾因子としての心理的社会的要因について，心理検査や面接を通して心理アセスメン

トを行う．そこで明らかに心理的問題の関与が大きく疑われる場合は，精神科での治療の必要性を同時にアセスメントし，患者に精神科での治療を説明し同意を得ることなど，精神科への橋渡し機能を担うことも多い．また最近では，がんや腎不全などの慢性期の療養困難者の背景に発達障害を疑うこともあり，様々な診療科から，発達障害の心理査定の依頼も増加している．

このようにコンサルテーション型のシステムでは，必ず身体科の主治医の依頼で動くことがその特徴である．そして，アセスメント結果を依頼元の主治医に報告し，主治医から患者にフィードバックすることになる．そのため，心理アセスメントの報告は主治医の依頼に応えた簡潔なものが望ましい．身体科領域の主治医は精神科医とは異なり，心理職との共通言語が異なることが多い．そのため，報告書は読み手である身体科の医師を意識した報告書の作成が必要であり，また，書面だけでは伝わりにくい場合は口頭での説明や，場合によっては，患者さんへのフィードバックの仕方について助言することも必要となる．

3）独立型心理室の支援システムの特徴

リエゾン型とコンサルテーション型は単体で機能しているだけでなく，同時に相互に関わっていることも多い．糖尿病患者の事例を用いて，リエゾン型とコンサルテーション型がどのように相互関連しているかを図2に示した．

①リエゾン型の介入とは，心理Aの役割であり，糖尿病病棟で準スタッフとして心理相談を行い，その結果をスタッフ間で共有することである．

②コンサルテーション型の介入とは，心理Bの役割であり，糖尿病内科医からの依頼によって知能検査を実施し，その結果を報告することである．

③同時に，精神科リエゾンチームに参加している心理Cが，各病棟をチームラウンド（巡回）しているときに，この患者さんの関わり方を病棟スタッフから相談され，心理A・B

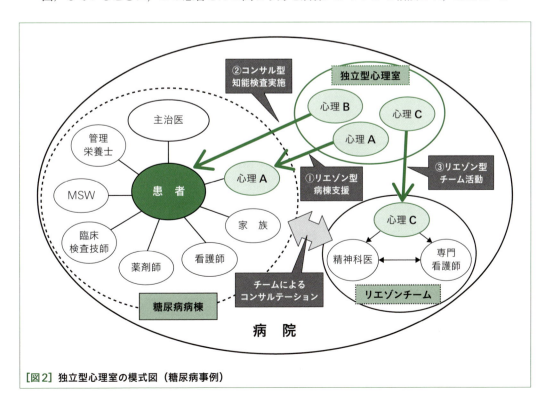

[図2] 独立型心理室の模式図（糖尿病事例）

の行った心理アセスメント結果に基づいて助言指導を行う介入のことがある.

このように総合病院においては,同じ患者に複数の心理職による支援が同時に行われることもあるが,心理職が少ない病院においては,同じ心理職が同時に複数の役割を担うこともあり,介入の立場や役割に応じて対応する柔軟性が求められる.

3. 独立型心理室における心理支援

1) 医療スタッフとしての基礎知識

総合病院で従事する際,心理職である前に医療スタッフの一員であることを忘れてはならない.当然,社会人としての最低限のマナーや挨拶は必須であるが,医療スタッフに対しては,患者や家族から清潔感や安心感をもてる身だしなみや言動,態度も求められる.また病院を訪れる多くの人は,病気に関する不安を抱えていることを常に念頭におき,日頃から立ち振る舞いや言葉遣いなどにも気を付ける必要がある.そして医療における文化を学び,チーム医療のなかで他職種と協働するためのコミュニケーションを築く土台として,最低限の医療用語の習得は必須であろう.また医療文化のなかで心理職はまだ少数であり,心理職は何ができるのか,何を専門としているのかについては充分には知られていない.そのため,積極的に心理職の専門性を言語化して,他職種に伝えていく努力も必要である.患者の様子などを記すカルテ記載は,他職種に心理職の視点を伝える良い機会でもあるため,心理学用語ではなく平易な言葉で簡潔にコメントを記載し,心理職のものの見方や新しい視点を提示する努力を惜しまないことが必要である.

2) 総合病院のチーム医療のなかで独立型心理室の心理職に求められる職能

厚生労働省は,「医療に従事する多種多様な医療スタッフが,各々高い専門性を前提に目的と情報を共有し,業務分担をしつつも互いに連携・補完し合い,患者の状況に的確に対応した医療を提供すること(2010)」とチーム医療を推奨している.そのため,心理職も同様に高い専門性をもたなければ,チーム医療の一員として機能することはできない.医療における心理職の専門性を明確に意識しながら,他の職種との異同が見えないと,連携や補完をし合うことは難しい.

上別府はコンサルテーション・リエゾン精神医学活動における心理職の強みとして,以下の3点を挙げている[3].第1に,心理職は直接治療そのものにかかわっていないために,患者や家族の心のありようが客観的に見えやすく,治療チームとのつなぎ手になりやすいこと,第2に,心理職は「関係性」を扱う技能(心の理論や力動的視点)をもっていること,第3に,心の表現を読みとる技能(言語的・非言語的表現)の訓練を受けていることである.

経験の深い心理職は言葉に語られない患者の思いに注意をはらい,視線や表情,あるいは病室の机に置いてある物からさえも気持ちの動きを汲み取ることができる.筆者が経験した一例として,急性白血病の女子高校生の例では,気持ちをうまく言語化できず,面接のほとんどは沈黙で埋め尽くされていたが,面接そのものを拒否することはなかった.毎週病室に通い,周辺に置いてあるものや彼女の表情,仕草などから気持ちの変化を読み取り,ときに言語化して彼女に伝えるとともに,カルテにそれを記載した.彼女は病棟スタッ

フにもほとんど話をせず，スタッフも彼女とどう接すればよいのか戸惑う日々が続いたが，カルテ上に記載した彼女の心理状態のコメントは，ほとんど言葉を発しない彼女の思いを病棟スタッフが知る一助となった．こうした非言語的なメッセージに注目することは，これまでの医療文化では充分にトレーニングされていない視点であり，心理職の強みとして，チーム医療のなかでいかせる職能であろう．

また，成田はコンサルテーション・リエゾン精神医学領域に必要な精神科医の能力として，①専門領域の知識と技術，②関わる領域についてのある程度の理解，③他職種とコミュニケートする力，④フォーマルな関係を構造化する能力，⑤相互関係モデルで考える能力，⑥問題指向に考える能力，⑦わき役あるいは黒子的役割を果たす能力を挙げている[4]．これらは心理職においても共通する視点であり，いずれも臨床現場での経験を積み重ねるなかで培われていくものと思われる．それらの基盤となるコミュニケーション能力や物事を柔軟に多面的に見る力，興味関心の幅を広げておくことは，コンサルテーション・リエゾン精神医学領域の活動には特に重要である．

3）独立型心理室での力動的アセスメント

コンサルテーション・リエゾン精神医学領域で発揮される心理職の専門性のなかで，心理療法や心理検査およびチーム活動におけるコンサルテーションの土台となるものとして，**力動的アセスメント**が最も重要と考えられている[5]．力動的な視点とは，「人の心を連続性のあるものと捉え，パーソナリティの特徴，心的構造，対象関係，心理発達などの視点から全人的に理解しようとするもの[6]」である．小此木はコンサルテーション・リエゾン精神医学領域への参加に際し，精神分析的な視点の重要性を強調しており[7]，花村も力動的な心理アセスメントの有効性について述べている[8]．医療現場では，患者の訴えや症状など表面に現れてくる問題のみに焦点をあて，その改善に主眼がおかれやすい．それに対して心理職は，患者の訴えや症状の背景となる目に見えないものに注目する．患者の歴史性や物語性を大事にし，それまでの生い立ちや家族背景など連続性をもって，いま問題となっている状況を理解していく．患者の言動の内面では，本人も意識していない様々な動機付けや願望と現実からの要請などが心のなかで葛藤しあっている．そうした内面の心の動きに目を向け，表に現れている訴えや症状とつなげて理解していく必要があり，そのためには力動的アセスメントが有用である．

4）独立型心理室での心理療法

コンサルテーション・リエゾン精神医学領域で行う心理療法は，精神科での心理療法とは若干目的が異なるものの，力動的アセスメントを用いて見立てと方針をもち，それにそって実施することは共通している．そのため，心理療法に必要な職能については独立型心理室特有のものはない．心理療法には様々な学派や技法があり，どの技法が正しいというものではない．いずれの技法にせよ，習得するまでには長い年月を要するが，初期の頃には一つの理論や技法に基づき，じっくり患者と向きあう経験が重要である．さらに心理療法の研鑽には**スーパーバイズ**（SV）を受けることも必須であろう．

心理療法は患者と心理職双方の情緒に深くふれ，相互交流を通じて進んでいく．その複雑な過程を理解するために，心理職は自分の心の動きにも目を向け続けなければならない．そのため，心理職を目指す場合は自分自身の内面にも関心をもち，自身の心の動きや葛藤

を意識的に考え続ける必要がある．自身の無意識について考える体験が少ない場合は，患者の無意識の存在について実感しにくい．そのときには一人で考えるのではなく，家族や友人，先輩などに自分について聞いてもらうような疑似患者体験をすることも後の心理臨床活動に役立つ．また，独立型心理室における心理療法は，深い洞察的な心理療法よりも身体治療への**心理サポート**の役割が主となる．そのため，面接においてはまず患者の心理状態について**力動的アセスメント**を用いながら面接し，その理解をスタッフと共有することも求められる．たとえば，「死の恐怖から気持ちに向き合えないために気持ちを否認しているが，それもまた，心を守るためには適応的である」や，「自分が素直に依存できないために，他者の依存的な言動をみると，攻撃的になってしまう」など，日常の患者行動の理解のヒントになるようなカルテへの記述が有用である．

5）独立型心理室での心理検査

　心理検査も同様に，技法を習得し，いかせるようになるまでには相応の経験が必要である．得られた結果だけでなく，心理検査時の行動など数値には現れない情報もふまえて所見を作成する必要がある．検査が実施できなかったり，途中で中断してしまった際にも，それ自体がアセスメントの手がかりとなり得る．また心理検査では複数の心理検査を組み合わせて行うことが多く，依頼理由に基づいて適切な検査を選択する必要がある．複数の検査を行うことで得られる情報量は多くなるが，それらを統合することに困難さを伴うため，患者の負担も考え，組み合わせは最小限にとどめたい（6章：72頁参照）．総合病院においては，読み手である身体科の主治医やスタッフは長い報告書を読むことに慣れていない．依頼目的に応えた簡潔な報告書とすることを心掛けたい．

6）独立型心理室と医師との関係

　医療の責任者は医師であり，心理検査や心理療法を行う際にも医師からの指示・依頼が必要である．医療においては医師とのより良い関係を築かなければ，より良い心理支援を行うことは難しい．そのため医師との信頼関係を積極的に築き，専門性の理解を高めるための主体的な働きかけが心理職自身に求められる．

　信頼関係の築き方は，大きく分けて次の2方向が考えられる．第1は心理職に何ができるかを関係する医師に理解を求め全体的に広めていく方法と，第2に依頼があったケースを一つひとつ大事にして報告し，裾野を広げていく方法である．これらは，現場の環境にあったやり方で選択するのがよいと思われる．

　たとえば，初めて依頼があった診療科や医師には直接依頼内容を聞きに行く，アセスメント実施後の報告を口頭でも行うなど，なるべく顔の見える関係作りを行い，1事例ずつ信頼関係を築いていく．その積み重ねで，信頼関係のある医師を少しずつ増やしていく関係作りもある．チーム医療のなかではトップダウンで依頼されることが多いことも事実であるが，チーム医療に参画した時点では積極的な専門性に基づいた意見をするなど，心理職の専門性を主体的に示すことも大切であろう．

　医療は日進月歩で目覚ましく発展しており，そのなかでも総合病院は最先端の医療現場である．総合病院の独立型心理室の心理職は，専門性に磨きをかけていくことはもちろんのこと，臨床各科からの様々な依頼に対応できるスキルを身につけるとともに，社会情勢や経済など様々なことに関心をもつことも必要となる．さらに心の内面と外面のバランス

をとりつつ，変化についていけるような柔軟性の高さが求められる．

8章 Q and A

Q1 独立型心理室の説明で正しくない説明はどれか．1つ選びなさい．
1. 総合病院における独立型心理相談室の役割は，多くの場合各科から直接心理相談の依頼を受け，心理学的なアセスメントや心理的援助を行うことが多い．
2. 独立型心理相談室の役割には患者への心理的援助の他に，医療スタッフや地域への心理援助なども期待されている．
3. 独立型心理室の機能には，リエゾン型とコンサルテーション型の2つの異なるアプローチ方法がある．
4. 身体科からの依頼の場合，身体科の医師は心理的な視点に馴染みが薄いため心理職主導で心理的援助を進めてもよい．
5. 総合病院では心理職である前に医療スタッフの一員であるため，医療文化を学ぶとともに，他のスタッフとの共通言語として最低限の医療用語について習得する必要がある．

Q2 独立型心理室の機能で正しくない説明はどれか．1つ選びなさい．
1. リエゾン型は心理職が出向き，依頼元のチームの一員となる直接型心理支援である．
2. コンサルテーション型は依頼元の医療チームに対して，心理職が助言や指導を行う間接型心理支援である．
3. リエゾン型の心理支援では，心理職としての専門性を依頼元の現場でどのように発揮できるかを常に主体的に考えて動くことが求められる．
4. 身体科からのコンサルテーション依頼の場合は，身体治療を目的とした心理支援であることを心がける．
5. 院内独立型心理室の心理職に必要な職能は心理職としての心理療法の技術である．

Q1 | **A**……4
解説
　総合病院における独立型心理相談室の役割は，個々の独立型心理室において歴史的な経過による違いがあるものの，全科から直接心理相談の依頼を受けるシステムが多く，身体症状と心理的問題との関連についてのアセスメントや発達および知能検査の実施，がん患者や慢性疾患患者への心理サポートなどを担当することが多い．心理検査や心理療法を行う際にも医師との協働が基盤となるため，医師との信頼関係を築き，心理職の専門性について理解してもらう必要がある．

Q2 | A······ 5

解説

　総合病院で従事する際，独立型心理室の心理職も医療スタッフの一員であることを忘れてはならない．リエゾン型にしてもコンサル型にしてもチーム医療のなかで多職種と協働していくには，高い専門性をもたなければ，チーム医療の一員として認めてもらうことは困難である．医療のなかにおける心理職の専門性を明確に意識しながら，それらの基盤となるコミュニケーション能力や物事を柔軟に多面的に見る力をつけることが CLP 領域の公認心理師の活動には重要である．

文献

1) 加藤伸勝：Liaison Psychiatry. 精神医学 **19**：202-203，1977.

2) 野田麻理：その 3 総合病院精神科で働くために．臨床心理学にとっての精神科臨床－臨床の現場から学ぶ－（渡辺雄三，総田純次編），人文書院，2007，pp283-291.

3) 上別府圭子：総合病院における臨床心理士－コンサルテーション・リエゾン活動に焦点を当てて．臨床心理学 **6**：14-19，2006.

4) 成田善弘：治療関係と面接－他者と出会うということ，金剛出版，2005，pp200-217.

5) 二階堂玲子，古井由美子・他：総合病院における臨床心理相談室の取り組み(2)－力動的心理アセスメントの活用について－．第 29 回日本心理臨床学会大会発表論文集，2011，p494.

6) 一丸藤太郎：初期面接と心理力動的アセスメント．精神分析的心理療法の手引き（鑪幹八郎，一丸藤太郎・他編），誠信書房，1998，pp60-78.

7) 小此木加江：総合病院のコンサルテーション・リエゾン．心理療法ハンドブック（乾　吉佑，氏原　寛・他編），創元社，2005，pp368-374.

8) 花村温子：リエゾン治療に活かす心理アセスメントの実際．こころの科学 **184**：68-72，2015.

（古井由美子）

医療心理学の実際③

9章 心療内科

到達目標

● 心身症について説明できる.
● 心身相関について説明できる.
● 心理社会的因子について説明できる.
● 心身症の発症機序と心身医学的心理療法について説明できる.

1. 心療内科領域

(1) 心療内科領域とは

　心療内科の語原は，一般的な内科治療に心理療法を加え治療を進める診療科の意味である. つまり，身体面だけでなく，心理社会的側面などを含めて全人的に治療しようとするものである. 日本の心身医学の特徴は，心身医学の第一人者であった池見（後述）が消化器を専門とする内科医であったため，内科医を中心としたチーム医療であり，その一員として心理職は臨床・研究・教育に参加していた. したがって，日本の心身医学は心理職との親和性が強い領域でもある[1].

(2) 心身医学の歴史[1]

　心身医学，あるいはその臨床科である心療内科の概念は戦前の日本にはなく，戦後のアメリカ医学の導入のなかから概念の体系化が始まった. 1959 年に日本精神身体医学会（1975 年に日本心身医学会に改称）が設立され，1961 年 10 月に池見酉次郎により，九州大学に日本で初めて精神身体医学を専門とする研究施設がつくられ，1963 年に診療科として「心療内科」が開設した. その後，大学病院では東京大学，東北大学，日本大学，東邦大学，鹿児島大学，関西医科大学，近畿大学，国際医療福祉大学，東京医科歯科大学，北海道医療大学，新潟大学，福岡歯科大学などの付属病院に心療内科がつくられたが，全国の大学病院に設置されるという状況には至っていない. 心身医学会設立後，現在では，心療内科学会，小児心身医学会，女性心身医学会，歯科心身医学会，皮膚科心身医学会，

〔キーワード〕心療内科，心身相関，心身症の発症，心身医学的アセスメント，心身症の治療

113

循環器心身医学会の心身医学系学会が設立され，各分野の心身症について研究が進められている．

2．心身症の理解

（1）心身症の定義 [表1]

　日本心身医学会は1991年にそれまでの診療指針を改訂し，「**心身医学の新しい診療指針**」を発表した．そのなかで心身医学の担う病態である心身症について，「心身症とは身体疾患のなかで，その発症や経過に**心理社会的因子**が密接に関与し，器質的ないし機能的障害が認められる病態をいう．ただし神経症やうつ病など，他の精神障害に伴う身体症状は除外する」との新しい定義を定め，身体症状を主とする神経症やうつ病を除外することで心身症の病態を明確にした[2]．この定義にあるように，心身症とは独立した疾患単位を指すのではなく，身体疾患のなかでも，心身相関の病態が認められる場合をいう．定義のキーワードは，「身体疾患」，「発症と経過」，「心理社会的因子」，「器質的ないし機能的障害」，「病態」である．しかしながら近年，身体症状に不安症状やうつ状態・うつ病を合併する患者が急増するなど，現実には心療内科のカバーする疾患領域は，本来の対象である心身症から不安障害や気分障害の範囲にまで広がり，定義との乖離は拡大する傾向にある[1]．

　心理社会的因子が疾患の発症や経過に影響を及ぼすことは，古くからよく知られていることでもある．心理社会的因子とは，性格や思考，感情や行動傾向，反応パターン，社会・生活環境など，その人固有の様々な因子であるが，心身症は「**心理社会的な原因で身体疾患が起こる疾患**」という，単純な心身相互作用や精神主義に基づくものではない．心身症とは心の病ではなく「身体の病気」である．身体症状を身体医学の立場から充分に評価したうえで，心理社会的な因子も含めて総合的にみていくことの必要な病態であり，心身症という特別な疾患があるわけではない．

　心身症を具体的な例で説明すると，試験の期間は決まって下痢や食欲不振が続く，職場の悪い人間関係で胃炎や胃潰瘍，高血圧になった，大切な仕事の契約の前には決まって喘息発作が起きる，ストレスが強まると頭痛がひどくなるなどの「身体疾患」であって，各種の臨床検査を行えば器質的な変化や機能的な異常が見つかり，それらの症状と心理社会

[表1] 心身症の定義と概念

1．心身症の概念（文献1）

心理社会的ストレッサーが身体に強く影響を及ぼし，病的状態を引き起こすあるいは増悪させる．このような病態を指して心身症と呼んでいる．
遺伝的な素質をもった人に，心理社会的因子を含む後天的な諸因子が加わり発症すると考えられている．

2．心身症の定義（文献2）

「身体的障害で発症や経過に心理社会的因子の関与が認められる病態」
①身体的障害は自律神経，内分泌，免疫系を介して，特定の器官系統に出現し，「器質的な病変」ないし，「病態生理的過程の寛容」が認められる．
②心理社会的因子が明確に認められ，これと身体障害に発症や経過との間に時間的な関連性が認められる．
③身体症状を主とする神経症やうつ病などは除外する．

的因子との間に密接な時間的関連がみられる．そして，心理社会的問題を軽減するような配慮をしながら治療を進めると病状が改善する，などのように心身症としての定義にあてはまる例にのみ，病名記載の際に，過敏性腸症候群（心身症），気管支喘息（心身症），胃潰瘍（心身症）などとカッコに心身症とつけて表記している．心理社会的問題があるからといって，単純に心身症と診断されるわけではない[1]．

心身症の発症機序としては，ストレス理論，学習理論，自律神経理論，精神分析理論などが考えられているが，近年では，中枢神経系・自律神経系・内分泌系・免疫系をシステムとして捉え，心と身体の相互関係を科学的に解明しようとする研究などが注目を集めている[1]．

(2) 心身相関の分類[3]

身体疾患と心理社会的因子との関連性を**心身相関**というが，心身医学的な捉え方として，次のような分類ができる[3,4]．

これらは，相互に無関係ではなく，しばしば依存し，相互に関連し合っている．

①ストレスにより身体疾患が発症，再燃，悪化，持続する群（狭義の心身症）

心理社会的ストレスが身体疾患の悪化因子あるいは発症因子の一つとなっている．この場合，生活上のライフイベントの変化（出産，結婚，離婚，転居，就職，進学，近親者の病気や死など）や日常生活のストレス（家庭，職場，学校での対人関係の問題，慢性の勉学，仕事の負担など），疾患の発症や再燃に先行してみられる．また，心理状態（不安，緊張，怒り，抑うつなど）と症状の増減との間に密接な相関が認められる．

②身体疾患に起因する不適応を引き起こしている群

身体疾患のなかでも特に，気管支喘息，アトピー性皮膚炎，関節性リウマチ，クローン病，エイズ，悪性腫瘍などの慢性疾患では，慢性再発性の経過をたどり改善の見通しが立ちにくいことが少なくなく，しばしば治療にかかる心身の負担，時間的・経済的負担が大きい．そのため，患者に著しい心理的苦痛や社会的・職業的機能の障害が生じ，心身医学的な治療の対象となる場合がある．症状として，睡眠障害，対人関係における障害，社会生活における不適応，学業や仕事の業績の低下，抑うつ気分，不安などがみられる．

③身体疾患の治療・管理への不適応を引き起こしている群

心理社会的因子によって，医師の処方や指導が守れない状況などが引き起こされ，身体疾患に対する適切な治療や管理を行うことが妨げられ，治療や経過に著しい影響を与えている．症状として，ステロイド治療をはじめとした薬物や処置に対する不合理な不安・恐怖，症状のコントロールに対する無力感，医療あるいは医療従事者に対する強い不信感などを認める．

(3) 心身症と心理社会的因子[4]

①現実心身症と性格心身症

心身症は，現実生活上のストレスに由来する場合（**現実心身症**）と，虚血性心疾患の危険因子といわれているタイプA行動パターン（攻撃的，旺盛な競争心，性急，活動的，野心，旺盛な向上心，完全性，能率優先，結果の重視など）のような，ストレスを生じやすい性格に由来する場合（**性格心身症**）の2つのタイプに分けて考えることができる．

②アレキシサイミアとアレキソミア

心身症の患者によくみられる特徴として**アレキシサイミア**（alexithymia：**失感情症**）

がある．米国のシフネオスが提唱した心身症の概念である[5]．その特徴は，①想像力が乏しく心的葛藤を言語化できない，②情動を感じ言語表現することが困難，③事実関係を述べるが，それに伴う感情を表出しない，④面接者との情緒的交流が困難，としている[5]．アレキシサイミアを診断するための心理検査Toronto Alexithymia Scale（TAS）などが開発されている．また，池見により，心身症患者は感情面だけでなく身体面への気づきに乏しい状態にあるとし，**アレキシソミア**（alexisomia：**失体感症**）という概念が提唱された．アレキシサイミアとアレキシソミアは，心身症の心理社会的因子の関与と病態を考えるうえで有益な特徴である．

③過剰適応

社会的環境に対して不適応を生じるのとは逆に，真面目，規範的，頑張り屋，自己抑制的，自己犠牲的，周囲の評価を気にし，期待に応えようと過剰な適応努力をするなど社会環境に過剰に適応しようとすることで，ストレス状態に陥るという傾向が心身症の心理的因子の特徴として挙げられる．治療場面においても，良い患者でいるため，心理社会的因子の関与が捉えにくい場合もある．

④行動・生活習慣を介した心理社会的因子

アレキシサイミアとアレキシソミアや過剰適応などの性格特徴をもつ患者は，気づきに欠け，過剰な適応努力をするために，心身のストレス状態に陥りやすい．そのような特徴をもった患者のなかには，誤ったストレス対処により，心身症の病態を示すものがある．たとえば，糖尿病患者の不規則な生活習慣に基づく過食や運動不足，慢性膵炎患者の飲酒行動などである．

⑤ライフサイクルと心理社会的因子

人の成長には，身体的な変化だけでなく，知能，運動能力，行動，社会性を含む精神の成長が伴っている．それぞれの年齢に応じた発達課題があり，それを達成することで成長につながる．また，受験，就職，結婚，出産，退職，配偶者の死など一生のうちに遭遇する可能性のあるライフイベントがある．患者のおかれているライフステージから，ライフサイクル上の身体的・心理的・社会的な特徴から心理社会的因子を考えることも重要である．

（4）主な疾患とその特徴

内科領域を中心に，各科領域の心身症としての病態をもつ疾患を**表2**に挙げる[6]．

心療内科臨床でみられる心身症は多岐にわたり，器質的な身体病変を認めるものから，機能的障害のものまで幅広い．

ストレスに対する心身の反応と病気の発症を**図1**に示す[7]．図に示すように，ストレスに対する生体の反応はストレスの強さや持続時間と，受け止める側の心理的・身体的要因によって異なる．また，ストレスによって様々な身体的反応や心理的反応が起こる．身体的反応では神経・内分泌・免疫系の反応と，各臓器に関連した特有の症状が起こり，その結果，精神状態にも影響を及ぼす．一方，心理的反応はストレスによって不安，怒り，焦り，抑うつなどの感情が生じ，また身体状態にも影響を及ぼす．また，ストレスは食事，睡眠，運動，休養，仕事，趣味といった生活習慣にも影響を及ぼし，長期にわたる生活習慣の乱れが，生活習慣病，心身症などを引き起こす．このように，心身症や生活習慣病はストレスと関連が深いことがわかる．

発症や経過に様々なストレスが関与している生活習慣病は，不健康な行動や習慣を含め

[表2] 主な心身症[6]

領域	主な疾患
呼吸器領域	気管支喘息，神経性咳嗽，過換気症候群，慢性閉塞性肺疾患など
循環器領域	本態性高血圧，本態性低血圧，虚血性心疾患（狭心症，心筋梗塞），不整脈など
消化器領域	食道機能異常（食道アカラシア），機能性胃腸症，消化性潰瘍，神経性嘔吐，functional dyspepsia（機能性消化不良），過敏性腸症候群，炎症性腸疾患（潰瘍性大腸炎，クローン病），慢性膵炎など
内分泌代謝領域	バセドウ病，糖尿病，メタボリックシンドローム，肥満症，摂食障害など
膠原病領域	関節リウマチ，線維筋痛症など
神経領域	頭痛（緊張性頭痛，偏頭痛），慢性疼痛，ジストニア，チック，めまい，自律神経失調症など
外科領域	頻回手術，腸管癒着症，術後ダンピングなど
整形外科領域	腰痛症，肩こりなど
泌尿器領域	排尿障害，勃起障害，遺尿症，過敏性膀胱など
産婦人科領域	月経異常，更年期障害，妊娠悪阻（つわり）など
耳鼻咽喉科領域	メニエール症候群，突発性難聴，アレルギー性鼻炎など
皮膚科領域	アトピー性皮膚炎，円形脱毛症，多汗症，皮膚搔痒症など
歯科口腔領域	顎関節症，舌痛症，知覚異常など
小児科領域	気管支喘息，過換気症候群，起立性調節障害，機能性胃腸症，過敏性腸症候群，夜尿症，心因性発熱，心因性嘔吐，チック，睡眠障害，摂食障害，排泄障害など

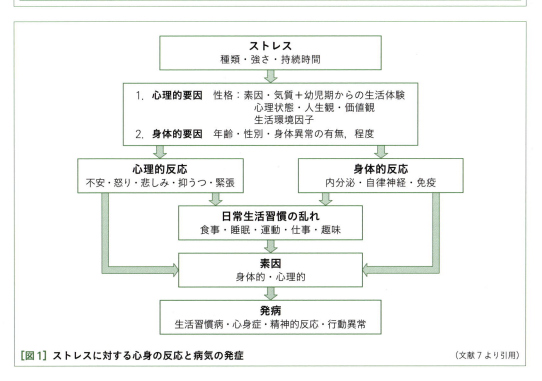

[図1] ストレスに対する心身の反応と病気の発症

（文献7より引用）

た多様因の関係性を視点におくことが必要な疾患群である．生活習慣病の種類には，①食習慣が関係する糖尿病，肥満，脂質異常症，高尿酸血症，循環器疾患，大腸がん，歯周病など．②運動習慣が関係する糖尿病，肥満，脂質異常症，高血圧症など．③喫煙が関係する肺扁平上皮がん，生活習慣病，慢性気管支炎，肺気腫，歯周病など．④飲酒が関係する

[表3] 慢性疼痛の成因 （文献8より引用）

1. 侵害受容疼痛（関節リウマチ，癌，慢性消化性潰瘍　など）
2. 機能性疼痛（functional dyspepsia，過敏性腸症候群，緊張性頭痛，片頭痛　など）
3. 神経因性疼痛（複雑性局所性疼痛障害，帯状疱疹後神経痛，脊髄損傷，幻肢痛，視床痛　など）
4. 学習性疼痛（オペラント学習，回避学習　など）
5. 精神医学的疼痛（うつ病性障害，転換性障害，心気症　など）

アルコール性肝疾患などがある[7]．

　患者の心理的苦痛度や生活の支障度の高い症状の一つとして，**痛み**がある．なかでも**慢性疼痛**は，痛みを引き起こす原因となった疾患が治癒した後も長期にわたって痛みが持続したり，治癒が困難な疾患により長期間痛みが持続するなど，複雑な病態をもち，心身医学的なアプローチが必要とされる．慢性疼痛の成因には，表3に示す疾患が考えられる[8]．

3. 心療内科における心理支援の特徴とシステム

（1）心療内科外来の心身医学的診断の進め方

　心身症の臨床症状は，これまで述べてきたように心理社会的因子が密接に関与し，心身相関の現象がみられることを明らかにしなくてはならない．そのため，身体医学モデル（bio-medical model）に基づくのではなく，**心身医学的な疾病モデル**（bio-psycho-social model）に基づき現病歴を聴取する必要がある．

　図2は，心療内科における心身医学的治療の進め方を示している．初診時の予診は一般診療科では医師によって行われるが，心療内科では医師および心理職によって行われることが多い．事前に患者が記入した問診票なども参考にして，**インテーク面接**（主訴・現病歴・家族歴・生活歴・生活上のストレスとその対処法など）を行う．事前に実施された心理検査（質問紙）とインテーク面接などによって得られた情報を整理し，臨床症状に関与している諸因子の関与の度合いを**アセスメント**し，カルテに記載するとともに医師に報

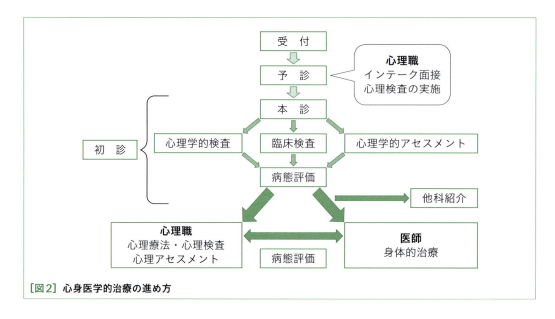

[図2] 心身医学的治療の進め方

告する．医師は，その結果と本診および心理学検査や臨床検査により，臨床症状の背景にある心理社会的因子の関与について総合的に病態を評価する．その後の心身医学的治療過程においては，医師による身体治療と併行して心理職による**心理療法**（カウンセリングを含む）やさらに**詳しい心理検査**の実施がなされる．また，治療過程で適宜，心理検査の実施を行い，治療の効果測定や患者の心理状態の評価を行って医師との連携を図り，病態を評価していく．

(2) 心身相関の視点に立った段階的な心身医学的治療の進め方[9]

心身症の治療過程では，心身医学的な発症機序・病態仮説に基づき，心身相関の視点に立ち治療を進めていくことが必要である．吾郷による**段階的心身医学的治療**を図3に示す[9]．また，各段階に有効と思われる心理療法も記載する．心身医学的治療は，患者のもっているリソースをできるだけ発揮させて人間的な成長を促し，QOLの高い人生を送れるように援助していく．

①第1段階「治療的信頼関係の確立」

病歴の背後にある心理社会的因子を聴取し，心身相関および心理療法の必要性や有効性に患者自身が気づけるよう配慮する．受容的共感的なやりとりを行い，治療的信頼関係を構築する．患者自身の治療への主体的な参加が，症状のセルフコントロールの基礎となることを伝え，治療への動機づけを高めるようにする．

②第2段階「ストレス状態からの開放」

患者の年齢，心身の状態，環境状況，生活内容，自我の強さ，性格傾向，生き方などを考慮に入れ，患者に最も適した治療法をインフォームド・コンセントに基づいて選択してもらい，それを適用してストレス状態からの開放を図る．ホメオスタシス・防御機能の回復を促し，それによって症状が軽減・消失することを経験し，心身医学的治療を受けたほうが効果的であることを理解してもらい，治療への動機づけを高める．

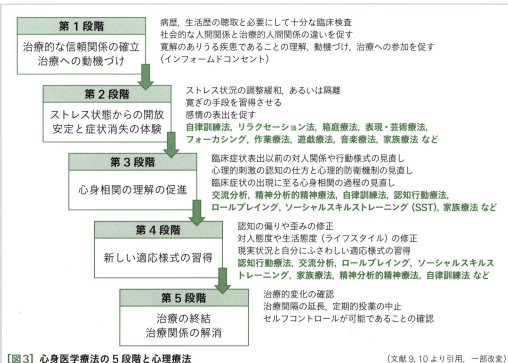

[図3] 心身医学療法の5段階と心理療法　　　　　　　　　　　　　（文献9, 10より引用，一部改変）

そのためには治療的な信頼関係のなかで，患者がそれまで社会的にうまく適応しようとして抑えてきた陰性感情を充分に表現させる．また，治療者の共感的態度により，緊張からの開放感の体験をしてもらい，リラクセーション法の習得や環境調整を図る．

③第3段階「心身相関の理解の促進」

第2段階の治療的な信頼関係のなかで，過剰または慢性の緊張状態からの解放や慢性の疲労状態からの回復により，症状が軽快・消失するという体験をふまえ，それまでの症状と環境状況，生活状況，日常活動，対人関係のもち方やそれによって生じる感情の処理の仕方などとの関連を見直し，心身相関への理解を深め，生活様式や適応様式の修正の必要性に気づいてもらう．さらに，症状緩和に結びつく認知行動様式を見出し，症状のセルフコントロールにつながる適切な心理的刺激の認知の仕方と対処行動を模索していく．

④第4段階「新しい適応様式の習得」

症状の増悪につながる認知の偏りや歪みをスモールステップで修正し，かつ quality of life（QOL）が高められるように援助する．症状のセルフコントロールにつながる現実状況と，自身の生活様式に即した適応様式を習得してもらう．

⑤第5段階「治療の終結，治療関係の解消」

症状を出現または増悪させないような適応様式を身につけ，治療間隔をあけても症状の出現または増悪を生じないことを確認したとき，そして患者の同意が得られたときに治療は終結する．ただし，終結後，再発の予兆を感じたときには，遠慮なく来院するように伝える．

4. 心療内科における心理支援

（1）心理療法

表4に心療内科で用いられる代表的な治療法を示す．心身症の治療には，一般内科あるいは臨床各科の身体治療を中核に，向精神薬（抗不安薬，抗うつ薬など）に加え各種心理療法が用いられる．心身症の心理療法は，交流分析，認知行動療法，自律訓練法の3本柱を軸にして，必要な技法を適宜導入することが多く，図3に心身医学的治療の各段階にそって用いられる心理療法の例を記載した．

たとえば，環境に問題があり現実的なストレスが大きい場合は，環境調整やリラクセーション技法やこれまで行っていた対処法よりも効果的なストレス対処法の習得が必要である．本人の心理的な刺激の受け止め方や対処法が不適切でストレス状態に陥っている場合には，幼少期からの認知や行動パターンの修正を図る交流分析，認知行動療法，精神分析的精神療法，家族療法などの治療技法が必要になる[10]．

また，衝動的で行動化が認められる患者の場合は，現実的で達成可能な目標に焦点を絞り，当面の現実適応を良好にするために衝動や行動を改善するなどの認知行動療法，問題解決志向，交流分析などが望ましい．抑制的・失体感・失感情傾向が強い場合は，患者の固い枠をゆるめる必要性を伝えたうえで，心身の自由な表出を促進する，表現・芸術療法，フォーカシング，生体エネルギー療法などを第2段階［図3］で導入することが望ましい[10]．

心理療法を適用する場合には，何を目的にどのような治療計画をもち，患者の問題をど

[表4] 心療内科で用いられる代表的な治療法

1. 一般的ないし臨床各科の身体療法
2. 向精神薬（抗不安薬，抗うつ薬，睡眠薬など）
3. 生活指導（食事，睡眠，運動，仕事，趣味など）
4. 心理療法
   ①面接による支持的療法（カウンセリング）
   ②専門的な心理療法

自律訓練法	精神分析的精神療法
交流分析	行動療法
認知行動療法	バイオフィードバック療法
ブリーフセラピー	家族療法
表現芸術療法	箱庭療法
作業療法	ゲシュタルト療法
音楽療法	バリント療法
遊戯療法	ソーシャルスキルストレーニング　など

5. 東洋的療法

漢方	鍼灸
内観療法	森田療法
絶食療法	太極拳
ヨーガ療法　など	

のように変容させていくかを検討し，患者の状態，年齢や性別，治療段階にあわせて患者自身が自主的に治療に参加できるように工夫して進めていくことが重要である．心理職は，自分が得意な技法に固執することなく，いくつかの技法を習得し，患者に適切な技法を施行することが必要である．

(2) 心理検査

　心理検査は，心理アセスメント方法の一つである．**心理アセスメント**とは心理検査とともに，面接法や観察法により個人の心理状態や置かれている環境を把握し，その問題や障害の程度などについて査定するとともに，対処の方法を検討することである．**心理検査**は，個人の能力や性格，思考，行動などの特徴を客観的に捉えることを目的としている．そのため，医療領域において初診時に心理検査を実施することで，患者の心理状況や性格傾向などの情報を得ることができるため，診断，薬物療法の適用の一助となる．また，治療効果の判定，疾患研究などにおいても心理検査が用いられている．心理検査は，**表5**のように，知能検査，人格検査からなる．人格検査はさらに質問紙法，投影法，作業検査に分類される．

　患者のパーソナリティや問題点を多角的に捉えるために，複数の異なるテストを組み合わせることを**テストバッテリー**を組むという（6章：72頁参照）．テストの種類・総数・パターンについて特に規定はなく，検査目的，患者の状況に応じて選ぶ．目的にもよるが，質問紙を2～3種類，投映法から最低1種類を選び，心理特性や心理状態が把握できるものを選びテストバッテリーを組むことが望ましい．治療効果や健常群との比較には一定のテストバッテリーを組むことが望ましい．テストバッテリーの利点としては，テストはどれも構造や水準が異なり，長所・短所があり，一つのテストで明らかにできることは限られているため，補い合うことができる．また，テストによる反応やサインとその解釈が必ずしも1対1で結びついていないことがあるため，結果を照らし合わせることでより確実な解釈を選択できる．検査目的が最初は単純であっても，その背後の複雑で重大な要因を

[表5] 心理検査の種類

Ⅰ. 知能検査

　　1）個別式知能検査
　　　　①鈴木・ビネー式知能検査
　　　　②田中・ビネー式知能検査
　　　　③WAIS-IV成人知能検査（16歳0カ月〜90歳11カ月）
　　　　　WISC-IV（5〜16歳11カ月），WIPPS-III（3歳10カ月〜7歳1カ月）
　　　　④コース立方体組み合わせテスト
　　2）集団式知能検査
　　　　①田中A式知能検査
　　　　②田中B式知能検査

Ⅱ. 人格検査

　1. 質問紙法検査

　　1）心身両側面の症状やストレス度全般のチェックを目的としたもの
　　　　①CMI健康調査表（CMI）
　　　　②WHO版精神保健健康調査票（GHQ-28，30，60）
　　　　③ストレスチェックリスト（SCL-90-R）
　　　　④WHOクオリティオブライフ（QOL26）
　　2）ある特定の精神状態または症状の測定を目的としたもの
　　　　①顕在性不安尺度（MAS）*
　　　　②状態不安・特性不安尺度（STAI）
　　　　③自己評価式抑うつ尺度（SDS）
　　　　④ベック式抑うつ尺度（BDI，BDI-II）
　　　　⑤抑うつ状態自己評価尺度（CES-D）
　　　　⑥ハミルトン他者評価式抑うつ尺度（HRSD）
　　　　⑦気分調査票（POMS）
　　　　⑧食行動調査表（EAT-26，EDQなど）
　　　　⑨A型行動パターン調査尺度（A型傾向判別表，JAS）
　　　　⑩アレキサイミア評価尺度（BIQ，TASなど）
　　3）性格・人格検査
　　　　①ミネソタ多面的人格目録（MMPI）
　　　　②NEO-PI-R人格検査
　　　　③NEO-FFI人格検査
　　　　④谷田部・ギルフォード性格検査（Y-G性格検査）*
　　　　⑤エゴグラム（東大式TEG，九大式ECL，ANエゴグラム*）

　2. 投影法検査

　　　　①ロールシャッハ・テスト
　　　　②絵画欲求不満テスト（P-Fスタディ）*
　　　　③文章完成法テスト（SCT*，KSCT）
　　　　④バウムテスト
　　　　⑤HTP法
　　　　⑥風景構成法

　3. 親子関係診断テスト

　　　　①FDT親子関係診断テスト

　4. 作業検査

　　　　①クレペリン精神作業検査法

* 児童用あるいは児童用が用意されているもの

含んでいることがある．テストバッテリーの問題点として，その結果が被験者の全体を把握しているわけではないため，他の生物学的検査・生育歴・環境因子などをアセスメントし，総合的にみていくことが必要である．検査者自身の技量や特性が検査場面や結果の評

価に影響を受けることから，心理職は複数の心理検査のレパートリーをもち，実施やアセスメントする訓練が必要である．

　患者に対する配慮として，医師らと連携しながら検査目的や実施時期の設定など具体的な検討を行った後，患者に対して検査実施に関する充分なインフォームド・コンセントと動機づけを行うことが必要である．また，検査者との信頼関係のもと，患者が落ち着いて検査に臨める検査場所や時間の設定への配慮も大切である．

　実施後，患者（子どもの場合は親も含む）への検査結果の説明においては，治療につながるようなわかりやすい言葉で，治療の動機づけにつながるフィードバックの仕方が望ましい．また，医師や心理職らが検査結果を共有し，問診や面接からの情報との整合性を協議し，内容の吟味を行うことが重要である．

　検査結果は，あくまでも診断や治療への一助となるものであり，治療にかかわる医師や心理職らが検査結果を共有し，面接や行動観察から得られた情報を加え，総合的に臨床像を捉えていくことが大切である．

(3) チーム医療[11]

　既に述べているように，心身症の治療には，身体面だけでなく心理社会的側面も含めて総合的・統合的に関わっていく必要がある．その臨床的実践は，全人的医療であり，それを実践していくには，医師だけでなく，看護師，心理職，医療ソーシャルワーカーなどのコメディカルスタッフが力を合わせて取り組むという，**チーム医療**が重要である．

　チーム医療の留意点として，まず，医療は医師がすべての責任者であり，医師の指示のもとに看護師，心理職，医療ソーシャルワーカーらが協働して診療にあたっているが，それぞれの専門性と役割分担を理解し尊重することが重要である．そのためには，治療全体の方針を確認しながら，それぞれの専門職の治療目標を明確にし，医療スタッフ間のコミュニケーションを良好に保つことが必要である．

　次に，定期的あるいは必要に応じたミーティングなどを行い，適宜情報交換しながら，共通の理解のもと治療を進めていくことである．カルテ上のやりとりからケースカンファレンスなどにより，スタッフ間での情報交換，治療方針の確認を行い，治療を有効に機能させていく．

　特定の患者に対してスタッフ間のトラブルが生じることもある．その背景には，患者の心理的な問題が存在している場合が多いため，中心となるスタッフがスタッフ間の調整を行うことが必要である．そのためにも，スタッフ間での情報共有や良好なコミュニケーションが必要である．

(4) 医師との関係の実際

　心理職は，初診時に行うインテーク面接や心理検査などにより心理アセスメントを行い，発症と経過に関与していると思われる心理社会的因子をより具体的にし，その後の心身医学的治療過程では，心理療法や心理検査を実施し心理アセスメントを行っていく．その過程において，心理職は医師との情報共有や連携を図り治療に役立つようにする．また，医療スタッフとの治療における信頼関係の構築や改善を図る役割や，患者の治療をめぐる医療スタッフ間の問題を調整する役割もある．

9章 Q and A

Q1 心療内科の説明での正しくない説明はどれか．1つ選びなさい．
1. 「心療内科」の語源は，内科治療に心理療法を加え治療を進める診療科の意味である．
2. 日本の心療内科は心療内科医と心理職のチーム医療の形式が多い．
3. 心身症とは心の病ではなく「身体の病気」であり，身体症状を身体医学の立場から充分に評価したうえで，心理的・社会的な因子も含めて総合的に診ていくことの必要な病態である．
4. 心身症は機能的障害である．
5. 心身症の患者にはしばしは過剰適応性などの特徴が見られる．

Q2 心身症の治療で正しくない説明はどれか．1つ選びなさい．
1. 心身症は心理的な要因で起こる身体疾患であるので，治療は力動的精神療法が第一選択である．
2. 心療内科における心身医学的治療には，医師による身体治療と協働して心理職による心理療法や心理検査などが行われる場合が多い．
3. 心理社会的因子とは，その人固有の性格や思考，感情や行動傾向，反応パターン，社会・生活環境などの様々な因子である．
4. 心理検査は心理アセスメント方法のひとつであり，いくつかの検査を組み合わせることが多い．
5. 診療に参加する心理職は，他の医療スタッフの専門性と役割分担を理解し尊重することが，チーム医療にとって重要である．

Q1 | **A**……4
解説
　心療内科は，一般的な内科治療に心理療法を加え治療を進める診療科であり，心身症とは「身体疾患のなかで，その発症や経過に心理社会的因子が密接に関与し・器質的ないし機能的障害が認められる病態をいう．ただし神経症やうつ病など他の精神障害に伴う身体症状を除外する」と定義されている．病態では，たとえば胃潰瘍のように器質的障害にまで発展することもあるため，心療内科の心理職はチーム医療の観点からも，ある程度の内科疾患の知識をもつ必要がある．

Q2 | **A**……1
解説
　心身症という特別な疾患があるわけではなく，その発症には様々な原因が考えられるため，心理職は得意な技法や検査に固執せず，いくつかの技法や検査を確実に習得し，その病態にあわせて適用する必要がある．また医療スタッフ間のコミュニケーションを良好に保つことが必要であり，心理職の独断的な行動は職業倫理に反する．

文献

1）松野俊夫：心と身体の心理臨床．新医療と看護のための心理学（藤田主一，山崎晴美編），第8版，福村出版，2009，pp91-94.

2）日本心身医学会教育研修委員会：心身医学に新しい治療指針．心身医学 **31**：540-542，1991.

3）久保千春，中井吉英・他：心身相関の最近の考え方．現代心療内科学（久保千春，中井吉英・他編），永井書店，2003，pp117-124.

4）中井吉英：心身症の定義・概念．最新医学別冊／新しい診断と治療のABC **78**：22-28，2013.

5）Sifneos PE, Apfel-Savitz R et al：The phenomenon of 'alexithymia'. Observations in neurotic and psychosomatic patients. Psychother Psychosom **28**：47-57, 1977.

6）石川俊夫，星　明孝：心身症の診断．最新医学別冊／新しい診断と治療のABC **78**：44-56，2013.

7）久保千春：生活習慣病の予防・治療に役立つ心身医学，ライフ・サイエンス，2001，pp1-5.

8）久保千春，成尾鉄朗・他：心身症　診断・治療ガイドライン2006，エビデンスに基くストレス関連疾患へのアプローチ（小牧元，久保千春他編），協和企画，2006，pp178-203.

9）吾郷晋浩：心身医学的治療の手順．心身医学標準テキスト（久保千春編），医学書院，2009，pp238-242.

10）荒木登茂子：心身症の心理療法．心身症の診断と治療（永田勝太郎編），診断と治療社，2007，pp36-37.

11）野村　忍：臨床心身医学とチーム医療．臨床心身医学入門テキスト（吾郷晋浩，末松弘行・他編），三輪書店，2005，pp261-267.

（田副真美）

column
ヒアリング・ヴォイシズ

誰もいないのに声が聞こえることを精神医学では「幻聴」と呼び，統合失調症など精神疾患の診断基準の一つに使われている．1987年にオランダのテレビ番組をきっかけに「幻聴」が一般の人々も聞いていることがわかり，その後の研究で誰にでも起こり得ることがわかってきた*．

テレビ番組に出演したオランダの社会精神医学者マリウス・ロウム（Marius Romme）は，「幻聴」を治療の対象ではなく誰にでもある体験と考えて，声が聞こえる人々と一緒に聞こえる体験を理解し共有化する作業を始めた．それが，ヒアリング・ヴォイシズ（以下HV）の始まりとなった．

HVでは，声を聞くことは誰にでもある体験であると考え，「幻聴」を統合失調症などの精神症状とは考えない．HVでは，声を聞く人の体験をしっかり受け止め，その体験を真摯に聞くことで，声に振り回されずに暮らしていける対処方法を一緒に考えていく．

わが国では，佐藤和喜雄が1993年にロウムの論文を紹介し，2000年に日本臨床心理学会がロウムらを招いて講演会を開いた．現在，岡山，大阪，京都，東京でHVの定例会を開いている．

定例会は，声のことを誰にも遠慮しないで話し合える場である．定例会では，声が聞こえる人はその体験を赤裸々に語る．参加者は体験者の話に耳を傾け，「そりゃ大変だねぇ」「よく我慢できるね」「私だったらボロボロになっちゃうなぁ」「楽しそうね」「我慢しないで，ここで話せて良かったね」などの感想を正直に相手に伝える．体験者は，「声が聞こえているのが現実なのか，時々混乱してしま

う」「もしかすると，現実ではないのかもしれないと思う」と，声と現実を区分けして話せるようになってくる．ある人は「夢を見ている間も声が聞こえ，今も起きた状態で夢を見ている気がする」と話し，「"幻聴"は夢と同じでは，と今日気が付いた」と話した．

「幻聴」が夢と同じようだというのは，ある意味で「幻聴」の本質をついている．夢を見た人にとって，夢を見たのは現実である．夢と同じように幻聴も，幻聴のある人は声として実際に聞こえているわけである．悪夢を見てその話をしたときに「夢なんだから現実じゃないでしょ．平気！」と言われるよりも，相手が夢の話をしっかりと受け止めて「怖かったのね，でもね，夢だから心配ないよ」と言われると気持ちが楽になる経験は誰にでもあるだろう．

「幻聴」の声のことを話すことで，声を客観化することができる．恐怖の対象と見るのではなく，声との関係を作ることで，声に邪魔されない生活が徐々に可能になる．病状が悪化したから声が聞こえると思うのではなく，体調が悪いときに自分の弱い部分が痛くなるのと同様に，体調が悪いから声が聞こえてくると考えられるようになる．

HVでは声を否定せず，聞こえる声をありのままに受け入れることが大切と考えている．声を否定しているときは，声は脅威となるが，声との関係ができると，声がアドバイスしてくれることもある．声と共存することで，声によって生活が脅かされることがないようにしていくことをHVは目指している．

藤本　豊

---

* 海外では，ティエン（1991），イートン（1991）などの研究があり，一般の3〜4％の人が声を聞いたことがあるとし，日本の藤本らの2000年の調査でも精神保健福祉関係職・学生のうち6％が声を聞いたことがあると回答していた．

医療心理学の実際④

10章 小児科（母子保健含む）

到達目標

● 小児科でのチーム医療の特徴を説明できる.
● 小児科で心理職が専門的に扱う領域について説明できる.
● 周産期医療について説明できる.
● 周産期の心理支援（特徴，心理職に求められる支援，多職種連携）について説明できる.

1. 小児科領域

1）小児科領域とは

　病院の診療科には，①外科や内科のような治療方法による分類，②歯科や眼科のような体の部位による分類，③新生児科や老年科のような人の属性による分類がある．小児科は人の属性による分類であり，医学の長い歴史のなかでは比較的新しい科として位置づけられている．

　子どもに対して診療をするという考えは古代ローマ時代からあったが，小児科病院は，1802年にフランスのパリで孤児院の一部として15歳までの子どもを診療した「小児患者病院（Hospital for Sick Children）」が最初であるといわれている．近年では小児外科，小児歯科などの分類があり，小児科のなかでも神経，血液・腫瘍，循環器などの専門班がある．もともとは小児神経医が診療していた発達障害や心身症の子どもを専門に診る「**子どもの心の診療**」という部門も増えている．

　小児臨床心理のクリニックとしては，ウィトマー（Witmer L）が1892年にアメリカのペンシルバニア大学に創設した「**心理学的クリニック（psychological clinic）**」が世界初とされている．そこでは綴字と読みが困難な子どもに注目し，現在の様々な発達障害に該当する子どもの診断と指導を行っていたといわれている．日本では，1935年頃から小児科に心理職をおいている大学病院もあるが，現在でも小児科領域における心理職の位

〔キーワード〕小児科疾患，小児科でのチーム医療，周産期の心理支援，周産期母子医療センター，NICU，多職種連携

置づけはまだ確立していない状況である.

　筆者が所属する大学病院における最近の小児科心理症例の傾向を**図1, 2**で表す. 診断別新患受診児数[**図1**]では, **広汎性発達障害**(**自閉症障害**, **アスペルガー障害**含む. ただし DSM-5 では**自閉スペクトラム症／自閉症スペクトラム障害**), **注意欠如・多動症／注意欠如・多動性障害**, **境界知能**, **精神遅滞**などの**発達障害**や, **不登校**などの**適応障害**が多い. なお, **低出生体重児フォローアップ**とは, 新生児科がある病院などで特徴的な症例で, 生まれたときの体重が 2,500g 未満の子どもの発達経過をみていくものであり, 最近は増加傾向にある.

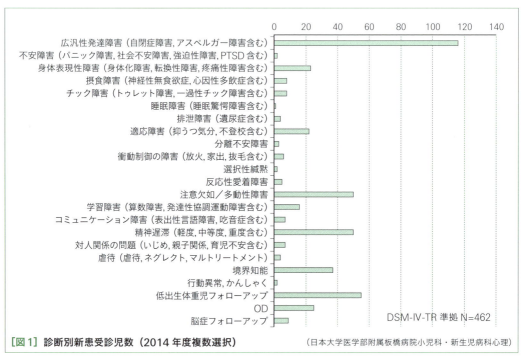

[**図1**] 診断別新患受診児数(2014年度複数選択)　　　　　　　　　（日本大学医学部附属板橋病院小児科・新生児病科心理）

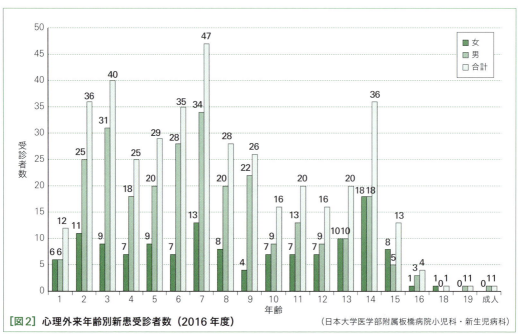

[**図2**] 心理外来年齢別新患受診者数(2016年度)　　　　　　　　　（日本大学医学部附属板橋病院小児科・新生児病科）

心理外来年齢別新患受診者数［図2］では，男女ともに**言語発達の遅れ**が目立ってくる幼児期，集団生活で**発達障害**が顕在化してくる小学校就学前後，身体疾患や発達障害が思春期心性と結びついて**適応障害**となる中学校進学前後が多い．たとえば，てんかん，起立性調節障害などの身体疾患に伴って発達障害を併存し，結果として不登校になっている症例が非常に多い．図示していないが，**小児がん**の治療後にも，引き続き経過をみていく長期フォローアップのなかで思春期のアイデンティティに関する相談を受けることも多くなってきた．

2）小児科における心理支援の特徴とシステム

(1) 多職種連携チーム医療

大学病院における小児医療は，**多職種連携チーム医療**である．施設ごとにチーム構成員と役割の違いがあるが，本項では筆者が所属する大学病院モデルを中心に記述する．症例ごとに必要に応じて小児科医をはじめ他科専門医，看護師，薬剤師，理学療法士，作業療法士，メディカルソーシャルワーカー（以下MSW），医療保育士，ホスピタル・プレイ・スペシャリスト（療養中の子どもの成長発達を支援し，子どもと家族に対して個別の心理社会的支援を行う職種のことで，チャイルド・ライフ・スペシャリスト，療養支援士などがある：以下HPS），心理職でチームを組む．心理職は，主治医の指示に基づいて主訴および経緯，生育歴・発達歴，家族歴，相談歴などの心理社会的背景を詳細に**インテーク（初回面接）**し，知能検査や認知機能心理検査などの**心理学的アセスメント**を実施する．それらの所見を主治医やチームとともに**カンファレンス**で検討し，検討結果に基づき**疾病教育**，学校や生活の**環境調整**，**心理療法**など**心理的アプローチ**を開始する．小児科心理の特徴は，子どもの問題に必ず保護者の問題が絡んでいるため，両者の複雑な関係にダイナミックに対応する必要がある点といえよう．

(2) 心理職への依頼

小児医療では多くの場合，保護者が子どもの訴えを代弁することから始まるが，身体症状，不定愁訴，不適応など，最初の訴えは多種多様である．子どもが呈するこれらの主訴は，子どもにとっての現状が不適切であることを保護者に気づかせ，親子関係を含む家庭生活や学校教育の環境を心理社会的介入によって調整するきっかけを引き出すための切符であるといわれている．保護者とともに受診した子どもに対し，まず医師が診察し，必要に応じて専門医に紹介し，治療が開始される．治療開始直後に，あるいは治療の過程において，心理的介入が必要であると医師が判断すると，子どもと保護者に心理面接の提案がなされる．子どもと保護者の希望があって初めて**心理面接**が開始される．外来に通院している子どもだけでなく，小児病棟に入院している子どもへの支援も行う．

3）小児科における心理支援のモデル［図3］

(1) 外来通院治療の場合

①インテーク（初回面接）

面接を個別並行で行うのか同席で行うのかは子どもの年齢，主訴，保護者と子どもの希望を考慮する．小児科の場合は，母以外に父，祖父母，その他親族などの複数の同伴者がいる場合もあり，初回面接を臨機応変に構造化する必要がある．初回は子どもと保護者を同席させ**親子関係**を観察することが多い．幼児の場合，保護者と話している間に

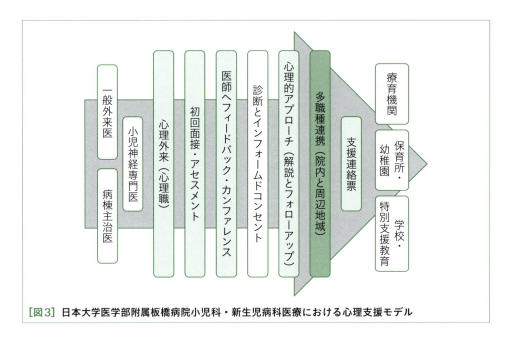

[図3] 日本大学医学部附属板橋病院小児科・新生児病科医療における心理支援モデル

おままごとなどのやりとりのある遊びをしながら，発達の様子を観察することも大切である．

子どもから家庭生活の様子や学校での困り感などを聴取しながら，初対面の人との**コミュニケーション**や**応答**が年齢相応であるかを確認する．言語的なやりとりだけでなく，表情やしぐさといった**非言語的な反応**をみることが重要である．保護者からは生育歴・発達歴聴取，既往歴，相談歴，家庭における子どもの様子や養育上の困り感，学校からの評価，教育配慮の有無，他の社会資源の利用状況などを聴取する．保育所，幼稚園，学校から情報提供がある場合と，必要に応じて心理職から保護者を通じて**情報提供**を求める場合がある．

②アセスメント（評価・査定）

保護者から生育歴・発達歴や生活の様子を詳しく聞き，面接をしながら子どもの行動観察をする**インフォーマルアセスメント**と，質問紙を使って子どもの成長発達がどの段階まで進んでいるかを判断したり，心理検査を実施しながら子どもの認知機能や行動特性を確認する**フォーマルアセスメント**を組み合わせる．

インテーク（初回面接）でインフォーマルアセスメントをした結果をふまえ，主訴と見立てによって**テストバッテリー[表1]**を選択しフォーマルアセスメントをしていく．小児科心理に紹介される症例のほとんどが**発達特性**の心理学的診断を要するため，早い段階で**知能検査**や**認知機能心理検査**を実施することが望ましい．保護者は養育過程において既に子どもの発達特性を日常生活レベルで認識していることが多いが，改めて検査した結果から日頃気になっている特性が，実は認知発達の遅れや偏りに起因していることを裏づけることができる．そして，保護者，教育者，医療者が客観的に子どもの発達上の課題を共有することができる．思春期前後の子どもに対しては検査結果を供覧しながら発達特性をきちんと本人に伝え，自己理解を深める一助とする場合もある．

③インフォームドコンセント（説明と同意）

インテークとアセスメントから判明した多角的な場面における子どもの行動特性を整理し，子どもの特性や臨床像を心理所見としてまとめる．心理所見の報告を受けて主

[表1] 小児科で使われる主な心理検査

	発達及び知能検査	人格検査	認知機能検査その他の心理検査
操作が容易なもの	・津守・稲毛式乳幼児精神発達診断 ・遠城寺式乳幼児分析的発達検査 ・デンバー式発達スクリーニング ・フロスティッグ視知覚発達検査 ・DAM グッドイナフ人物画知能検査 ・コース立方体組み合せテスト	・新版 TEG-Ⅱ 東大式エゴグラム ・YG 矢田部ギルフォード性格検査	・CES-D うつ病（抑うつ状態）自己評価尺度 ・STAI 状態・特性不安検査 ・CMAS 児童用不安尺度 ・TK 式診断的新親子関係検査 ・音読検査 ・AQ 日本語版自閉症スペクトラム指数
操作が複雑なもの	・WPPSI ・田中ビネー知能検査Ⅴ ・新版 K 式発達検査	・SCT 精研式文章完成法テスト ・P-F スタディ絵画欲求不満テスト ・バウムテスト ・描画テスト（風景構成法，HTP など）	・BGT ベンダーゲシュタルトテスト ・慶應版ウィスコンシンカード分類検査 KWCST ・BVRT ベントン視覚記銘検査 ・内田クレペリン検査
操作と処理が極めて複雑なもの	・WISC-Ⅲ ・WISC-Ⅳ ・WAIS-Ⅲ	・TAT 絵画統覚検査 ・ロールシャッハ・テスト ・CAT 幼児児童用絵画統覚検査	・K-ABC 心理・教育アセスメントバッテリー ・K-ABCⅡ ・DN-CAS 認知評価システム ・ITPA 言語学習能力診断検査 ・新装版 CARS 小児自閉症評定尺度 ・PARS-TR 親面接式自閉症スペクトラム症評定尺度

治医が総合的に診断をする．診断後，主治医から保護者および年齢により子ども本人にインフォームドコンセントを行う．

④**カンファレンス（症例検討）**

　症例検討のためのカンファレンスは主治医主導のところが多く，施設により参加する職種は異なる．当院では症例の心理支援に関するカンファレンスは主治医と心理職，あるいは入院中の場合は病棟看護師，病棟薬剤師，理学療法士，作業療法士，MSW，医療保育士，HPS らが参加して**心理職主導**で行う．ときには小児科を越えて，精神科，心療内科，脳神経外科，麻酔科など異なる領域を専門とする医師も参加してカンファレンスを行う．カンファレンスでは，症例ごとの検査結果と日常場面との共通点と相違点，量的分析と質的分析，一般性と個別性などを統合した所見をまとめ，今後の治療方針，心理社会的支援，親への指導などに反映させる．

⑤**フォローアップ（診断後の解説および心理支援）**

　心理職は，診断後速やかに子どもの認知特性およびその特性から予想される行動を，保護者と子どもに理解しやすいように解説したり，診断や専門用語についての補足説明を行う．そして，保護者とともに環境調整の課題を整理していく．その課題に対して有効と思われる対応を取り組みやすい方法に具体化して提案する．

　子どもに対して，**メンタルサポート**，**ストレスマネジメント**，**行動療法**，**社会機能訓練**（ソーシャルスキルトレーニング，SST），**疾病教育**などを行う．保護者に対しては，**親子関係やスケジュールの見直し**，**学級や教授法の調整**の提案，**ペアレント・トレーニング**，障害や疾病の**受容カウンセリング**，ときには保護者自身の**メンタルサポート**などを行う．受診頻度は，子どもと保護者の希望をもとに，週1回，月1回，学期ごとなど様々に設定する．入院中の子どもに対しては，頻回に面接したり病室訪問をして臨機応

変に対応することが求められる.

障害受容や**疾病教育**には充分な時間をかけるが,症例によっては年単位の支援が必要である.保護者を部外者にせず,ともに子どもの脳と心を育てていく視点に立ち,支援者として協働していくことが重要である.

(2) 病棟のチーム医療の場合

①子どもに対する心理的支援

小児がんなどで入院治療中の子どもに対して,医療と併行して介入する心理職の役割が非常に重要である.長期入院生活で抑うつ傾向の子どもに対して,多忙な医療者に代わってゆっくりと時間をかけて話を聞き,気持ちや希望を代弁していくことは,心理職に一番求められる役割である.また,子どもに**病名告知**をする場合に誰がどのような説明をするのかについて医師や家族から相談を受ける.子どもの発達年齢によって治療や予後の受け止め方に留意する点が異なることを医療者に解説する.

また終末期になった場合,成人のように患者自身が覚悟する死とは異なり,小児は自己認識が未熟なまま突然に死が訪れることもあるため,子どもやその家族に寄り添った**終末医療**をどのように支援していくかを心理面から配慮する.もちろん,子ども自身に対して最期まで生きることの期待を失わせないことや,子どもにかかわるすべての人が味方であることを伝えることが最も重要である.

②家族に対する心理的支援

入院治療中の子どもだけでなく,その家族に対する支援こそ心理職が介入すべき領域である.たとえば,終末期の過ごし方を家族と検討し,自宅で亡くなった場合に医師と看護師が訪問するか病院に戻るかなどを事前に**シミュレーション**を行い,最期まで(**エンジェルケア**)同じスタッフがケアをしてほしいなどの家族の希望をアセスメントしたうえで医療スタッフに的確に伝えることが重要である.

また忘れてはならないのは,入院治療中の子どもの**きょうだいへの配慮**である.きょうだいの日常と学校生活を優先することの重要性を保護者に説明すること,お見舞いの制限への対処,付き添いなどの役割分担を提案すること,子どもが亡くなった場合のショックやきょうだい自身がその場にいなかったことへの罪悪感の緩和のために介入することなどが役割となる.きょうだいに対してHPSとともに子どもの病状や治療について**プレパレーション**することもある.プレパレーションとは子どもが自分の治療について理解し主体的に入院生活を送れるように,検査や処置について事前にわかりやすく説明することであるが,きょうだいにも今どのような治療をしているのかを説明することが必要な場合がある.どうしても患児中心とならざるを得ない医療現場において,保護者から注目されないきょうだいが疎外感を覚えてしまうと,その後のきょうだい自身の成長発達に大きな禍根を残してしまうため,心理職が予防的にきょうだいや保護者に対して介入していくことが非常に重要である.

終末期に入った段階で,より良い医療,緩和ケア,心理的支援ができるように,あらかじめ**エンディングカンファレンス**として話し合う.残念ながら子どもが死亡した場合,関わった多職種チーム全員が経験を話し合い,子どもと家族の意向に沿ったケアができたかを振り返り,今後より高い質の看取りができるようにするために**デスカンファレンス**を行う.

4）小児科における心理支援

(1) 心理検査や心理療法の考え方

心理検査は，行動観察と併用することによって，子どもの発達特性を客観的に確認することができる．結果の数値を伝えて終わりではなく，検査結果やデータから子どもの日常生活における行動特徴を予測し，具体的な子どもの姿を浮かび上がらせるように詳細に読み解くことが非常に重要である．多種多様な発達特性が検査結果やデータにどのように反映されているかを分析できなければ検査をする意味がないので，そのためには検査手法の習得に留まらず，脳科学や認知神経学的背景，**定型発達児の発達段階と発達課題**を熟知しておく必要がある．

心理療法は様々あるが，それらすべての有効性が確認できているわけではない．ここではそれぞれの心理療法の是非については言及しないが，一つの療法にこだわることなく，子どもの特性にあわせて必要に応じて選択できることが求められる．特に大学病院の小児科においては，その療法を採用する根拠や目的を常に明確にしておく必要がある．ときには心理療法を用いなくても，子どもに寄り添って付き合いつつ子ども自身の心理的回復力や成長発達を待つということも多い．その場合は，保護者に子どもの**成長発達の現段階**と**今後の見通し**を解説しつつ，保護者自身の不安軽減に努めるという介入方法もある．

(2) 院内における連携

主治医と心理職の連携は，カルテ上での報告以外にカンファレンスで心理所見，心理的介入方針と経過報告を対面で行うことも非常に多い．特に難治例については，主治医だけでなく同時に複数の科で治療している場合は各科の医師，看護師，薬剤師，理学療法士，作業療法士，MSW，病棟保育士，HPS らと，緊急に関係者会議を実施する場合がある．したがって心理職は，多種多様な医療者から**共通理解**および**役割分担の協力**を得られるように，心理所見および介入方針について説明する責任がある．特に長期入院の子ども，保護者，きょうだいの支援については積極的に心理的視点から意見を述べることが重要である．そして直接介入をしない症例であっても医療者から意見を求められた場合は，心理的対応について専門的に回答しなければならない．

(3) 地域との連携

子どもの状態によって心理面接や行動療法を継続するが，家庭，学校などの**環境調整**は必須である．むしろ環境調整を先行させることによって子どもの心理的症状が軽減あるいは消失する場合が多い．通常は保護者自ら，心理所見を保育所，幼稚園，学校に伝えるが，保護者の希望により学校向けに心理所見をまとめた支援連絡票を発行したり，保護者同席のもと保育士や教師に対して子どもの支援について提案する．医療機関は個人情報保護のため，保護者や子どもを素通りして直接保育士や教師に情報提供することはできない．保護者が主体的に関与するという意味においても，必ず**保護者を通じて連携**することが重要である．

保護者の養育困難や虐待などの不適切な養育が判明した場合，医師は児童相談所，警察への通告義務がある．心理職は，医師および院内虐待防止委員会の了解のもと，院内のMSW に**他機関連携**について相談する．保護者の同意を得て，MSW から**地域の子ども家庭支援センター**や**保健所**と連携する．教育や養育の環境改善を目的とした介入を開始するために，地域の連携機関の担当者に主治医の診察や心理職の面接に同席してもらう場合もある．連携機関の担当者が，子どもの発達特性，保護者の養育困難などの状況を理解し

た結果，地域における介入や支援が開始され継続されていることを確認できれば小児科心理職の役割はほぼ終了となる．医師は本来の治療に専念しながらフォローアップし，子どもの成長発達に伴い新たな心理的課題が生じた場合，心理職に再度依頼する．

院内における連携や周辺地域との連携のように，治療全体の後方支援をする際は，あくまでもチーム医療の一員であることを念頭におくことが大切である．したがって心理学的知識や理論の習得のみならず，心理職自身の**対人コミュニケーションスキル**が非常に重要である．

（高橋桃子）

2．周産期領域

1）周産期医療の特徴

周産期とは，妊娠22週から生後7日未満の期間を指すが[7]，心のケアではその前後の期間を含めて周産期と捉えている[8]．1996年，厚生労働省により周産期医療対策整備事業が開始され，2010年の周産期医療体制整備指針では，「臨床心理士等の臨床心理技術者の配置」が示された[9]．現在，日本の周産期医療は世界でもトップクラスであり，新生児・乳児死亡率は世界で最も低い[10]．

周産期の高度で専門的な医療は，**周産期母子医療センター**が担っており，施設の基準によって**総合周産期母子医療センター**と**地域周産期母子医療センター**に分けられている．総合周産期母子医療センターは，**母体・胎児集中治療管理室**（Maternal-Fetal Intensive Care Unit；以下 **MFICU**），および**新生児集中治療室**（Neonatal Intensive Care Unit；以下 **NICU**）**［図4］**を備え，24時間体制で母体搬送・新生児搬送を受け入れ，救命救急を含む高度な医療施設である[7]．また，地域周産期母子医療センターは地域の周産期医療の中核的機能を担い，母体および胎児の周産期に係る比較的高度な医療を常時担う医療施設である[7]．周産期医療は，産科と新生児科（小児科），母と子の視点から成り立ち，その対象はハイリスク妊産婦やNICU入院が必要となる新生児などである．その主な疾患や病態を**表2，3**に示す．

また，近年，個人の遺伝情報を疾病の診断や治療，予防にいかす**遺伝医療**が発展してきている．周産期領域での遺伝医療は，ダウン症候群，18トリソミー，多発奇形症候群など遺伝子や染色体の変化によって起こる疾患などがその対象として知られている．**遺伝子検査**により，発症前診断・保因者診断・出生前診断が可能であり，プライバシーは厳重に守られる[12]．

遺伝に関する不安や疑問に対しては，臨床遺伝専門医や遺伝カウ

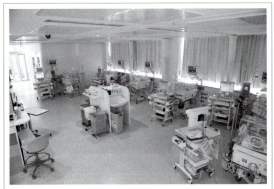

［図4］新生児集中治療室（NICU）

[表2] ハイリスク妊産婦の主な疾患・病態
・妊娠 22 ～ 32 週未満の早産
・40 歳以上の初産婦
・分娩前の BMI が 35 以上の初産婦
・妊娠高血圧症候群重症
・多胎妊娠
・前置胎盤
・子宮内胎児発育遅延
・糖尿病
・出血傾向のある状態
・精神疾患　　　　　　　　　　　など

（文献 11 より引用）

[表3] NICU 入院対象児の主な疾患・病態
・早産児（妊娠 22 週から 36 週 6 日まで）
・低出生体重児（出生体重 2,500g 未満）
・極低出生体重児（出生体重 1,500g 未満）
・超低出生体重児（出生体重 1,000g 未満）
・呼吸障害
・新生児仮死
・染色体異常
・先天性奇形
・低体温
・心疾患
・重症感染症
・重症黄疸　　　　　　　　　　　など

ンセラー認定養成課程を設置した大学院を修了し，試験に合格した[13] 認定遺伝カウンセラーなどにより**遺伝カウンセリング**が行われる．遺伝カウンセリングでは，医学情報をわかりやすく伝えることや，対象者自身で納得できる意思決定を行えるように，心理面や社会面を含めた支援が行われている[12]．

　周産期は，妊娠・出産という喜びに満ちたときであると同時に，甲状腺疾患や糖尿病などの合併症妊娠，早産，死産，先天性疾患などのリスクも存在する．また，産後の母親に起こりうる心の問題として，**マタニティーブルーズ**や**産後うつ**などがある．マタニティーブルーズは，産後のホルモンバランスの変化などにより，産後 3 ～ 10 日くらいまでに涙もろさや抑うつ気分などが一時的に出現し，多くの母親が経験するとされている[14]．産後うつは，産後 1 ～ 2 週から数カ月以内に，抑うつ気分，意欲や興味の減退，思考力や集中力の低下，無価値観や罪悪感，不安，焦燥感，食欲低下や増加などが 2 週間以上続き，産後の母親の十数％に出現するといわれている[14]．

　周産期の心理支援の対象は，すべての赤ちゃん*と母親，家族であり，何らかの問題があるために心理支援の対象となるわけではない[8]．また，亡くなっていく赤ちゃんもいるが，必ず赤ちゃんが支援に含まれることが特徴である[8]．周産期医療の場では，予期せぬ母体搬送からの入院と出産，新生児搬送，新生児仮死，重篤な障害などもあり，これらによる母子とその家族の精神的負担は計り知れない．目の前の現実が受け止められずに，母親・家族はただ茫然と立ち尽くしてしまうことも少なくない．橋本は，「周産期医療の場は，救命救急のための集中治療の場である．そして同時に，親子が出会い，関係が育ち，こころが育まれていく場でもある．他の診療科なら，入院中は治療に専念して，退院後に不足していた部分を補うということが可能かもしれないが，周産期医療の場で起こっていることは待ったのきかないプロセスである」と述べており[15]，妊娠中から始まる親子関係を形成するための継続的な心理支援が必要不可欠である．

　新しい家族が増えるということは喜びである反面，家族を構築することはストレスにもなり得る．NICU 入院中の赤ちゃんの母親の多くは，「満足に産んであげられなかった」という罪悪感，「あのとき○○していれば」という後悔の念にさらされていることが多い．

---

* 　ここでは，NICU に入院中の新生児（生後 28 日未満），乳児（生後 1 年未満）をあわせて「赤ちゃん」と表記することとする．

[表4] NICU入院児の母親・父親の心理状態とストレス要因

・赤ちゃんの容態・今後の成長発達への不安
・「満足に産んであげられなかった」という自責の念（母親）[8]
・「あのとき〜していれば（していなければ）」という後悔の念
・想像していた妊娠・出産でなかったことへの戸惑い
・予期せぬ母体搬送や出産，長期入院による心身の負担
・赤ちゃんへ抱っこや授乳ができないストレス
・赤ちゃんを抱える母親をさらに抱える「器」として機能するが，過大な父親としての役割を担わなければならない戸惑い（父親）[8]
・他の赤ちゃんとの比較
・赤ちゃんの長期入院によるストレス
・周囲との関係（NICUに入院していることを話したくない　など）
・周囲や環境への怒りがある場合もある
・面会と家庭や仕事の両立

　自身の回復もままならない状態でNICUに面会に来ることや，赤ちゃんの病状説明を受けることは心身ともに負担が大きい．また，NICUに入院して間もない赤ちゃんは抱っこ，授乳，沐浴などできないこともあり，母親として「何もしてあげられない」などの無力感も感じやすい．加えて，赤ちゃんの成長発達や育児への不安が大きい場合も多く，NICU入院児の母親・父親，祖父母，きょうだいなど家族が抱えるストレスも大きいため，家族の心情に寄り添うような心理的ケアが重要である [表4]．

2）周産期医療における心理支援

(1) 心理支援の実際

　周産期の心理支援は様々であり，施設によっても特徴があるが，NICUでは赤ちゃんに会いに行き，保育器や新生児用のベッドのそばで面会に来た母親・家族へ声をかけることが中心となる．また，妊娠中や出産直後の場合は産科病棟やMFICUへ，他科に入院中の場合はその病棟へ訪室する場合もある．母親・家族からの希望により個室で話す場合もあるが，ベッドサイドで対応することが多い．

　周産期の心理支援は，安静の指示が出ている妊婦や出産後間もない母親が多く，赤ちゃんの状態も異なるため，その状況に応じて負担をかけないよう，挨拶や自己紹介から始まり，NICUでは母親・家族と一緒に赤ちゃんを見守りながら，主に母親の不安を初めとする様々な思いに対して傾聴することから始まることが多い．また，周産期医療の場では亡くなる赤ちゃんもいる．亡くなっていく赤ちゃんと家族に対するケアも重要であり，死別後の家族の**悲嘆（グリーフ）**を支えることも心理支援として欠かすことができない．支援の際，精神疾患がある場合や産後うつが疑われる場合などは，精神科との連携が必要となり，心理職は精神科の治療をサポートする役割をとる[16]．加えて，急性期病棟で働く医療スタッフには，緊張状態が続く不規則な労働環境，赤ちゃんや家族への様々な感情，スタッフ間の人間関係のストレスなど，身体的・精神的な負担が大きく，**バーンアウト（燃え尽き症候群）**を招きやすい．心理職の役割の一つとして，ストレス状態にある周産期医療に携わる医療スタッフに対し，心理学的な視点から助言を行うなども求められる．

(2) 多職種との連携

　NICUでの多職種連携は，医師，看護師，薬剤師，病院ソーシャルワーカー，理学療法士など多職種による**チーム医療**として行われ，心理支援は心理職だけが行うわけではな

い[図5].定期的に行われる**病棟カンファレンス**（症例検討会）では，より良いケアのために多職種間で各々の専門性を尊重した検討が行われる．心理職は，母親や家族から退院後の生活に対する不安や，他のスタッフには話しにくいことが語られる場合には，人権を充分に配慮したうえでチームに伝えるとともに，心理学的な視点からの見立てやアプローチについてコンサルテーションを行う．

(3) 心理職に求められる職能

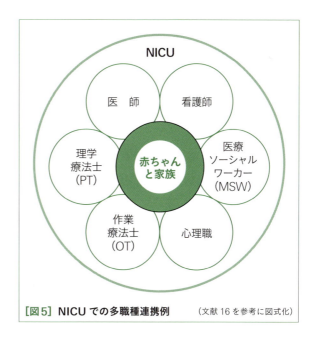

[図5] NICUでの多職種連携例　（文献16を参考に図式化）

周産期，特にMFICUやNICUにおける母親をはじめとする家族への心理支援は，その特性上，流動的に行う場合が多く，臨機応変に対応することが求められる．また，多職種と適切な連携を行うためにも，日ごろから他の医療スタッフとコミュニケーションを充実させることが大切である．

NICUでは，心理職は赤ちゃんと母親に声をかけ，そばにいさせてもらうことから始まるが，無理に話を聞き出したり，感情的に元気づけようとするのではなく，まず母親の気持ちに寄り添いながら，その場を共有することが大切である．橋本は，親と子の関係は外側から操作できるものではなく，「居心地よく親と子が共にいる時間を重ねる」ことによって自然に発達していくものであると述べており[8]，評価や指導，問題を発見しようとする姿勢ではなく，周囲の人々と親子を守る「器」となり，母親・家族の言葉だけではなく，言葉にならない思いや沈黙さえも聴くことで，家族が自らの心と向き合い，葛藤の中で生きることを支えていく[8, 17]ことが大切であると述べている．親子の力を信じながら待つこと，同時にその場で何が起きているのかを俯瞰して見ることが求められる[8, 17]．

(4) 心理的アセスメントと心理療法

MFICUやNICUでは他職種から母親・家族の構造や精神状態，どのように接したら良いかなどを尋ねられることが多く，他職種へのコンサルテーションや母親・家族を支援するために正確なアセスメントは欠かせない．心理的アセスメントは，母親・家族が語る内容と，表情やしぐさなど非言語的なものをあわせて丁寧に見立てを行う．その際にうつや不安の程度，性格傾向をみる**心理検査**（EPDS：エジンバラ産後うつ病自己評価法，SDS：うつ性自己評価尺度，MAS：顕在性不安尺度，STAI：状態・特性不安検査，エゴグラムなど）を身に付けておくことで，赤ちゃん・母親・家族の状況を含めた多角的なアセスメントを行うことが可能となる．実際に心理検査を実施するか否かは，施設やチームの状況により異なるが，実施する際は母親の心情などに配慮し，検査の目的を充分に検討したうえで行う必要がある．同時に心理職自身も赤ちゃんや母親・家族から，信頼ができるか，自分たちの思いをそのまま受け止めてくれる存在であるか，などを常に見られていることも忘れないようにしたい[16]．

MFICUやNICUでの心理援助には特別な形式があるわけではないが，周産期という

特別な状況にあることを自覚し，適切な支援を行うためには来談者中心療法，精神分析療法，認知行動療法，交流分析，リラクセーション法などの様々な心理療法を身に付けておくことは大切である．

3) 母子保健事業との連携

国や地域では育児ストレスや育児不安への対応，親子の孤立を防ぐ支援など様々な母子保健事業を行っており [表5]，そのなかで心理職は乳幼児健診時の発達相談や心理相談，地域によっては妊娠時からの様々な相談などの心理支援を担当している．

母子の支援には様々な機関が関わっているが，そのために充分な連携がとれない場合もあり，2017年に厚生労働省により「**子育て世代包括支援センター業務ガイドライン**」が発表された．子育て世代包括支援センターでは，妊産婦・乳幼児等の実情の把握，妊娠・出産・子育ての相談，情報提供・助言，保健指導，支援プランの策定，保健医療・福祉の関係機関との連絡調整を行っている[18]．2017年4月現在，525市区町村，1,106箇所で実施され[19]，2020年度末までに全国展開を目指している[18]．ガイドラインのなかでは臨床心理士の子育て世代包括支援センターとの連携が想定されている[18]が，今後は「公認心理師」が加わるものと予想される．

このほか母子保健関連施策では，医療機関も地域と連携を図り，退院後も切れ目のない支援を行うことが求められている [図6]．周産期医療ネットワークとして重度の障害をもった赤ちゃん，呼吸や経管栄養などの医療デバイスを必要とする疾患，母親自身の身体疾患・精神疾患，母親へのサポートがなく育児への不安が強い場合，DVや虐待のリスクがある場合など，必要に応じて医療ソーシャルワーカー（MSW）らを通じて，地域の保健センター，訪問看護ステーション，子ども家庭支援センター等と連携を行う．NICUの心理職は地域連携のカンファレンスなどに参加することがあるものの，心理支援に直接関わるまでには連携は進んではいない．今後，より多くの場面に心理支援が入っていくことが期待されている．

（青木絢子）

[表5] 様々な母子保健事業

- 母子健康手帳の交付
- 妊産婦検診
- 母親学級・両親学級
- 妊婦訪問
- 新生児訪問
- 乳児家庭全戸訪問（こんにちは赤ちゃん事業）
- 乳幼児健診
- 養育支援訪問（要支援家庭への支援）　　など

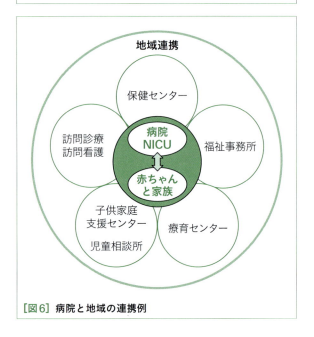

[図6] 病院と地域の連携例

10章 Q and A

Q1 小児科の説明で正しくない説明はどれか. 1つ選びなさい.
1. 心理職は場合によっては患児の所見を保育所, 幼稚園, 学校に直接伝えることもある.
2. 小児科の心理職は治療中の患児だけでなく, その家族に対する支援も求められる.
3. 心理職はひとつの治療技法にこだわることなく, 患児の特性にあわせて必要に応じて選択できることが求められる.
4. 心理検査は, 行動観察と併用することによって, 患児の発達特性を客観的に確認することができる.
5. 保護者の虐待など不適切な養育が判明した場合, 医師や心理職は児童相談所, 警察へ通告する義務がある.

Q2 周産期医療の正しくない説明はどれか. 1つ選びなさい.
1. 周産期医療は, ハイリスク妊産婦やNICU入院が必要となる新生児などが対象であり, 産科と新生児科 (小児科), 母と子の視点から成り立っている.
2. 周産期領域での遺伝に関する不安や疑問に対しては, 遺伝専門医や遺伝カウンセラーなどにより遺伝カウンセリングが行われている.
3. 産後の母親に起こりうる心の問題には, マタニティーブルーズや産後うつなどがある.
4. 周産期医療での心理支援の対象は問題のある新生児である.
5. 周産期医療は医師, 看護師, 薬剤師, 病院ソーシャルワーカー, 理学療法士, 心理職等多職種によるチーム医療として行われる.

Q1 | **A**······ 1
解説

　小児科領域の心理職の特徴は, 患児の問題に保護者が介在するため両者の関係について対応する必要があり, 言語的なやりとりだけでなく, 表情やしぐさといった非言語的な反応を見ることも重要である. 患児の周辺環境との連携も心理職の職務として大切な領域であるが, 守秘義務である個人情報は必ず保護者を通じて連携することが重要である. 小児科領域の心理職は多職種連携のチームの一員として機能することが多いため, 心理職の職能として多様な関係者から共通理解および役割分担の協力を得られるよう, 心理学的知識や理論の習得のみならず, 心理師自身の対人コミュニケーションスキルの向上が非常に重要である.

Q2 | **A**······ 4
解説

　周産期医療は, 産科と新生児科 (小児科), 母と子の視点から成り立ち, 医師, 看

護師，薬剤師，病院ソーシャルワーカー，理学療法士，心理職等多職種によるチーム医療として行われる．その対象はハイリスク妊産婦や NICU への入院が必要となる新生児，産後の母親に起こる可能性のあるマタニティーブルーズや産後うつなど多種多様であり，入院患児の母親・父親，祖父母，きょうだいなど家族の精神的負担が大きいことを考えつつ，心理的援助を行う必要がある．

文献

1）東 洋：日本人のしつけと教育－発達の日米比較にもとづいて（シリーズ人間の発達），東京大学出版会，1994.

2）乾 敏郎：脳科学からみる子どもの心の育ち－認知発達のルーツをさぐる，ミネルヴァ書房，2013.

3）下條信輔：まなざしの誕生－赤ちゃん学革命，新曜社，2006.

4）繁多 進：愛着の発達－母と子の心の結びつき（現代心理学ブックス），大日本図書，1987.

5）マーガレット・S. マーラー・他著，髙橋雅士・他訳：乳幼児の心理的誕生－母子共生と個体化（精神医学選書），黎明書房，2001.

6）ワロン（著），浜田寿美男（訳編）：身体・自我・社会－子どものうけとる世界と子どもの働きかける世界，ミネルヴァ書房，1983.

7）東京都保健福祉局ホームページ：周産期医療とは
http://www.fukushihoken.metro.tokyo.jp/iryo/kyuukyuu/syusankiiryo/shusankiiryotoha.html 閲覧日 2018 年 5 月 30 日

8）橋本洋子：第 2 版 NICU とこころのケア家族のこころによりそって，第 2 版，メディカ出版，2011，p2，p11，p17，pp28-31，p52.

9）厚生労働省ホームページ：「周産期医療体制整備指針」
http://www.mhlw.go.jp/file/05-Shingikai-10801000-Iseikyoku-Soumuka/0000096051.pdf 閲覧日 2018 年 5 月 30 日

10）世界子供白書，公益財団法人日本ユニセフ協会，2016，p128.

11）鈴木俊治：精神疾患合併妊娠のハイリスク管理加算に伴う医療連携．臨床婦人科産科 71：2017，pp511-515.

12）日本遺伝カウンセリング学会ホームページ：http://www.jsgc.jp/isgccong.html 閲覧日 2018 年 5 月 30 日

13）認定遺伝カウンセラー制度委員会ホームページ：http://plaza.umin.ac.jp/~GC/ 閲覧日 2018 年 5 月 30 日

14）立花良之：母親のメンタルヘルスサポートハンドブック 気づいて・つないで・支える多職種地域連携，第 1 版，医歯薬出版株式会社，2016，pp2-3.

15）橋本洋子：周産期医療の場にこころの視点を．周産期精神保健への誘い－親子のはじまりを支える多職種連携（堀内 勁監，窪田昭男，橋本洋子・他編），メディカ出版，2015，p29.

16）橋本洋子：心理臨床を追い求めて－心理臨床のエッセンス．心理臨床実践－身体科医療を中心とした心理職のためのガイドブック（矢永由里子編），誠信書房，2017，p149，pp154-155.

17）橋本洋子：周産期の心理臨床．臨床心理学 6：2006，pp732-738.

18）厚生労働省ホームページ：子育て世代包括支援センター業務ガイドライン
http://www.mhlw.go.jp/file/06-Seisakujouhou-11900000-Koyoukintoujidoukateikyoku/kosodatesedai gaidorain.pdf 閲覧日：2018 年 5 月 30 日

19）厚生労働省ホームページ：子育て世代包括支援センターの実施状況
http://www.mhlw.go.jp/file/06-Seisakujouhou-11900000-Koyoukintoujidoukateikyoku/kasyosu 2017_1.pdf 閲覧日：2018 年 5 月 30 日

医療心理学の実際⑤

11章 緩和医療

到達目標 ....

● 緩和医療について説明できる．
● 緩和医療に必要なアセスメント，多職種連携について説明できる．
● 対象喪失に伴う心理過程，悲嘆の過程について理解し，説明できる．

1. 緩和医療の理解

　世界保健機関（WHO）は，2002年に「緩和ケアとは，生命を脅かす疾患による問題に直面している患者とその家族に対して，痛みやその他の身体的問題，心理社会的問題，スピリチュアルな問題を早期に発見し，的確なアセスメントと対処（治療・処置）を行うことによって，苦しみを予防し，和らげることで，クオリティー・オブ・ライフ（QOL：生活の質）を改善するアプローチである」と定義としている．

　緩和医療の歴史は，1967年にシシリー・ソンダースが英国ロンドンに設立したセント・クリストファーホスピスから始まる．シシリー・ソンダースは，「苦しみには身体的・精神的・社会的・スピリチュアル（実存的な，霊的な）の要素があり，これらが互いに影響し合うことで全体としての苦しみを形成する」という**全人的苦痛**（total pain）**[図1]**の概念を提唱し，全人的苦痛の緩和を目指した．その後，緩和医療は「がん治療」の分野で発展し，近年ではがんに限らず循環器疾患・呼吸器疾患・神経難病など非がん領域の疾患も緩和医療の対象として認識されるようになってきた．

　がんは死を連想させる疾患の一つで，がんを疑い始めたときから患者および家族は大きなストレスにさらされることになる．これまで享受してきた健康や身体の機能を喪失し，日常生活や社会的役割，人間関係，人生設計などを変更せざるを得なくなることも稀ではなく，これらの喪失体験が重なることで心の安定が揺らぐことも多い．従来は，がんと診断されると積極的な治療を行い，治療効果が望めなくなった時点で緩和医療が始まるという考え方が一般的であったため，緩和医療は終末期医療という印象を与えることが多かった．しかし，近年ではがんの疑いが生じたときからすべての患者と家族を対象として，身

〔キーワード〕緩和医療，全人的苦痛，がん対策基本法，対象喪失，悲嘆の過程

141

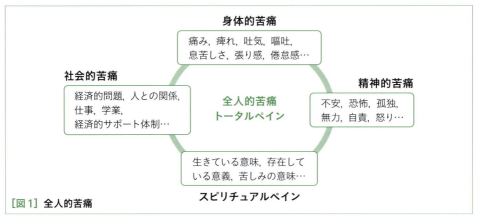

[図1] 全人的苦痛

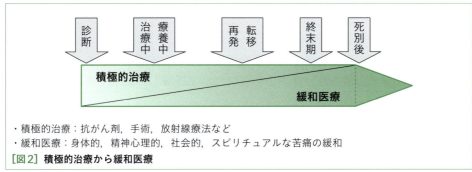

・積極的治療：抗がん剤，手術，放射線療法など
・緩和医療：身体的，精神心理的，社会的，スピリチュアルな苦痛の緩和
[図2] 積極的治療から緩和医療

体的・精神心理的・社会的・スピリチュアルな**苦痛を取り除く医療**を提供することが緩和医療の本質であるという考え方が広まりつつあり，さらには，患者が亡くなった後の**遺族のメンタルケア**まで含む医療へと発展している [図2].

1）日本における緩和医療の歴史

わが国において，がんは1981年より死因の第1位を占めるようになった．最新のがん統計によると，2017年には年間約37万人が亡くなり，2人に1人が生涯でがんに罹患し，3人に1人はがんで亡くなると推計されており，国民の生命と健康にとって重大な問題となっている[1]．このような現状を受けて，がん対策を推進するための環境整備を目的として2006年に**がん対策基本法**が成立し，その後，「**がん対策推進基本計画**」を数年ごとに改訂しながら国のがん対策が順次進められてきた [表1]．そのなかで第一期より「がん診療連携病院等の整備に関する指針」のなかに，薬剤師とともに臨床心理技術者（公認心理師や臨床心理士などの心理職*）を精神科医・精神腫瘍医・心療内科医に加えて配置し，QOLに配慮した**全人的医療**，**心のケア**の充実を図ることを目標とした．

第一期に続き，第二期から第三期の基本計画においては，**ライフステージに応じたがん対策**が取り上げられ，小児がん，AYA世代（Adolescent and Young Adult：思春期世代，若年成人世代）へのがん対策として，晩期障害への対応，保育，教育，就労，自立，心理的課題に対する支援など，長期にわたるフォローアップの体制の整備も組み入れられ，心理職の役割はますます広がりをみせているといえる．

---

* 2018（平成30）年，がん診療連携拠点病院等の指定要件に関するワーキンググループにより，「医療心理に携わる者として，公認心理師の資格制度の開始直後であることを踏まえ，原則公認心理師とした上で，一定期間は現行の臨床心理士でも可とすべきである．」とされた．

[表1] がん対策推進基本計画

	目　標	内　容	臨床心理技術職の課題
第一期 （2007 〜 2011 年度）	治療の初期段階からの緩和ケアの実施	・がんに対する研究の促進 ・がん医療の均てん化の促進 ・がん患者の意向を充分に尊重したがん医療提供体制の整備	がん診療連携拠点病院等の整備に関する指針（2010 年）「緩和ケアチームに協力する薬剤師および医療心理に携わる者をそれぞれ 1 人以上配置することが望ましい」
第二期 （2012 〜 2016 年度）	がんと診断されたときからの緩和ケアの推進	・がんによる死亡者の減少 ・すべてのがん患者とその家族の苦痛の軽減と療養生活の質の維持向上 ・がんになっても安心して暮らせる社会の構築	・専門的な緩和ケアの質の向上のため，拠点病院を中心に，精神腫瘍医をはじめ，がん看護の専門看護師・認定看護師，社会福祉士，臨床心理士などの適正配置を図り，緩和ケアチームや緩和ケア外来の診療機能の向上を図る． ・学会などと連携し，精神心理的苦痛に対するケアを推進するために，精神腫瘍医や臨床心理士などの心のケアを専門に行う医療従事者の育成に取り組む．
第三期 （2017 〜 2022 年度）	がん患者を含めた国民が，がんを知り，がんの克服を目指す	・がん予防 ・がん医療の充実 ・がんとの共生	

2）がんに対する緩和医療の特徴

　がんの疑いが生じ，がんと診断された時点から，患者には死を予期することによる衝撃・混乱・ショック・落胆・怒り・絶望・哀しみ・自暴自棄などの**心理的反応**が生じる［表2］．その結果として気分の落ち込みや集中力の低下，不眠，食欲不振などの**抑うつ症状**により，日常生活に支障をきたすことも稀ではない．がん患者が経験する精神疾患では**適応障害**と**うつ病**の頻度が高く，**抑うつ状態**が QOL を低下させる一因となっていることが知られている．

　一般的には，初めてがんを告知された直後では一時的に気分の落ち込みが認められても，しだいに落ち着きを取り戻し，治療に向けた適応の努力が始まる．気分の落ち込みは時間の経過とともに軽快していくことが多いといわれているが，再発・転移に対する不安は潜在しているものである．再発・転移，病状の進行，終末期になるにつれて新たな症状が出現したり多彩な身体症状に悩まされるようになると，治療が奏功しなかった失望感や挫折感，延命を望めないことから死への予期不安が高まり，気分の落ち込みや不安感などが再燃することもある．痛み・痺れ・麻痺のために行動が制限され，食事や排泄などが自分でできなくなり，人の手を借りる状況が増えてくることで，自尊心が傷つき，無力感や自己否定感が増強することもある．また，積極的な治療から緩和中心の医療へと移行するため転院・退院を余儀なくされることで，医療者から見放されるような不安，自分だけが病気であるという疎外感など，様々な喪失体験を重ねながら抑うつ的になったり，人生の意義や目的について繰り返し考えるようになることもある．

　米国の精神分析医 E. キューブラー・ロスはこれらの心理状態を分析して，1969 年に刊行された『死ぬ瞬間』において，**死を受容する過程**を第一段階「否認と孤立」，第二段階「怒り」，第三段階「取引」，第四段階「抑うつ」，第五段階「受容」の 5 段階に分けて，患者が抱えている問題の把握を試みた［表3］[2]．今日では，各段階は必ずしも明確に分けられるものではなく，相互に重なり合いながら進むと考えられているが，患者が**対象喪失**に伴う悲嘆のどの過程にあるのかを把握することは，心理的介入を行う際の指針となりうる．

　これらの**精神心理的苦痛**や**スピリチュアルペイン**［図1］から気持ちの安定を図るための対処法は人によって異なり，怒りや無力感を周囲にぶつける，否認を用いて苦痛を伴う

[表2] 緩和医療で問題となる心理的苦痛

感　情	内　容
不安感，焦燥感	これからどうなるのか，残された時間が少ないのではないか
恐れ，恐怖感	死ぬのではないか，痛みなどで苦しむのではないか
孤立感，疎外感	自分だけ病気に苦しんでいる，社会から取り残されてしまった
怒り，腹立ち	どうして自分だけがこんな目に遭わなくてはならないのか
無力感，絶望感	治療しても無駄ではないか
自責感，後悔	健康管理をしなかった自分が悪い
失望感，挫折感	治療の効果がなかった
惨め，不甲斐ない	身の回りのことすらできなくなってしまった
罪悪感，気兼ね	自分でできないことが増えて周りに迷惑をかけている

[表3] 死の受容モデル（E.キューブラー・ロス）

段　階		内　容
第一段階	否認と孤立	自分が死ぬということは嘘ではないかと疑う段階
第二段階	怒り	なぜ自分が死ななければならないのかという怒りを周囲に向ける段階
第三段階	取引	なんとか死なずにすむように取引をしようと試みる段階
第四段階	抑うつ	何もできなくなる段階
第五段階	受容	最終的に自分が死ぬことを受け入れる段階

現実を回避する，独りで苦痛を抱え込みふさぎ込むなどの不適応な行動が表れ，専門的な介入が望まれるような精神状態に陥ることもある．ときとして希死念慮を抱き，自殺にまで進展することもありうるため，不適応を起こしている状態を早期に発見して適切に対応していくことが必要となる．

特に**精神心理的な支援**が必要となるのは，近親者からの精神的支援が少ない，治療方針や病識について患者と家族間でズレがある，医療不信がある，精神科・心療内科などの既往歴がある，対人関係・社会的役割の喪失を重ねている場合などがあげられる．その患者が受けた心理的衝撃の強さやものごとの受け止め方・感じ方などの性格傾向，ストレスへの対処法と適応能力，サポート体制の有無などの観点から，患者がおかれている状況や精神状態を多角的に把握していくことが必要となる．

2. 緩和医療における心理支援の特徴とシステム

がん医療に限らず医療現場においては，身体の状態や治療の状況によって面接場所・面接時間・面接の頻度など面接の環境を整えることができない場合も多く，患者の状態に応じて柔軟に対応する必要がある．

緩和医療における心理支援の目標は，精神・心理的苦痛を和らげることにより，辛い治療に耐える力を確保すること，がんと向き合いながらも自分らしい生活を送ることができ

るように支えていくことにあると考えられる．患者の性格，がんの種類，進行のステージ，患者を取り巻くサポート体制などの状態によって，心理支援の対象となるテーマは変化する．葛藤や弱音などを語ることができるように支援することがその基本となるが，心の安定を図るために現実を否認するような言動が患者から出てくる場合には，治療の妨げにならない限り，直面化させるよりも見守ることも必要である．

　終末期が近づくと，残された時間のなかでやりたいことは何か，どこでどのように過ごしたいのか，延命治療をどうするかなど，終末期に向けた意思決定に寄り添うことがテーマとなることも多い．患者が死について語り始めたときは，安易な励ましや死に対する不安を否認するのではなく，背景にある気持ちに耳を傾け，誠実に向き合うことが死に向かう患者の孤独を癒やすことにつながると考えられる．

　また，緩和医療における家族は，患者に身体的・情緒的・経済的な支援を提供すると同時に，意思決定の責任を共有する役割を引き受けることも多く，家族が心理的負担を抱えることも少なくない．医療現場では**家族のケア**は後回しにされることも多いが，「第二の患者」として家族もケアされる必要性があることを認識しておく必要がある．

3. 緩和医療における心理支援

　心理支援で行われることは，がんに罹患したことによる様々な喪失体験と，それに伴う**悲嘆の過程**に寄り添うことであり，患者の孤立感や不安感を和らげることで抑うつ感や不安を軽減していく[3]．手法としては，不安・恐怖・哀しみ・抑うつなどの感情を共感的に受け止めるなどの**支持的精神療法**，正しい情報や必要な情報を提供し，認知や行動を修正する**認知行動療法**，リラクセーション法などを用いた**自己コントロール感習得**など，本来患者が備えている適応力を回復させるように働きかけていくことが心理支援の基本となる．

　緩和医療におけるアセスメントは，様々な対象喪失や死を意識する状況を患者はどのように受けとめているか，どのような気持ちを抱えているか，どのように適応を図ることができるか，周囲のサポート体制をどのように受け入れることができるか，悲嘆の過程のどこに位置しているかなどを正確に把握し，患者・家族への介入の方法や目標を考えていくことになる．また，ある程度の客観的指標として心理検査の活用も有用であり，不安や抑うつなど気分の状態を把握するために，患者の負担が軽く利用しやすい**質問紙法検査**などを施行することもある．

　緩和医療の現場は多くの職種が関わるチーム医療であり，**他職種との情報共有**を図ることで患者の心理状態やおかれている状況を多面的に把握することが可能となる[4]．心理職には，患者と向き合うことだけでなく，患者が抱えている精神心理的苦痛やスピリチュアルペインに関して心理的側面からのアセスメントを他の職種に伝えることが求められる．そのために，患者・家族のみならず，治療に関わるスタッフと良好なコミュニケーションを図る能力，専門的な言葉を使わずに誰にでも理解できる表現で伝える能力が必要となる．現状では心理職は医学的知識を学ぶ機会が少ないため，他職種との医学的コミュニケーションに困難を生じることもあり，緩和医療に必要な医学的知識や治療方法などについての自学自習，医療現場での経験の積み重ねは不可欠であると考えられる．

緩和医療に携わる心理職は，直接患者に関わり，心のケアを担当するだけでなく，家族の精神心理的な苦痛のケア，治療場面における人間関係や環境の調整，スタッフの**ストレスマネジメント**を通して，間接的に患者を支えていく役割も期待されている．

11章 Q and A

Q1 緩和医療について正しいものはどれか．1つ選びなさい．
1. 緩和医療は生命を脅かす疾患に直面している患者と家族らに対して，QOLの改善を目的とするアプローチである．
2. 緩和ケアでは原則としてスピリチュアルな問題は取り上げない．
3. キューブラー・ロスは死を受容する過程を3段階に分け，患者の抱えている問題の把握を試みた．
4. 緩和ケアでは痛みのコントロールが最優先される．
5. 緩和医療のなかで心理職は終末期に向かう患者に焦点を向ける必要がある．

Q2 緩和医療における心理支援のなかで，誤っているものはどれか．1つ選びなさい．
1. 患者が死について語り始めたときは，背景にある気持ちに耳を傾け，誠実に向き合う．
2. 患者の不安・恐怖・哀しみ・抑うつなどの感情を共感的に受け止める支持的精神療法が基本となる．
3. 心理支援の対象となるテーマは変わらないので，一貫性のある支援を行う．
4. 緩和医療においては，患者の家族も支援の対象となる．
5. 認知行動療法やリラクセーション法など自己コントロール感の習得は，患者が備えている力を回復させる効果がある．

Q1 | **A**······ 1
解説
　緩和医療の目的は，生命を脅かす疾患による問題に直面している患者に対して，治療の初期より，痛みなどの身体的問題，心理社会的問題，スピリチュアルな問題に対処し，QOLを改善することである．患者のみならず，患者を取り巻く家族や身近な人たちの精神心理的苦痛に対しても，心理的支援を行うことが求められる．

Q2 | **A**······ 3
解説
　心理支援の対象となるテーマは状況によって変化するため，がんの進行の程度や，患者のおかれている悲嘆のプロセスを正確にアセスメントすることが重要である．そして，患者を支える周囲のサポート体制を把握して，それらの人たちとともに患者にふさわしい支援を行うことが大切である．

文献

1) 国立がん研究センター：https://www.ncc.go.jp/jp/information/pr_release/2017/0920/index.html（2018.1 閲覧）
2) E. キューブラー・ロス（鈴木　晶訳）：死ぬ瞬間　―死とその過程について，中央公論新社，2001.
3) 小此木啓吾：対象喪失―悲しむということ，中公新書，1979.
4) 並木昭義，川股知之編：すぐに役立つ緩和ケアチームの立ち上げと取り組みの実際，真興交易医書出版，2007.

（石風呂素子）

column
ナラティヴ・メディスン

はじめに

これまでの医学（とその研究の結果，臨床に適用される医療）は，物理学や生物学などと同様，「科学」として成立してきた．そのため，医学は科学的な「エビデンス」ベースとして発展してきた．これらの発展により医学から人が受ける恩恵は，現在も今後もはかりしれないものがある．また，今後の医学の発展も，このような科学的な「エビデンス」をベースとしながら続いていくだろうことは言を待たない．しかし，医学が機能しなくなる場合ではどうか，より具体的に言えば，医学が実践的機能を発揮する場である「医療の場」において，その機能が発揮できなくなる場合はどうか．つまり，医学的なエビデンスが機能しなくなる場合のことである．

医学的エビデンスが発揮できなくなり，医療が機能しなくなる状況というのは，もちろん医療の現場に生じる．それは，これ以上医学的治療をしても治癒が見込めない状況である．

これまでの治療が功を奏さなくなり，痛みに関する緩和など，死に向けて行われる対処療法がメインになる終末期においては，「科学としての医療」は撤退せざるを得なくなる．それに代わって「前面／全面」に出てくるのが，このような患者に関わる（この患者自身や医療従事者も含む）人々の「語り」である．

このような医療状況における「語り」をメインに取り扱う医療を，「エビデンス・メディスン」と対比して「ナラティヴ・メディスン」という．

ナラティヴ・メディスンの具体的方法

エビデンス・メディスンがいわば，科学的・客観的であるのに対して，ナラティヴ・メディスンは主観的である．というのは，「状況」に対応・反応する人々の主観的語りを扱うから

である．これら「語り」に対する（ナラティヴな）アプローチは多様であるので，字数の関係上，今回は筆者が実践しているパラレルチャートとリメンバリングをナラティヴ・メディスンの具体的アプローチとして解説する．

(1) パラレルチャート [1]

シャロン [2] が提唱したパラレルチャートは，医学生のための臨床訓練の一部として行われる．そこにおいて特定の患者に向けられた「自分の（主観的）思い」を記述するということがメインとなる．これは通常のカルテが，患者に関する「医学的事実」を客観的に書くということに対比して，その患者をみている自分のうちに「湧いてくる」，その患者に対する主観的気持ちを／思いを記述するものである．

これは患者の「体験」と「忍耐」を理解し，（医学生を含めた）医療者である自分自身を見つめ直すためのツールでもある．

具体的には，自分の受け持ち患者や印象に残っている患者など特定の患者への「手紙」という形をとる．その書かれた手紙について，集まった医療関係者が語り合い，「（手紙にあるような）患者体験」をした医療者の体験内容を共有しつつ深め，かつ拡げていくことになる．応用としては，手紙に書くのではなく，参加者の目の前でファシリテーター（対話を促進する進行・司会役）とともに対話的に「印象の残る患者」について話す仕方もある．それを聞いて参加者が二人一組で話し合って，それをフィードバックするというリフレクティング（コラム：52頁「リフレクティング」参照）の応用実践である．

以上を通して，自分と患者についての語りを対話的に分厚くし，そこからリフレクトされてくる参加者からの「新たな語り」も含み入れて，語りの「積み重ね」の「積み重ね」

を行っていき，「印象に残る患者」への語りを広く深く分厚くしていくのである．参加者の語りも含めた新たな語りももともとの語り手の「語り」に加わり，患者とのこれまでの関係が（いわば）「更新・改訂」されて，より「治まる」物語となって，深く広く患者との関係が再構成され，深まっていく．

(2) リメンバリング[3]

この「リメンバリング」という言葉には，二つの意味が込められている．一つは「思い出す・覚えている」であり，あと一つは「再びメンバーに入れる／再びメンバーにする（リ・メンバリングする）」という意である．

以下のような「状況」で使用される．

〈死に逝く人や故人と遺された家族が対話する〉

死に逝く人が家族に（死後）「覚えておいてほしいこと」を家族と対話しながら伝える．あるいはその人の死後，その人なら（たとえば最愛の夫なら），私の／家族の今の状況をどのように言うだろうかと「故人」の考えそう／言ってくれそうなことを言語化すること．さらに，娘について何と言うだろうかと亡くなった「その人」の眼を通して考え，言語化すること．これは死後，再び「その人」を人生の中に（生きている人のように）組み入れて対話するということである．その意味でリメンバリングは「故人」を遺された家族の人生の中に，あたかも生きている人のように組み入れることでもある．

おわりに

ナラティヴ・メディスンは，その名の通り，医療現場における医者や患者，その家族の「語り」に始まり，「語り」に終わる．つまり，それぞれの「物語」が交錯し合い，その「物語」に沿って人は「医療世界／病棟世界」に生きる．人がもつ「物語」がいかに強力かは，その人のもっている「物語」に，ときに人は命さえ賭けるということからもわかる．自分のもつ思想・信条や宗教（の物語）に殉ずる人は現代でも過去にも多数いる．すべての人は「物語」に沿って生き，その「物語」に沿って死んでいく．

ナラティヴ・メディスンは，医療現場で交錯せざるを得ない人々それぞれがもつ，その「物語」に焦点をあてる．医療現場において，その「物語」をどう語り，どう「物語」を生きたかに焦点をあて，それについての対話を，本人を交えながら展開していく．医療者，家族，当事者それぞれの「物語」が交錯し，それが大事な「語り」として丁寧に取り扱われる．そのような扱われ方の結果，それらの人々の物語は厚みを帯び，他者の「物語」をも付け加えながら，他者とも共有する形で，かつ対話によって充分に調えられながら豊穣化・共体験化する[3]．

文献
1) 小森康永：ナラティブ・メディスン入門，2015.
2) Charon.R（斉藤清二・他訳）：ナラティブ・メディスン，医学書院，2011.
3) Hedtke.L，Winslade.J（小森康永，石井千賀子・他訳）：人生のリメンバリング―死にゆく人と遺される人との会話，金剛出版，2005.

田代　順

12章 産業保健

医療心理学の実際⑥

到達目標

● 産業保健について説明できる.
● 産業保健領域の疾患と心理支援について説明できる.

1. 産業保健領域

産業保健領域とは，労働生活全般を対象とし，労働者の安全と健康および QOL（生活の質）の保持・増進，労働生産性の向上，ひいては組織の発展にも寄与することを念頭に，幅広く心理学の知見を用いていく応用領域である．臨床心理学，組織心理学，健康心理学，キャリアカウンセリング，産業医学，精神医学，心身医学，経営学，コミュニケーション学など包括的に関わっていることと，流動的な経済産業界の動向への理解も欠かせない分野である．

1）労働者をとりまく現状と課題

労働者をとりまく現状としては，職場の人間関係，仕事の質や量，会社の将来性や仕事への適性の問題などが労働者の大きな**ストレス**となっており，約6割の労働者が自分の仕事や職業生活に関して，強い不安や悩み，ストレスを抱えている[1] **[図1]**．また，精神障害による労災の請求件数と支給決定件数も年々増加傾向にあり **[図2]**[2]，**労働者の自殺者数**も年間6千人を超えている[3] **[図3]**．こうした背景から，**労働者の心の健康保持**は労働行政の重要課題と位置づけられ，組織においては，従来の精神的不調者の早期発見・早期治療や復職支援に加え，全労働者を対象とした予防的かつ健康支援的な**ストレス対策**の実施が求められている．

2）主な疾患とその特徴

中央労働災害防止協会は，「**企業におけるストレス対応のための指針**」[4]（1986年）にお

〔キーワード〕労働者の心の健康，ストレス関連疾患，4つのケア，セルフケア，予防（一次予防，二次予防，三次予防），ストレスチェック制度

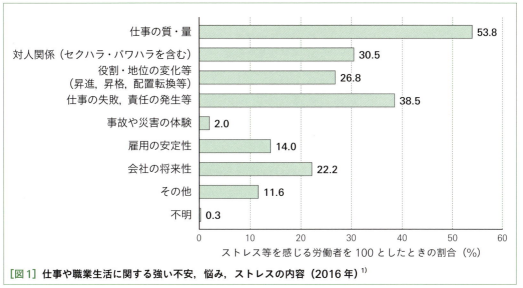

[図1] 仕事や職業生活に関する強い不安,悩み,ストレスの内容(2016年)[1]

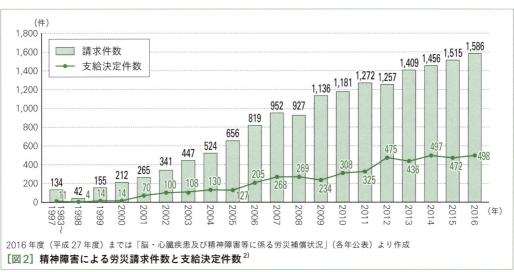

2016年度(平成27年度)までは「脳・心臓疾患及び精神障害等に係る労災補償状況」(各年公表)より作成

[図2] 精神障害による労災請求件数と支給決定件数[2]

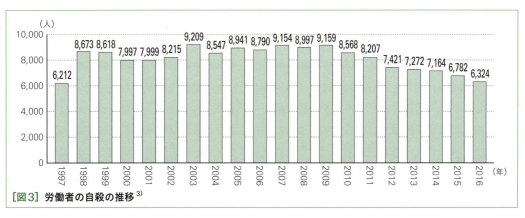

[図3] 労働者の自殺の推移[3]

いて,30の健康障害を**ストレス関連疾患**として例示した[**表1**].これらの疾患の共通項は,発症の原因あるいは誘因,または疾患の増悪因子として,種々の心理的ストレス要因が関与していることである.産業保健ではすべての疾患が対象となるが,心理職としては,特に**うつ病**や**パニック症**,**アルコール依存症**,**心的外傷後ストレス障害(PTSD)**,**適応障害**,

[表1] **ストレス関連疾患**

1）胃・十二指腸潰瘍	2）潰瘍性大腸炎	3）過敏性腸症候群
4）神経性嘔吐	5）本態性高血圧症	6）（神経性）狭心症
7）過換気症候群	8）気管支喘息	9）甲状腺機能亢進症
10）神経性食思不振症	11）片頭痛	12）筋緊張性頭痛
13）書痙	14）痙性斜頸	15）関節リウマチ
16）腰痛症	17）頸肩腕症候群	18）原発性緑内障
19）メニエール症候群	20）円形脱毛症	21）インポテンツ
22）更年期障害	23）心臓神経症	24）胃腸神経症
25）膀胱神経症	26）神経症	27）不眠症
28）自律神経失調症	29）神経症的抑うつ状態	30）反応性うつ病

（企業におけるストレス対応のための指針，中災防，1986 年）

[表2] **国のメンタルヘルス対策の流れ**

1972 年	労働安全衛生法制定（労働基準法から独立）
1986 年	企業におけるストレス対策のための指針（ストレス関連疾患）
1988 年	健康保持増進措置（THP）の努力義務化
1999 年	心理的負荷による精神障害等に係る業務上外判断指針
2000 年	電通事件（労働者の自殺事案）に対する最高裁判決
2000 年	事業場における労働者の心の健康づくりのための指針（旧メンタルヘルス指針）
2004 年	心の健康問題により休業した労働者の職場復帰支援の手引き（2009 年改訂版）
2005 年	長時間労働者に対する医師による面接指導（労働安全衛生法改正）
2006 年	労働者の心の健康保持増進のための指針（新メンタルヘルス指針）
2008 年	労働契約法が施行され，安全配慮義務が明文化
2011 年	心理的負荷による精神障害の認定基準
2012 年	ポータルサイト「こころの耳」開設
2015 年	ストレスチェック制度の施行

発達障害，**心身症**などを患う労働者への対応が求められる．

2．産業保健における心理支援の特徴とシステム

1）労働安全衛生法の理解

　産業保健の実践にあたっては，**国のメンタルヘルス対策の流れ**[表2]と**労働安全衛生法**の理解が不可欠である．労働安全衛生法では，事業者に対して「快適な職場環境の実現と労働条件の改善を通じて職場における労働者の安全と健康を確保する」ことが明記され，使用者には，労働者に対する「**安全配慮義務**」が課せられており，労働者がその生命，身体などの安全を確保しつつ労働することができるよう，必要な配慮が求められている．安全配慮義務違反があれば，罰則が適用されるだけでなく，損害賠償を請求される可能性がある．事業者には「作業環境管理・作業管理・健康管理（労働衛生の3管理）」と「労働衛生教育」を実施することが義務づけられており，心理職は，職場のメンタルヘルス対策の協働者としての役割がある．

2）4つのケア

　メンタルヘルス指針[5, 6]における「**4つのケア**」の原則を**図4**に示す．これら4つのケアは，継続的かつ計画的に行われることが重要である．心理職としては，「事業場内産業

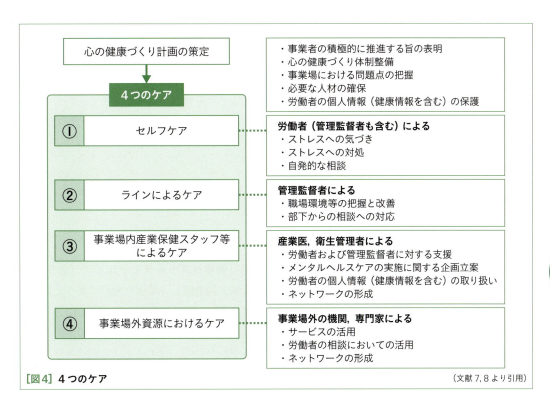

[図4] 4つのケア　　　　　　　　　　　　　　　　　　　　　（文献7,8より引用）

保健スタッフ等によるケア」や「事業場資源によるケア」のなかで，専門スタッフとしての役割が期待されるが，心理職自身の**セルフケア**の実践も必須である．

3）予防（一次予防・二次予防・三次予防）

　産業保健領域においてメンタルヘルス対策を講じるうえでは，予防的かつ健康支援的視点が欠かせない．病気にならないように予防を主眼とした「予防医学」の立場から，病気の未然防止を目的とした**一次予防**，早期発見と早期対応を目的とした**二次予防**，職場復帰支援（機能回復と再発予防）[7,8]を目的とした**三次予防**がある．

　一次予防としては，メンタルヘルス教育（セルフケア教育，管理監督者教育）や職場環境改善があげられる．セルフケア教育は，自身のストレスに気づき，予防や対処（コーピング）のための方法を身につけ，自発的な相談を促進させることなどが目的である．管理監督者教育では，管理監督者として心の健康問題に対する正しい態度を理解し，部下からの相談対応や支援，産業保健スタッフ部門を含む他部門との連携の方法を理解することなど「**ラインケア**」の強化が中心的な内容となる．職場環境改善では，後述するストレスチェック制度における集団分析を活動に役立てることができる．

　二次予防としては，うつ病などの精神疾患，あるいはストレス反応を早期の段階で発見し，産業医・産業保健スタッフへつなげることや，専門家へリファーすることなどがあげられる．うつ病などの精神疾患が疑われる場合は，専門医の受診の必要性や現在の辛い症状が改善されることなどを説明するが，精神疾患への偏見や受診への不安が軽減されるように対応することが大切である．

　三次予防としては，前述のメンタルヘルス指針[5,6]内にて，職場復帰プログラム策定と，個々人に合わせた職場復帰支援プランによる円滑な支援が5段階で示されている．休業開始から職場復帰後のフォローアップまでを一連の流れとしてとらえ，症状の改善だけでな

く，業務遂行能力の回復程度，復帰先職場の受け入れ準備態勢の評価までを行い，スムーズな職場復帰を目指すことが重要である．

　組織がメンタルヘルス対策を実施し，労働者の健康が保持・増進されれば，医療費削減だけでなく，労働力の安定，パフォーマンス発揮による生産性向上につながる．あわせて職場の雰囲気もよくなり，労働者の生きがいや働きがいという面にもよい作用が波及することが期待される．心理職には予防医療の観点からの活動が求められる．

3．産業保健における心理支援

1）NIOSHの職業性ストレスモデル

　米国国立労働安全衛生研究所（NIOSH）による「**職業性ストレスモデル**」[9,10] [図5] では，**職場のストレス要因**が「仕事以外の要因」，「個人的要因」，「緩衝要因」によって調整・緩衝され，心理的・身体的・行動上の**ストレス反応**に影響すると考える．さらにストレス反応が持続し慢性化した場合に，心身の「疾病」につながっていくという，因果関係で構成された包括的モデルである．心理職は，それぞれの要因に対する見立てができることが求められる．

2）ストレスチェック制度[11]

　2015年より実施された**ストレスチェック制度**[12] の概要を図6に示す．この制度は，労働者のストレスの程度を把握し，労働者自身のストレスへの気付きを促すとともに，職場改善につなげ，働きやすい職場づくりを進めることによって，労働者がメンタルヘルス不調となることを未然に防止すること（一次予防）を主な目的としたものである．ここで推奨されているストレスチェックは，下光らが開発した**職業性ストレス簡易調査票**[13] で，職場のストレス要因，心身の自覚症状，サポート要因の3要因群57項目から構成され，自記式で短時間に測定できる．結果は，個人向けと集団分析のかたちでフィードバックされる．高ストレス者と判定された労働者には医師の面接が勧められるが，実際に医師面接を受ける人は0.6%[14] と極めて低い．

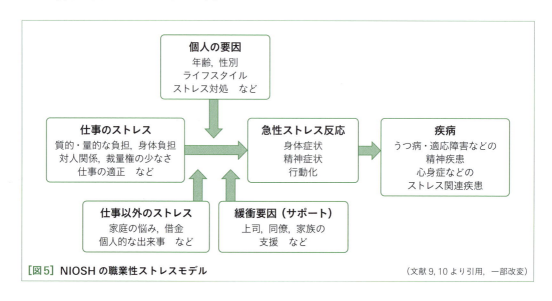

[図5] NIOSHの職業性ストレスモデル

（文献9，10より引用，一部改変）

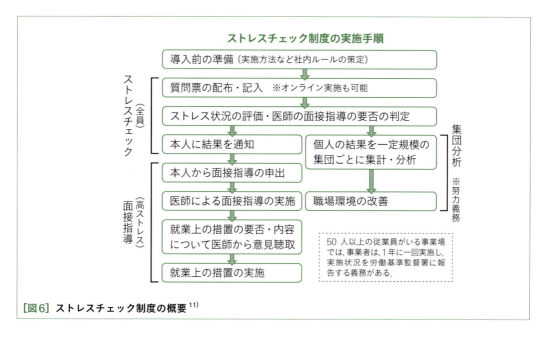

[図6] ストレスチェック制度の概要[11]

　ストレスチェック制度は，ストレスチェックの実施を企画し評価を行う「実施者」と，事業者に指名され実施者の指示によりストレスチェックの実施事務に携わる「実施事務従事者」で構成される．労働安全衛生法により，産業保健や精神保健の知識をもつ「医師」「保健師」および厚生労働大臣が定める研修を修了した「看護師」「精神保健福祉士」が実施者であったが，2018年8月，厚生労働省は労働安全衛生規則の一部を改正する省令を公布し，必要な研修を修了した「歯科医師」と「公認心理師」をストレスチェックの実施者に加えた．この改正により公認心理師による保健指導の役割は非常に大きなものとなった．

4. 保健指導に役立つ知識と技能

　心理職として保健指導にあたる際は，基本的な面接技法のほか，**認知行動療法**や**リラクセーション法**などを習得しておくとよい．

　認知行動療法とは，気分や行動が認知のあり方（ものの考え方や受け取り方）の影響を受けることから認知の偏りを修正し，問題解決を手助けすることによって精神疾患を治療することを目的とした，構造化された心理療法である[15, 16]．精神疾患以外でも，日常のストレス対処にも適用可能であり，保健指導での活用が期待できる．

　代表的かつ実用的なリラクセーション法としては，**自律訓練法**，**筋弛緩法**，**腹式呼吸法**などがあげられる[17]．なかでも自律訓練法は積み上げ式の練習が必要であり，7つの言語公式を習得することになっているが，第1公式の「四肢重感練習」，第2公式の「四肢温感練習」までを習得できれば，日常のリラクセーションとして充分な効果が期待できる．

　認知行動療法やリラクセーション法については，対象者が日常生活で活用できるよう，適切な量と質の指導が求められる．

12章 Q and A

Q1 産業保健領域の説明で適切でないものはどれか．1つ選びなさい．
1. 産業保健心理学とは，労働生活全般を対象とし，労働者の安全と健康および QOL の向上，労働生産性の向上などに心理学の知見を用いて幅広く応用していく領域である．
2. 労働者の約6割は自分の仕事や職業生活に関して，強い不安や悩み，ストレスを抱えている．
3. 産業保健の実践にあたっては，国のメンタルヘルス対策と労働安全衛生法の理解が不可欠である．
4. 産業保健領域における予防医療の活動は産業医に一任されている．
5. 2015年より施行されたストレスチェック制度では，高ストレス者には医師の面接が勧められるが，医師面接を受ける労働者の割合は極めて低いため，それを補うための心理職の役割は期待されている．

Q2 産業保健領域の心理支援で適切なものはどれか．1つ選びなさい．
1. ストレスチェック制度は，職場のストレス要因を測定し，労働環境を評価するためのものである．
2. セルフケアは労働者に行うもので，心理職自身には関係しない．
3. 産業保健領域の心理支援では，予防的かつ健康支援的視点が欠かせない．
4. 産業保健領域の心理支援は，精神疾患をもつ労働者のみが対象となる．
5. 労働者からの相談内容は管理監督者(上司)とすべて共有することが望ましい．

Q1 | **A**……4
解説

　産業保健領域の現場では，職場の人間関係，仕事への適応の問題など労働者は大きなストレスを抱えており，労働者は自分の仕事や職業生活に関して強い不安や悩みをもっている．こうした背景から労働者の心の健康保持は，労働行政の重要課題と位置付けられ，従来の精神的不調者の早期発見・早期治療や復職支援に加え，全労働者を対象とした予防的な健康支援が求められている．そのため産業医の活動だけでは限界があり，職場のメンタルヘルス対策の協働者として心理職にも予防の視点からの活動が期待される．

Q2 | **A**……3
解説

　ストレスチェック制度は労働者のストレスの程度を把握し，労働者自身に気づきを促すとともに，働きやすい職場づくりにつなげ，メンタルヘルスのための一次予防を目的としている．専門スタッフとしての役割とともに，心理職自身のセルフケアも必須である．また，身体疾患がメンタルヘルス不調と関連していることも多いため，幅

広い心理支援が求められる．労働者との相談内容については，公認心理師法で「秘密保持義務」が定められている通り，守秘すべきである．ただし，安全配慮等の観点から，本人に同意を得て周囲と情報を共有し，連携を図ることが必要な場合もある．

文献

1) 厚生労働省：平成 28 年労働安全衛生調査（実態調査）：2017.

2) 厚生労働省：平成 28 年度過労死等の労災補償状況：2017.

3) 警察庁：平成 28 年中における自殺の状況：2017.

4) 中央労働災害防止協会：企業におけるストレス対応のための指針（資料）：1986.

5) 厚生労働省：心の健康問題により休業した労働者の職場復帰支援の手引き：2004.

6) 厚生労働省：心の健康問題により休業した労働者の職場復帰支援の手引き（改訂版）：2009.

7) 厚生労働省：事業場における労働者の心の健康づくりのための指針：2000.

8) 厚生労働省：労働者の心の健康保持増進のための指針：2006.

9) Hurrell JJ, McLaney MA：Exposure to job stress：A new psychometric instrument. *Scand J Work Environ Health* **14**：27-28, 1988.

10) 原谷隆史，川上憲人：労働者のストレスの現状．産業医学ジャーナル **22**：23-18，1999.

11) 厚生労働省：労働安全衛生法に基づくストレスチェック制度実施マニュアル：2015.

12) 山本晴義：ストレスチェック完全攻略．日本医事新報社　2016.

13) 下光揮一，横山和仁・他：職場におけるストレス判定のための簡便な調査票の作成　労働省平成 9 年度作業関連疾患の予防に関する研究，労働省　1998，pp107-115.

14) 厚生労働省：ストレスチェック制度の実施状況：2017.

15) 厚生労働省：うつ病の認知療法・認知行動療法マニュアル（平成 21 年度厚生労働省こころの健康科学研究事業「精神療法の実施方法と有効性に関する研究」），2009.

16) 厚生労働省：不安障害の認知療法・認知行動療法マニュアル（平成 27 年度厚生労働省障害者対策総合研究事業「認知行動療法等の精神療法の科学的エビデンスに基づいた標準治療の開発と普及に関する研究」），2017.

17) 桃谷裕子，山本晴義：メンタルサポート教室－ストレス病の予防と治療のためのアプローチ．新興医学出版，2010.

（山本晴義）

column
心理相談室の開業

　心理相談室の開業は，旧来は臨床経験を積んだ心理臨床家が「開業」するというイメージだったが，最近は大学を卒業したての心理職が相談室を開くことも多くなってきている．本コラムでは「開業」という形態はどのようなものか，どのようなことが必要かについて概説したい．

開業領域の概要

　開業にあたっての資格は特にない．開業は心理支援というサービスを病院・クリニックなどの組織のなかで行うことではなく，病院やクリニックに併設された施設でもなく，一人または共同で場所を用意し，環境を整えて始めるものである．すなわちクライエントから心理支援を行ったことに対する対価を直接受け取る形態である．クライエントは金銭を直接払うのであるから，それに見合う結果を要求することは必至である．それと同時に，問題を解決したいという真剣さも存在するであろう．したがって臨床家としては，心理的に困っている方の支援をしたいという思いだけで開業をすることは避けたい．組織のなかの一員として機能することと違い，組織に守られることなしに質問もクレームも一人で受け，責任を引き受けなければならないからである．それに対する責任を引き受ける覚悟がなければ，開業してはいけない．

　しかし，「疾患」や「困りごと」を抱えているその人，すなわちその「疾患」や「困りごと」で「辛い」「苦しい」という体験をしているその人丸ごとを直接対象にする姿勢は，心理職としてどこで仕事をしていようと変わるものではない．「クライエントのために」を常に忘れてはいけない．クリニックや病院は診療時間が決まっており，社会人や学生は職場・学校を早退して相談に来るようなことが起こりうるが，開業相談の場合は，少々時間的な融通をきかせることが可能な点がメリットとして考えられる．

「開業」オフィスの構造

　基本的には面接のできる場所が確保できればよいが，場所の選定などに配慮をする必要がある．

　①場所：どこで開業するかは，開業する本人の裁量次第である．ただし，交通アクセスのよい，クライエントが来やすい場所かどうかを考慮して設定する．自宅を改装して部屋を作る場合もあれば，一室を借りて開業する場合もあるだろう．

　②部屋：面接をする部屋と待合室が必要である．面接室のサイズは，どのようなクライエントを迎え入れるかによってまちまちである．プレイセラピーをすることを想定すれば広く，個人面接のみを想定すれば面接をするためのややゆったりとした広さがあればよい．待合室は日常生活から面接への移行領域として重要と考えられる．トイレや洗面所も必要であろう．

　③調度品：面接に最低限必要なリラックスできる椅子とその間に置くテーブルが必要である [図1]．カレンダー（次回の面接の予約をとるため），時計（面接の終了時間の確認），ティッシュペーパー，洗面

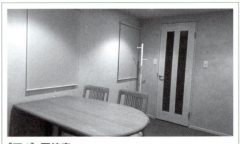

[図1] 面接室

所には鏡（面接が終わって外に出るときに身だしなみを整える）も必要である．視線を外せる対象として絵画などを壁にかけることも必要かもしれない．

④事務的な処理を行う場所：鍵をかけられる収納ロッカー（クライエントの記録の保管場所），相談室の備品の収納スペースも必要である．事務机もあるほうが望ましい．

事前に用意するもの・決めておくこと

開業をするにあたっては，事前に来談カード，記録用紙，報告書・紹介状，契約書・同意書を用意しておくことが望ましい．相談室の看板を掲げたからといってクライエントが自然に訪れることは期待できない．また，「ここでこういうことをやっています」「こんなことでお困りの方にはこういう方法があります」と，折り込み広告や新聞広告のような形態で不特定多数の人に広報することがふさわしいとも思えない．そのためにパンフレットを作成することが必要である．そして，クライエントを紹介してくれる紹介者に相談室の案内を行い，クライエントになるかもしれない人に来談する判断の資料としてパンフレットを渡しておく．近隣のクリニックなどに挨拶をして，自分の「人となり」をある程度わかってもらい，そこから紹介してもらうことも有効であろう．ホームページなどインターネットを媒介とした広告も最近は主流になっているかもしれない．筆者はホームページは作成していないが，その理由は不特定多数の目にふれることが一方的な情報として受け取られることを懸念するからである．

カウンセリング受付票

記入日：　　年　　月　　日

お名前（フリガナ）	（男・女）		
生年月日	大正・昭和・平成　　年（西暦：　　年）　月　日		
ご住所	〒　　－		
電話番号		ご本人以外の方が出られた場合、施設名を名乗っても宜しいですか？（はい・いいえ）	
携帯電話			
メールアドレス	@		
18歳未満の方のみご記入ください 保護者氏名　（続柄：　）	保護者連絡先 TEL：		

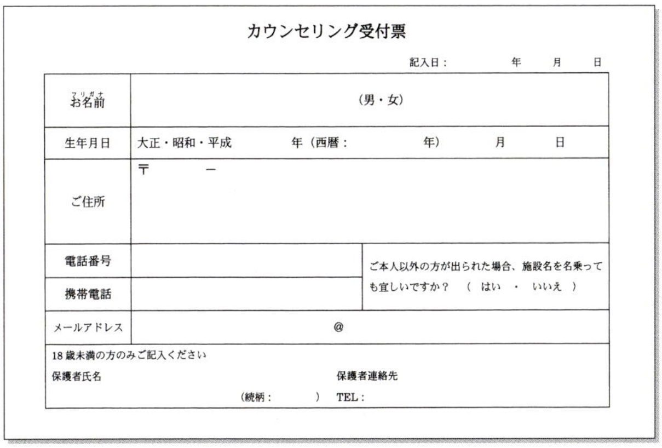

[図2] 来室カード

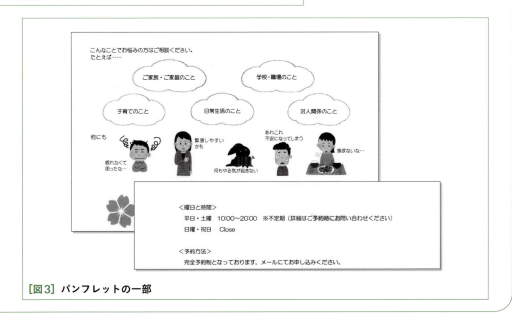

[図3] パンフレットの一部

①来室カード：初めて来室したときに記入してもらう．日付，氏名，生年月日，年齢，住所，連絡先，勤務先，紹介元，今回相談したいことなどを記入してもらう [図2]．

②記録用紙：面接記録を記載するためのものである．

③報告書・紹介状：紹介してくれた相手にクライエントが来談されたこと，お礼などを書いて送るためのものである．また，リファー（他の機関に紹介すること）する際に，クライエントの経緯を簡潔に記載して紹介するときにも必要である．筆者は紹介内容についてクライエントに相談しながら記載することにしている．

④契約書・同意書：約束事を了解していただき，面接を始めることの合意を確認するためのものである．

⑤領収書：金銭授受の証明として必要である．

⑥パンフレット：相談室の「顔」である．相談室の概要，対応できると思われるクライエントの問題，相談室の構成員，医療機関ではないことの明記，連携している（紹介できる）医療機関，開室している曜日と時間，申し込み方法，基本的な料金表，アクセス方法，地図などを記載する．筆者の相談室には電話はおいておらず，メールでの連絡にとどめているため，パンフレットに申し込みのための QR コードを載せている [図3]．

事前に決めておくことは，面接時間と料金，キャンセルした場合の対応である．多くの場合，50 分の面接時間が妥当とされているが，心理職の裁量で設定すればよいと思われる．料金もまちまちで，心理職の臨床経験によって料金設定も異なるようである．また，キャンセルの場合，前日までにキャンセルをすれば料金は発生しないと決めていることが多いようである．

主な対象とその特徴

開業では相談の内容を限定して PR することもできるが，開業という形態をとる以上「どんな人が来るかわからない」ため，特定の疾患を想定することは難しい．精神科領域であれば，心理担当に回ってくる前に医師による「初診」があり，医師からの紹介という形で概要がわかったうえでクライエントに会うことになる．心理支援が必要かどうかをある程度見極められてから紹介されるが，開業の現場ではそのようなフィルターが全くなく，直接クライエントと出会うわけである．このため無防備でいるのではなく，自分を守ることと同時にクライエントを守ることも考えなければならない．後述するアセスメントがしっかりできなければクライエントに必要な支援は提供できない．明確な心と体の問題ではなく，たとえば介護をしている方の大変さや子供の成長についての不安を聞き取るなど，医療現場では対象となりにくいニッチな問題を対象にしていくこともある．

CASE：「夫がモラルハラスメントをしてくる．家のことはみな私に押し付けてうまくいかないと私を責める」など夫への不満を述べていた方が，話をしているうちに，「言ってもわかってもらえないと思い，ずっと我慢をしてきた．夫への不満ばかりだったけれど，本当は自分の生き方を考えていくことなのかもしれないと思うようになりました．」と気づきが得られた．

このように，特に疾患と思われず病院に行く必要のない内容なども，対象となる話をすること，振り返ることで自分のこれからを考えられる，すなわち主体性を獲得する支援につながる．しかし，眠れない，不安が襲ってきて日常生活に支障が出てくる，などのようなときには，心理支援だけでは不充分であるため，地域の医療機関へかかることを勧める．その際には経過をま

とめ，クライエントの同意を得て紹介状を持っていくようにする．

心理相談室における心理支援に必要な職能

心理職の開業の条件としてまず必要なものは，プロとしての人の心を対象にするのであるから，自分の限界を知っておくことである．また，目の前のクライエントに対して，心理職として役に立てるかどうか，必要かどうかの判断をする．心理職では解決できない，あるいは他の専門家に任せるほうが適切かどうかを判断する必要がある．心理職として役に立てる限界をわきまえておかなくてはならない．できないことを引き受けてクライエントを不安にさせたり，心理職への不信感をあおるようなことにつながりかねない行動は慎しむ．これは，職業倫理として必要不可欠なものである．

次に必要なものはアセスメント能力，面接を継続していく能力，マネージメント能力である．

アセスメントとは，目の前のクライエントを一人の人間としてとらえて，その人の生きている状況，求められている援助を知り，これからの心理的なアプローチの計画を立てることである．すなわち，クライエントの話を聴き，「困りごと」とそれが発現した経緯を理解して，どのような関わりをしてどの方向に進めていくことがよいのかを見立てること，それは仮説を立てることである．クライエントと面接を重ねながら，その仮説を検証し，新たな仮説を立てることができる能力である．

アセスメントの一つの方法としての心理検査があるが，クライエントの役に立つというはっきりとした見通しがない限り，むやみと行うべきではない．可能性を探る目的で使用すべきである．どのような心理検査を用いるかはクライエントの状況によって選択するが，構造化された心理検査（知能検査も含めて，質問紙など）と非構造的な心理検査（投映法検査など）のバッテリーを組んで行うことが望ましい．検査後は，検査結果をクライエントの支援につなげられるフィードバックをしなければならない．

アセスメント力とはまた，臨床家としての熟練と同時に社会人としての充分な常識をわきまえていることであろう．クライエントをクライエントとしてしか見ないのではなく，社会のなかで生活している個人として関わり，またその家族や連携している専門家たちとも関わりをもつのであるから，人間関係の作法が必要となる．

面接を継続していく能力は，アセスメント能力と重なる部分が多いが，クライエントの語る話をいかに共感的に理解することができるかである．もちろん信頼関係を構築することは言うまでもない．共感的な理解がなされることにより面接が進み展開される．共感的理解をするために様々なアプローチがあろうが，共通した視点は，歴史的視点（生まれてからこれまで，どのように生きてきたのか），発達的視点（乳幼児から体験している両親を中心とする様々な人間関係について）と同時に，「今，ここで」（今，目の前にいるクライエントの状況を先入観なしにありのままで理解しようとする）の視点である．面接を通して折にふれてアセスメントを行うことが必要である．

マネジメント能力は，面接をきちんと統制することである．いつでも面接に来てもよいわけではなく，事前に設定した日時に来室していただくのである．クライエントに気に入られようとか，続けて来てほしいなどという気持ちでクライエントに合わせるのではなく，面接者として主体的に，クライエントの自己決定を損なうことなくマネジメントする必要がある．

前述以外にも，まず職能人として職業倫理を理解して遵守することが大事である．さらに，リファー（紹介）する先の機関との連携は必要不可欠である．紹介するにしてもその機関の誰にお願いをするのか，有名な先生なら誰でもよいわけではなく，自分の信頼のおける相手（「人となり」を知っている相手）にお願いすることで，クライエントを安心させ，心理職も安心して送り出すことにつながる．また，相談内容（たとえば多重債務や離婚問題など）によっては自分の専門的知識では対応しきれない問題もあるかもしれない．その際は弁護士や司法書士を紹介するかもしれない．ここのこういう人を訪ねていけばよいと，紹介できるようなつながりをもてることが望ましい．

　さらにスーパービジョンを受け，自分の癖を再確認することで，クライエントとの面接が展開をすることもある．独りよがりの面接はクライエントの役には立たない．また学会や研修会にも積極的に参加し，最近の動向を理解しておくことも必要である．

　心理臨床家の仲間づくりも大切なことである．横のつながりをもち，何かのときにちょっと知恵を拝借したりすることができる．専門家との付き合いだけでなく，余暇を楽しめる仲間をもち，気分転換をすればリフレッシュして面接に臨むことができる．

　開業の条件として，前田重治（1989）が以下のようなことを挙げている．

第1条　ある程度の精神医学的・心身医学的な鑑別診断ができること．

第2条　心理診断の能力を持っていること．

第3条　面接技法のレパートリーはある程度広く持っていること．

第4条　自己の面接スタイルを確立しておくこと．

第5条　自己を客観化・自己吟味すること．

第6条　他の専門家との交流をはかること．

第7条　臨床心理士のアイデンティティは何かを問いつづけること．

　以上述べたように，心理職がクライエントと関わる姿勢は，どこで仕事をしているとしても同じである．個人で開業をしていても，常に自分の心理職としての研鑽を怠ることなく，継続することである．クライエントの問題があらゆる領域にまたがっているかもしれない．自分の知らない分野もあることを考える必要があり，「餅は餅屋」で専門家にお願いすることを躊躇してはいけない．自分の技量を過大評価することなく，過小評価することもなく，自分自身を知ってクライエントと誠実に向かい合う姿勢を保つことが必要である．

参考文献

・伊藤良子編著：臨床心理学―いちばんはじめに読む心理学の本，ミネルヴァ書房，2009.

・河合隼雄監修：臨床心理学2　アセスメント，創元社，2003.

・滝野　功：サイコロジストの開業をめぐって―神田橋條治先生に聞く―　特集―サイコロジストの開業．心理臨床 **2**：22-26，1983.

・栗原和彦：心理臨床家の個人開業，遠見書房，2011.

・前田重治：開業サイコロジストの心得．精神分析の視点　心理臨床エッセー集，誠信書房，1992，pp179-189.

・氏原　寛，亀口憲治・他：心理臨床大事典（改訂版），培風館，2010.

・渡辺雄三：私説・臨床心理学の方法―いかにクライエントを理解し，手助けするか，金剛出版，2011.

霜山孝子

地域保健活動

13章 地域保健活動の実際

到達目標

- 地域で暮らす人々のニーズを把握できる.
- 地域での心理学的視点での支援を理解できる.
- 地域関係機関などの社会資源を理解できる.
- 地域でのコーディネートを理解できる.
- 地域での相談活動の進め方を理解できる.

1. 地域保健活動の現状と相談支援事業体系

　これまで，わが国の精神科医療では入院治療中心の時代が続いていたが，近年では地域の**精神保健福祉サービス**で対象者を支援しようとする仕組み作りが進んでいる．精神保健福祉サービスの対象者は多様化しており，近接の他領域との連携が求められる機会も増えている．この分野で支援者として活動する場合，広がり続けるサービスの現状を理解することが求められる．また，地域保健活動には，疾患予防や地域づくりの取り組みから，早期発見，早期治療の関わり，そして直接的な治療や支援に至るまで様々な段階がある．各段階におけるサービスの現状と課題を把握し，心理職に期待される役割について理解することが重要である．

1）精神保健福祉サービスの対象者

　「**精神保健福祉サービスの対象者**」と聞いてどのような人をイメージするだろうか．幻覚や妄想の症状があり精神科病院で入院治療を受けている人，過労によりうつ病を患って駅前の精神科クリニックに通院している人，さらに困窮した生活に苦しんだり家族関係のこじれで悩み，日々のストレスに疲れてしまっている人など様々なイメージがあるだろう．どのイメージも正しい答えであり，これらすべてが精神保健福祉サービスの対象者である．

　図1は精神保健福祉サービスの対象者のイメージである．まず，外側の円は**メンタルヘルスの領域**である．現代社会はストレス社会と呼ばれて久しく，誰もが心の悩みを感じ

〔キーワード〕社会資源，多職種連携，地域機関連携，生活支援，ケア会議

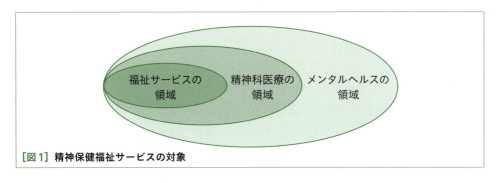

[図1] 精神保健福祉サービスの対象

やすく，身体だけでなく心の健康にも関心が高い世の中といえる．この領域の対象者は，精神的な健康状態を保ち，高める方法に関する情報を必要としている人たちであり，ほぼすべての国民が含まれるともいえる．中間の円は，**精神科医療の領域**である．かつて4大疾病として，がん，脳卒中，急性心筋梗塞，糖尿病とされていたが，2011年にはこれに精神疾患が加わり，5大疾病となった．精神疾患の患者数は約306万人（2014年患者調査）と多く，地域で暮らしながら通院治療を利用する人が増加している．最後に，内側の円は**福祉サービスの領域**である．精神疾患の療養をしながら地域で暮らす人には，日常生活を支えるための福祉サービスが必要な場合がある．精神障害者保健福祉手帳を取得したり，居宅介護（いわゆるヘルパー）や地域の通所施設（就労継続施設などのいわゆる作業所）などの障害福祉サービスを利用する場合がある．

このように精神保健福祉サービスの対象には様々な状態の人が含まれており，3つの円が包摂関係にあることが重要である．それぞれの領域が独立しているわけではないため，精神保健福祉サービスに従事する支援者は，すべての領域のサービスの状況を知る必要がある．

メンタルヘルスの領域において，精神的な疲労がたまっているようだが精神科に受診していない人と出会う場合，精神科医療の必要性を判断して，必要なら医療機関につなぐ支援が求められる．また，精神科医療を利用している人と関わる場合，疾患の治療に関するアプローチだけでなく，その地域における福祉サービスの現状についての知識が求められる．長期の通院を必要としてきた人が，福祉サービスの利用を始めたことで日常生活が改善して暮らしやすくなる場合がある．医療機関の心理職であっても，そうした選択肢を検討できることが望ましい．さらに，障害福祉サービスの利用者と関わる場合，利用者への直接的な支援だけでなく，利用者が暮らす地域へのアプローチも求められる．地域の人々に向けて同じ社会で暮らす障害のある人についての正しい知識を啓発することが，誰にとっても暮らしやすい地域づくりにつながる．

このように精神保健福祉サービスは，保健，医療，福祉が密接につながっている分野であるため，そこで働く支援者には幅広い知識の習得と多様な機関および他職種との連携が求められる．心理職の活動は，これまで主に医療機関のなかでの業務が多く，保健や福祉の業務は保健師や精神保健福祉士などの他職種が担うことが多かった．しかし現在，地域の精神保健福祉サービスが広がりを見せるなか，心理職の専門性が求められる場面が増えている．今後は，この分野の幅広い知識を有した心理職が，他職種との連携のなかでより一層活躍することが期待されている．

２）地域精神保健福祉サービスにおける相談支援の実際

（1）精神科医療にかかる相談

CASE ①　息子が精神疾患かもしれないと悩む母親

　大学４年生のＡさん（20代，男性）は，先月までは就職活動をしたり，卒業論文の指導を受けるため大学に行くなどしていたが，最近では，外出せず家にいることが多くなり，母親が朝食を準備しても昼頃まで起きてこなくなった．母親が心配して声をかけても，「大丈夫」と言う．そんな状況が数カ月続いた頃，Ａさんの部屋から話し声が聞こえてくることが多くなった．母親は当初，Ａさんが電話で話しているのかなと思った．しかしＡさんが居間でもブツブツと独り言を言っていたり，廊下にじっと立ち止まっているのを見て，とても心配になった．

　母親はＡさんのことを誰かに相談しようと思ったが，就職活動につまずいているＡさんのことを親戚や知人には言いたくなかった．Ａさんが精神的に疲労しているのは間違いないと思ったが，精神科に受診させることにも抵抗があった．

　そんなとき自治体の広報紙に「こころの悩み」という欄があり，「こころの悩みの専用電話相談」があることを知った．母親は，これなら専門家から助言がもらえるし，電話だから匿名で話せて安心だと感じ，思い切って電話をした．

　母親がＡさんについて電話で話すと，相談員は丁寧に状況を聴き，母親の気持ちを汲み，苦労をねぎらってくれた．そして，地域の保健所の「精神保健福祉相談」を教えてもらい，そこで精神科の治療が必要かどうか精神科医師の相談も受けられると聞いて，母親は予約して行ってみることにした．

　家族が心の疲れを感じたとき，誰に（どこに）相談するだろうか．まず家族や知人に相談すると答えるかもしれないが，Ａさんの母親のように知り合いだからこそ言いにくいと考える人も少なくないだろう．また，精神科医療はハードルが高いと感じる人も少なくないだろう．

　このようなときに利用できる精神保健の一次相談窓口として，こころの悩みの電話相談が設置されている場合がある．それは地域の**精神保健福祉センター**[*1]により運営されていることが多く，相談の専用電話であるため利用者は匿名で話せるなどアクセスしやすいサービスである．また，地域の保健所（または保健センター）などにより**精神保健福祉相談**が実施されている．そこでは，精神科医や精神保健福祉相談員などの専門職が相談に応じており，精神科医療の必要性の見極めや，医療機関を利用する方法についての相談などが行われている．精神疾患の早期発見と早期治療につなぐサービスとして，こうした行政サービスの役割は大きい．

[*1]　精神保健福祉センター
　　精神保健及び精神障害者福祉に関する法律（精神保健福祉法）第６条によって規定され，都道府県および政令指定都市に設置されている．精神保健福祉に関する総合的技術センターとして，地域精神保健福祉活動推進の中核となる機能を備える機関とされ，具体的には精神保健福祉に関する知識の普及，調査研究，相談および指導のうち複雑困難なものを行うとともに，精神医療審査会の事務などを行う．

この時期に利用者と関わる支援者は，生活状況や症状を的確に把握して，場合によって
は精神科医療機関への入院*2の必要性を検討する必要もある．このような介入を検討す
ると同時に，利用者が事態をどう捉えて，どう感じているのかに寄り添う工夫も求められ
る．精神疾患を発症した頃は，周囲から症状がわかりにくいことも多く，性格や気持ちの
問題などと誤解されてしまうことがある．また，症状が本人の認知機能に影響を与えるた
め，病気であるとの認識ができず，自ら受診する行動をとれないこともある．さらに，症
状によりこれまでできていたことができなくなるなど，社会生活に影響して，本人や家族
は戸惑い傷ついていることが多い．特に利用者が病気の理解や治療導入に抵抗を感じるよ
うな場合において，心理職がこうした個別の事情や対象者の気持ちについて丁寧に把握す
る役割が大切である．

　また，精神疾患の予防活動としては，利便性の高い相談窓口の整備や周知を進めるとと
もに，精神疾患の正しい知識を啓発するための活動を広げていくことが求められる．

(2) 福祉サービスにかかる相談

　精神疾患は慢性化して，症状やそれに対する療養の手段が日常生活に影響を与えること
が多い．その場合，病気と付き合いながら生活する工夫が求められる．具体的には，薬物
療法などの治療に加えて，デイケアなどによる**リハビリテーション**や日常生活を支援する
福祉サービスの利用導入などが検討される．

　基幹相談支援センター*3では，身体障害者，知的障害者並びに精神障害者に対して，
福祉サービスの利用相談などを行っている．本人が感じている困りごとに応じて，**精神障
害者保健福祉手帳***4(以下，障害者手帳)の取得や**障害福祉サービスの利用**などを紹介する．

　この時期に支援者は，生活上の課題を解決すると同時に，サービスを利用して対象者が
どのような生活をしていきたいのか，という今後の生き方を一緒に考える姿勢が求められ
る．対象者が利用できる社会資源の情報を客観的に整理すると同時に，対象者がこれまで
どのように過ごしてきて，これからどんな人生を送っていくのかという個別の事情に寄り
添う役割が期待される．

　また，サービスとのマッチングが成功する鍵は，利用相談に関わる専門職が対象者の
ニーズを汲み取ると同時に，対象者の特徴を詳しく把握しておくことである．対象者が新
しいサービスの利用を開始する際には，初めての人と出会って人間関係を作ったり，新し
い集団に参加して何かに取り組むといった行動が求められる．しかしそれ自体が環境の変
化でストレスを感じさせると同時に，対象者が対人関係上の障害を有している場合や，元
来苦手なことをもっている場合もある．この時期に心理職は，対象者がどのようなことが

---

*2　精神科の入院制度について
　　精神科の入院制度には，本人が自ら入院に同意する任意入院のほか，本人の家族などの同意による医療保護入院，
都道府県知事などの権限による措置入院などがある．本人の意思に反する処遇に対しては人権が適切に守られるた
めのしくみが定められている．

*3　基幹相談支援センター
　　障害のある人の相談に応じるほか，関係機関の連携強化や地域課題の共有と解決のための協議会を運営する機関
として市町村に設置されていることが多い．具体的な福祉サービスの利用は，身近な地域の「指定相談支援事業者」
が相談を受けている．

*4　精神障害者保健福祉手帳
　　精神疾患(てんかん，発達障害，高次脳機能障害などを含む)により長期にわたり日常生活や社会生活への制約
がある人を対象として都道府県知事などが交付している．所持者は税金の控除，減免などのサービスが受けられる．

苦手でストレスを感じやすいのか，会話したり集団に参加する際にどのような接し方をするタイプか，強みは何かといった利用者の特徴を把握して支援にいかす役割が期待される．

　地域では様々な暮らし方がある．作業所に通いながら一人暮らしに挑戦することもできる．また障害者手帳を取得して**障害者雇用**[*5]で働くことを考え，**障害者就業・生活支援センター**[*6]を利用することもできる．あるいは同じ病気や障害のある人と出会って話をする，**自助グループ**[*7]の集まりに参加することもできる．様々な条件から生活費が不足してしまった場合には，生活保護制度の利用もできる．対象者にとって，その人らしい生活の実現を支援するためには，幅広い知識と他機関，他職種との連携が必須である．

2. 地域保健活動における対象者の理解

　精神保健福祉サービスでは多様化する対象者を理解するため，これまでに蓄積された専門知識を学んだうえで，最新の情報を常に更新することが求められる．実際に，従来の精神科医療の中心的な対象者だけではなく，強迫性障害，摂食障害，成人の発達障害，高次脳機能障害，依存症など，様々な疾患や障害のある人がサービスの対象となっている．精神保健福祉サービスの拡充が社会問題を背景に図られることを理解し，社会動向を把握しておく必要がある．

　たとえば，わが国における自殺者が年間3万人を超える状態が続いたことから，2007年に**自殺総合対策大綱**が定められ，様々な施策が実施されることになった．具体的には，自殺の危険を示すサインに気づいて適切な対応を図る**ゲートキーパー**を養成する講座や，自殺のハイリスク者である自殺未遂者への相談，自死遺族に対する相談事業などに取り組むようになった自治体がある．2017年には新しい自殺総合対策大綱が閣議決定され，こうした実践がさらに推進されることとなった．

　また，依存症については従来から**アルコール依存症**に対する取り組みが広く行われていたが，近年，**薬物依存症**[*8]やいわゆる**ギャンブル依存症**[*9]への施策の拡充が図られている．

[*5]　障害者雇用
　　障害のある人がない人と同様に能力と適性に応じた仕事に就けるよう障害者雇用促進法が定められており，一定の事業者に対して労働者のうち定められた割合に相当する障害者を雇用することを義務付けている．精神障害者保健福祉手帳の所持者は2006年から対象に含まれ，雇用される障害者は増え続けている．
[*6]　障害者就業・生活支援センター
　　障害のある人の就業面と生活面の一体的な相談支援を行う機関．2017年時点では全国に332カ所設置されている．
[*7]　自助グループ（セルフヘルプグループ）
　　何らかの困難や悩みを抱えた人が自発的に集うグループで，当事者が集う会や家族が集う会などがある．
[*8]　薬物依存症について
　　刑法改正に伴い2016年から一部執行猶予制度が開始され，違法薬物の依存症者を地域で支援するしくみ作りが進められている．薬物依存症の者への支援として，認知行動療法に基づくSMARPP（スマープ）[1]などの治療回復プログラムの実施や，家族支援としてCRAFT（コミュニティ強化と家族訓練；アメリカで開発された物質依存症の家族支援の方法）を応用したプログラム[2]を実施する機関が増えている．また，DARC（ダルク）などの回復施設や，依存症者を対象としたNA（エヌエー），家族を対象としたナラノンなどの自助グループもある．
[*9]　いわゆるギャンブル依存症について
　　ICD-10では病的賭博（行動障害）として依存症には含まれていないが，パチンコ・パチスロなどの遊戯を含めたギャンブル等依存症の問題として，支援体制の整備が検討され始めている．今後は，インターネットやゲームの使用の問題なども支援対象となる可能性がある．

依存症になると依存の対象となる薬物などの使用や行動嗜癖のコントロールが困難になり，経済的な問題や家族間トラブルなどに発展することが多い．依存症は誰でもなりうる病気であるとの理解を進め，治療回復への支援体制を整えることが課題である．

　こうした精神保健福祉サービスの新しい対象者の特徴は，精神科医療による薬物療法だけでなく，心理支援を含めた多様なアプローチが求められていることである．充分な社会資源が整わないなかで相談支援を求められる場合や，利用できるサービスがあっても利用に至るまでの過程に支援が必要な場合などがあり，創意工夫をこらした**個別相談**の継続が求められている．

1）ひきこもりの理解と相談支援

(1) ひきこもりの家族支援

CASE ② 　息子のひきこもり状態について悩む母親

　Bさん（男性）は24歳のとき，体調を崩してそれまで働いていた会社を辞めたが，しばらく自宅で療養すると元気になってきたので就職活動を再開した．しかし，新しい仕事もすぐに辞め，転職を繰り返し，数年後には仕事への意欲を失っていた．ハローワークにも通わず，自宅で過ごすことが多くなり，友人とも疎遠になって社会から孤立してしまった．

　父親はそんなBさんの様子を見て，早く再就職して自立するようにと諭した．するとBさんは黙って自室にこもり，家族との交流も拒否するようになった．心配した母親は，近所の精神科クリニックに相談したが，「本人を連れてきてください」と言われ，受診につながらなかった．次に，保健所の精神保健福祉相談を利用した．精神科医にBさんの状態を話すと，病気の可能性は低い，と言われた．母親は，病気でないのなら怠けているだけなのか，私の育て方が悪かったのか，と自分を責めてしまった．

　それから数年が経ち，30代になったが状況は変わらなかった．父親とBさんはお互いを避けて生活しており，母親はBさんの食事を準備するなど世話をしていたが，Bさんのことを誰にも相談できなかった．そんな頃，結婚して家を出ていた妹が，Bさんのことを「ひきこもり」ではないか，と母親に話し，「ひきこもり地域支援センター」に相談しようと誘い，母親は妹とひきこもり地域支援センターを訪れた．

　ひきこもり地域支援センターの相談員は，来談した母親らをねぎらったうえで，Bさんの状況を詳しく聞いた．母親は，Bさんを来談させたいが誘い方がわからない，そもそも今日の母親らの来談のことも話していない，と言った．相談員は，母親の継続相談を勧め，家族のBさんへの関わり方を工夫しながらBさんを相談に誘う方法を考えましょうと話した．母親が相談を継続すると父親もときどき一緒に来談した．相談員の勧めで家族教室に参加していろいろな情報を学び，家族がBさんへの関わり方を工夫すると，Bさんが自室から出て居間で過ごす時間が長くなり，会話も増えてきた．また家族会に参加し，同じ問題に困っている他の家族と話をすると，「うちだけではなかった」と気持ちが少しだけ楽になった．

ひきこもり状態の若者は，内閣府の調査（2016 年，2019 年）によると，わが国に 100 万人以上存在するともいわれており，精神保健福祉サービス関係機関に訪れる事例が増加している．2010 年に厚生労働省は，「**ひきこもりの評価・支援に関するガイドライン**[*10]」を示し，**ひきこもり地域支援センター**[*11] の設置やひきこもりサポーター養成研修・派遣事業[*12] の開始など対策の強化を図った．

「ひきこもり」という言葉は，ひきこもっている状態を示しているに過ぎず，そこには多様な背景をもつ事例が含まれる．個別の事情により必要な支援が異なるため，詳細に状況をアセスメントして支援方針を検討することが重要である．アセスメントは多職種で生物・社会・心理的な課題の評価を多角的に行うことが望ましい．特に精神科を未受診の対象者の場合は，ひきこもりの背景に精神疾患があるかの見極めを行うことが大切である．たとえば，統合失調症などの精神疾患が疑われる場合は，薬物療法が優先されるなど，疾患の状態によりアプローチが異なるからである．

ひきこもり状態の本人は外に出にくいため，実際の相談は B さんのように家族の来談から開始される場合が多い．そのため支援初期には，**家族支援**[*13] が重要となる．ひきこもりの本人を長期間支えてきたことで，世帯全体が困窮していたり家族が疲弊しきっている場合がある．家族全体の状況を評価したうえで適切な支援を行い，ひきこもり本人にアプローチする準備を整えることが重要である．家族が相談利用や家族教室，家族会の参加などを続けるなか，本人が受診や来談につながることが多い．

なお，ひきこもりの本人に対して支援者が家庭訪問を行う場合もある．外出が困難なひきこもり対象者に家庭訪問は効果的な支援のきっかけ作りとなる．一方，それがかえって侵襲的な刺激となってしまう場合も少なくないため，事前に充分な評価を行ったうえで慎重に実施することが望ましい．

[*10] ひきこもりの評価・支援に関するガイドライン[3]

厚生労働省が 2010 年に発表したガイドラインのなかで，ひきこもりは "様々な要因の結果として社会的参加（義務教育を含む就学，非常勤職を含む就労，家庭外での交遊など）を回避し，原則的には 6 カ月以上にわたって概ね家庭にとどまり続けている状態（他者と交わらない形での外出をしていてもよい）を指す現象概念．なお，ひきこもりは原則として統合失調症の陽性あるいは陰性症状に基づくひきこもり状態とは一線を画した非精神病性の現象とするが，実際には確定診断がなされる前の統合失調症が含まれている可能性は低くないことに留意すべき" と定義されている．また，診断と支援方針に基づく分類として，統合失調症などの薬物療法を優先する第 1 群，発達障害が背景にあり生活・就労支援が中心となる第 2 群，その他の診断で精神療法的アプローチなどが中心となる第 3 群という分類を示している．

[*11] ひきこもり地域支援センター

ひきこもりに特化した専門的な第一次相談窓口として，ひきこもり支援コーディネーター（精神保健福祉士，心理職などの専門職）による相談や関係機関との連携などを行う．都道府県および政令指定都市への設置が進められており，2009 年に開始され 66 自治体が設置している（2017 年 8 月）．精神保健福祉センター内におかれることが多い．

[*12] ひきこもりサポーター養成研修・派遣事業

ひきこもり支援に関心のある者に支援方法などの研修を実施し，養成したサポーターを支援場面で活用することを目的とした事業．2013 年から開始されており，今後の広がりが期待される．

[*13] ひきこもりの家族支援について

支援機関における家族教室では，ひきこもりを理解する心理教育，本人を受診や相談に繋げる工夫を学ぶ CRAFT をひきこもり支援に応用したプログラム[4]，親亡き後のライフプランを考える講座[5] などが実施される．家族会としては，唯一の全国的な組織として「KHJ 全国ひきこもり家族会連合会」（1999 年〜）などがあり，家族同士が出会う場となっている．

（2）ひきこもりの本人への支援

CASE ③　相談利用を開始したが既存の社会資源の利用が難しいとき

　家族が相談を開始して数年後，Bさんがひきこもり地域支援センターを初めて訪れた．相談員は，Bさんのこれまでの苦労と来談した勇気をねぎらった．

　来談によりBさんの状況が詳しく把握できたので，担当の相談員（心理職）は所内の事例検討会議で他職種の意見を聞くことにした．精神科医の意見から，Bさんは精神科受診が今すぐ必要な状態ではないとわかり，障害福祉サービスを利用することは難しいと考えた．ケースワーカー（社会福祉士）は公共職業訓練などの就労支援サービスや，地域のひきこもりのための居場所（民間運営のフリースペース）の情報など，障害者手帳がなくても利用できる社会資源の情報を提案した．

　相談員はBさんにそれらの社会資源の情報を伝えたが，Bさんはまだ就労支援を受ける意欲がわかないと言った．また，地域のひきこもりの居場所も，何となく行きづらいと言った．

　相談員は，Bさんがなぜそういう気持ちなのかという背景を詳しく聴く必要があると考えた．また，Bさんの日常生活の話を丁寧に聴いてBさんの興味関心を知り，どのような活動機会なら参加しやすいかを考え，Bさんが参加しやすい集団プログラムを企画して提供していこうと考えた．

　ひきこもり状態の本人が来談した際には，改めて本人の状態をアセスメントして必要な支援を検討することになる．精神科医療機関や障害福祉サービスの利用が有効な事例もあるが，Bさんのように社会生活に困難を感じていても障害者手帳の取得が難しいと思われる場合も多い．その場合には，精神保健福祉サービスの近接領域のサービス（**地域若者サポートステーション***14や**生活困窮者自立相談支援事業***15など）の利用を検討する．近接領域を含めた地域の社会資源を幅広く知っておくことが，ひきこもり支援には求められる．

　ただし，ひきこもり本人の相談で最も重要なのは，そうした様々な社会資源を利用できるようになるまでの準備段階を支援することである．就労支援の利用までには，就労に向けた意欲の回復などの準備が整っている必要がある．準備不足のまま本格的なサービス利用に挑戦しても，継続できずに再びひきこもってしまうことがある．社会参加から長期間離れていた状態に対して，どんな準備が必要かを丁寧に検討したうえで，リハビリテーションを行うイメージで少しずつ活動を増やしていくことが重要である．

　ひきこもり本人の個別相談では，社会参加が困難な原因を検討することも重要だが，本人の強みを探り，そこから社会参加の糸口を探るアプローチが有効である．ここでいう「強

---

*14 地域若者サポートステーション
　厚生労働省による39歳以下の若者を対象とした就労支援の施設で，個別相談と就業体験などのプログラムを利用できる．2006年から開始され2017年時点で全国173カ所に設置されている．
*15 生活困窮者自立相談支援事業
　2015年から生活困窮者自立支援制度が開始され，全国の市町村で実施されている．生活に困っている人が利用できる相談窓口であり，40代以上の事例も対象に含まれる．任意事業として就労訓練事業を行っている場合もある．

み」とは，他者より秀でている特技や「将来やりたい夢」のような積極的に語られる目標だけではない．普段本人が何となくやっている習慣や少し気になる程度の関心のように，本人の日常生活のなかに潜在している個性の一部である．

ひきこもりの支援では個別相談の次のステップとして，**集団支援**[*16]を提供することが望ましい．本人にとっては，小集団活動への参加が社会参加に向けたリハビリテーションの機会となる．集団支援の導入は，個別相談で見い出された本人の興味関心に沿った活動機会として提供されることが重要である．定型化した訓練プログラムなどに本人を誘うよりも，本人の個性に応じたプログラムから利用を始めることで，自発的な参加意欲を呼び覚ますことができる．

この段階での支援者は，個別相談と集団支援を通じて本人の理解を深めると同時に，そこから得られた情報をもとにさらなる**活動機会をコーディネート**するという役割が求められる．しかし，ひきこもり対象者は自分の課題や強みを自発的に語れない場合が多い．そこで関わる心理職には，ひきこもり期間によりかすんでしまった本人を彩る個性に気づき，本人と一緒にじっくり磨いていくような関わりが期待される．

また，こうした準備を整える支援を充分に行ったとしても，本人の社会参加が困難な場合もある．本人が利用できる社会資源が少ないなど，地域社会のほうに課題が認められることも多い．その場合は，社会資源を作り出す活動が求められる．対象者が暮らす地域にどのような社会資源があればひきこもり対象者や家族が暮らしやすくなるのかについて考え，実行していくことが期待される．

2）発達障害を疑う特徴の理解と相談支援

ひきこもりや依存症（特に行動嗜癖など行動上の問題を主訴とした対象者のアセスメントで重要なのは，その背景に発達障害を疑う特徴があるかを見極めることである．「発達障害を疑う特徴」とは，診断基準に当てはまるかどうかではない．主訴の背景に，学校や仕事でうまくいかなくなるなどの社会生活上の不適応がある場合，その原因として対人関係上の課題や能力のバラツキなどがあるかどうかである．そうした特徴のある人は，環境とのミスマッチが生じて社会生活の不適応に陥りやすい．特徴が顕著な場合には幼少期からサービス利用につながっていることもあるが，特徴が薄かったり得意な能力や本人および周囲の努力で乗り切ってきた場合は，成人後に大きな不適応に陥ることがある．そして不適応への対処行動として，社会参加を避けてひきこもっていたり，嗜癖となっている行動を繰り返す場合がある．

実際の支援場面では，対象者の背景にあるこうした事情を見極められると，表面上の課題への支援と同時に，対象者の特徴に対する支援を開始することができるため，複雑困難化した事例への支援が好転することさえある．支援として重要なのは，対象者の個性に気づいたり社会参加への自信を回復するためのサポートであり，前項「ひきこもりの理解と相談支援」で述べたように，個別相談や集団支援を継続的に工夫して提供する必要がある．支援の結果として発達障害の診断を受ける場合もあるが，診断の必要性やタイミングは，

---

*16 ひきこもりの集団支援について
　　精神保健福祉センターにおけるグループワーク[6]や，自由に過ごせるように開設されている居場所，定例で実施される自助グループなど様々な形態がある．利用者の状況に応じて使い分けることが大切である．

対象者が社会参加のために診断後のサービスを必要とするかどうかを基準に検討することが望ましい.

（岩田光宏）

3. 保健センター・デイケアでの心理職の役割と実際

（1）保健センター・デイケアの概要

　保健センター・デイケア（以下，デイケア）は各自治体が要綱を定めて運営している「精神障害回復者社会復帰訓練事業」で，医療デイケアとは異なり，住民サービスとして位置づけられている. 対象者は統合失調症を中心とする医療機関に通院治療中の精神障害者（アルコール・薬物依存の人は除く）であり，近年は発達障害や双極性障害の人，軽度の知的障害を併せもつ人も増えてきている. 開催頻度は週1回程度のところが多く，午前・午後各2時間程度（または午前のみ）である. プログラムは，料理・スポーツ・話し合い・創作・レクリエーション・外出などで，近年はSSTや心理教育に類する訓練と教育的なプログラムを組み込むところも増えてきた.

　デイケアに直接関わるスタッフは，保健師，精神保健福祉士，心理職らである. 1日の利用者数は5〜20人くらいと，場所によって幅がある. 利用期間は3年程度と定められているところと，特に定められていないところがある. デイケアは「通過機関」と位置づけられている場合が多く，多くの利用者は一定期間の安定通所を経て，各種事業所や（保護的）就労への移行を目指すが，なかには「次のステップ」が難しい人やそういう選択をしない人もいる.

（2）他機関・他職種との連携

　デイケアで利用者と関わる場合，いろいろな段階で他機関・他職種との連携が必要になる. デイケアの利用開始時は，保健師，あるいは精神保健福祉士から紹介され，その人にとってデイケア利用が適しているかを検討し，利用に際しての進め方や注意事項を確認する. デイケア利用開始後には，地域での利用者の生活を支援するためにヘルパーや訪問看護師を利用することについて，その必要性を含めて本人と相談しながら進める.

　利用者が体調を崩したときは，主治医や担当精神保健福祉士と連絡をとることがある. 一時入院して退院後，再度デイケアを利用するときには，退院前に関係者でカンファレンスを行うこともある.

　一定期間デイケアを利用し，回復に伴って次に利用する場所を探すときには，**地域生活支援センター，就労継続支援（A・B型）事業所，就労移行支援事業所，障害者雇用（ハローワーク）**などの場に見学に行き，そこで利用者が情報を得たり，選択するのをサポートする. これらのことは，利用者の同意を得て行うことが基本で，利用者が参加してのカンファレンスも積極的に行われるようになってきている.

　他職種と話すときに大切なことは，①相手の話をよく聞く，②不明なことは質問する，③専門的な用語を使わずに考えを伝える，④ゆるやかな合意形成を目指す，などである. 率直で対等なコミュニケーションが良いケアにつながる.

(3) デイケアの目的と利用者の思い

デイケアの目的は広い意味での**リハビリテーション**（人間であることの権利や尊厳の回復）である．そのために，病状をコントロールする，生活を安定させ QOL を高める，社会生活の場を広げる，人間関係を含めて社会的な経験を増やす，役に立つ情報を得る，能力を回復する・高める，楽しむことを含む様々な経験をもつことなどを通しての，幅広くゆるやかな回復が目指される．その結果として，利用者のなかで「次のステップ」への準備が進められる．

また，利用者がデイケアを利用して良かったことを聞くと，「友達・仲間ができた」「行き場所・居場所ができた」「気持ちが明るくなった」などが多く，それに加えて，「病気で苦しい思いをしているのは自分だけではないとわかった」「生活リズムが整ってきた」「しんどいときの対処法を学ぶことができた」などが挙げられた．

リハビリテーションという目的や利用者の思いを理解し，それを実現していくために，心理職はデイケアのプログラムやデイケアという「場」を，利用者とともに作っていく役割を担っている．

(4) デイケア運営の基本

ここでは，デイケアというグループ活動を運営する際の基本姿勢について述べる．

①参加のハードルを下げる

利用者（特に利用開始時）は，グループの経験は乏しく，緊張し，疲れやすく，疎外感を感じやすい場合が多い．最初は短い時間からの参加や見学も OK とし，発言も無理には求めず「パス」も保証するようにする．同時に，スタッフは利用者を気にかけ，その人の疲れ・緊張・苦手意識・疎外感などを控えめに気遣うようにする．

②情報は相手に伝わるように丁寧に伝える

伝えたい情報を利用者に正しく伝えるために，ゆっくり話すこと，繰り返し伝えること，（説明の途中でも）質問を丁寧に聞くことなどを心がける．聴覚情報がインプットされにくい人もいるので，ホワイトボードや紙に書いて伝えるといった工夫も必要になる．

③全員の意見を聞く

利用者の意見を聞くときに挙手して意見を言ってもらうようにすると，「挙手して意見が言える人の意見で物事が決まっていく」ことになりがちである．全員の意見を聞くことで，より多くの人の意見がいかされる場に近づけることができる．

④安心な場を作る

デイケア内でいさかいが起こったら止めに入るのは当たり前だが，それ以外に，普段の会話のなかで，人が傷つく・怖がる・辛くなるような内容が話されて，そのままにされていないかに気をつける．たとえば，他の人の提案をけなしたり否定したりすること，きつい口調で断定的にものを言われること，生死（自殺）や病気の苦しさについての話などは，場合によっては人を脅かし，その場の安心感を損なう．そのときスタッフは，その場に積極的に介入する必要があるし，ときには発言を止めなければならないこともある．

これらのことを繰り返し行うことで，参加しやすく，安心で意見の言いやすい「場」を目指す．そのなかで，利用者の意欲や主体性が回復され，相互の交流が生み出されていく．

(5) 個別の面接

デイケア内外の困りごとや，自分自身の辛さ・悩みについて，随時相談を受ける．内容は多岐にわたるが，筆者は以下のことを心がけている．

①なるべく短い時間で終える

面接は利用者にとってはとてもエネルギーを使うことなので，いたずらに長い時間にならないよう，できる限り短い時間で終えられるように努力する．

②積極的に課題を整理し，しぼり込む

利用者によっては，いろいろなことで悩み苦しんでいて，そのことを一気に話そうとする人もいるが，一度に解決することが困難と思われる場合，話の内容を整理し，その時点で取り組める課題にしぼり込む．

③具体的にできそうなことを検討する

デイケアでの面接は，長い期間をかけて行う心理療法ではないので，心の内面のテーマを掘り下げるのではなく，具体的にできることを一緒に考えることが基本になる．

たとえば，「親に対してイライラするし，夜は眠れないし，隣の家の人が私の悪口を言ってくるし……」といった訴えに対して，「いろいろあって大変だと思いますが，まずは少しでも眠れたほうが体のためにもよいと思いますので，夜，今よりも眠れるための工夫をご一緒に考えませんか？」というように，課題をしぼり込み，なるべく具体的にできそうなことに向けて話を進めていく．具体的な提案は「試しにやってみて，うまくいかなかったらまた一緒に考えましょう」という形で，次につなげておくとよい．

(6) 利用者の評価，デイケアの評価

利用者の変化は人それぞれだが，概ね一年ごとにその間の変化や生活の安定について振り返る．デイケアに入院抑止効果があることは確認されており，入院の回数が減ったり期間が短縮されて地域生活が維持されていることは評価できる．また，デイケアへの参加状況・病状・生活状況・人間関係の広がり・コミュニケーションの質・表情や意欲，態度の変化などをお互いで確認する．

デイケアの評価は，そこが利用者にとって意味のある場になり得ているか，ということがいえる．参加しやすいか，利用者の回復が起こっているか，利用者同士の関わりが生まれているか，利用者の役に立つ情報を提供できているか，利用者が少しでも明るい気持ちになれるような場になっているかといったことを，折にふれて振り返る必要がある．

心理職としては，デイケアという場が利用者にとって意味のある場になるにはどうすればよいかをまず考え，そのうえで，心理学で学んだ知見を活用する，ということになる．

（栗原　毅）

4．通所事業所での心理職の役割と実際

1）通所事業所の状況

　2006年に**障害者自立支援法**，2013年に**障害者総合支援法**が施行され，障害者の地域生活支援は，**自立支援給付事業**と**地域活動支援センター事業**によって展開してきた．地域活動支援センター事業は，市区町村事業の一つとして，「地域の事情に応じ，障害者に創作的活動・生産活動の機会を提供することにより，社会との交流を促進し，自立した生活を支援する施設」として位置づけられた．対象者は，身体障害，知的障害，精神障害の3障害であるが，通所事業所のあり方によっては，精神障害者を中心とするなど対象者を限定しているところも少なくない．

　地域活動支援センター事業は，相談支援事業を併せもつⅠ型のほかに，地活Ⅱ型・Ⅲ型があり，多くが市区町村による委託事業として展開している．一方，自立支援給付事業における就労支援事業所は，社会福祉法人や医療法人，NPO法人，株式会社などが，就労移行や就労継続支援A型，B型を開業して全国的に急増した．障害者総合支援法施行後，障害者の地域生活支援は就労に重きが置かれ，障害者は日本の「大切な」労働力として位置づけられるようになったのである．

　しかし，若い障害者のなかには，障害年金の対象とならず，生活費を稼ぐために自宅と仕事場との往復の生活が主となり，地域活動支援センター事業に関する情報が入りにくく，同じ課題を抱えた仲間関係をもてない状況におかれている人もいる．しかも，障害児・者が利用する通所事業所の開設には，福祉サービスに関わる管理者やサービス管理責任者以外に心理職や精神保健福祉士などの専門職の配置義務がなく，その条件の低さのために通所事業所が安易に増設されていると考えられる．

　障害者総合支援法が施行して10年以上経過した昨今，営利企業化した通所事業所の参入も増え，地域における障害児・者に対する地域生活支援の質の低下が問題となってきた．

2）地域活動支援センター事業の機能と心理的支援
（1）地域活動支援センターにおける利用者ミーティングは不可欠

　地域活動支援センターには，就労しているか否かに関係なく障害者が集う．そこは，障害者が自分の抱える障害や病気などを隠さずにいられる場であり，各自の目的によって自由に利用できる「居場所」である．

　支援者は，地域活動支援センターのなかで利用者の傍らに寄り添いながら，利用者の話や態度を通して状態を観察する．利用者が場に慣れてくると，自らが抱える「不安」を言語化したり，表出化するようになる．それは，利用者の緊張感が安心感へと徐々に変わり，地域活動支援センターが本人にとっての「居場所」になってきたことを示している．

　たとえば，幻聴や妄想といった症状に関連する訴えをしたり，「○○さんが苦手で一緒にいたくない」，「親を殺してしまわないか」というように日常で抱く具体的な不穏が強くなったり，眠れなくなるなど，「不安」の現れ方は様々である．こうした不安が，本人の生活にまで影響しているのか否か，困っている度合いによって対応は異なる．仲間と話をするなかで収まったり，解消してしまう場合が地域活動支援センターではよく見られるため，支援者側が先回りした支援にならないように注意し，必要に応じて面接相談や電話相

談を中心に，利用者の生活に関わる相談を行う．

　地域活動支援センター事業の活動プログラムは，個別的支援と同時に利用者全体の状態や抱える課題を整理して，「活動・参加」[7) が広がる支援となるように企画する．利用者同士による**ミーティング**はその一つである．利用者自身が自分のことを言語化する機会として，そして，仲間と課題を共有するプロセスのなかで気づきを得る機会にもなるなど，ミーティングは重要な取り組みである．単に雑談のみに終わらせないようにできるかどうかは，ファシリテーターやコーディネーター的な役割を担う支援者の力量にかかっている．特に不安に関わる内容については，ミーティングを構成する参加者の力に合わせ，利用者の心理的負担が大きくならないように注意する必要がある．障害者が自分の抑圧していた心の内をどこまで言語化するか・できるかによっては，自分だけでなく，他の利用者をも巻き込んで精神状態の悪化につながりやすい．精神障害者の場合には特にその影響が大きく，不安の扱いには心理の知識が必要になる．

(2)「簡単な」「楽な」「適当に」などという「言葉」が招く混乱

　地域における障害者支援は，どのような生活をつくり出したいか，「利用者が地域のなかで生き，老い，死にゆく」[8) 課題に向き合うことである．親やきょうだいと暮らしているのか，一人暮らしか，グループホームに入居しているのかなど，利用者の暮らし方は様々である．それぞれの利用者の生活を支えるうえで，地域で「生きる力」となる家事や衣食住に関連する援助・支援を行う．具体的には，食事会や調理会といったプログラムの企画は有効である．

　「食べる」ことに関する援助・支援は，障害者の抱える諸課題が見えやすい．食事ができるまでには，食材の買い出しや調理の仕方，鍋・食器の使い方，後片付けなどたくさんの工程を経る．しかも食事は，調理技術や栄養面を大切にすることだけではなく，「同じ釜の飯を食う」という，食を通した人間関係性のあり方を実感する機会となる．

　一般的に，家事は各自の「加減」で判断しているところが多い．支援者も同様に生活者として家事をしている．そのために，料理の際も利用者の参加を促す意図で，「簡単な料理」「○○すれば楽にできる」という言葉を使って働きかけていることが多々あるが，これらは注意を要する．日常的な言葉は，おおよそ同じような経験・体験を基盤にしているため，どのように「簡単」か，どのような手間を「手抜き」しているのかといったことをいちいち説明しないからである．たとえば，「ニンジンの切り方は適当でいいよ」は利用者にとって混乱を招く言葉になる．利用者は「適当」の加減がわからず，料理によって切り方を変えることや，ニンジンのもつ複雑な形をどのように切るのかといった問題にぶつかりやすい．精神障害者から野菜の切り方が難しいと言われる所以である．

　家事に代表されるような利用者のもつ苦手意識は，本人の経験不足によるところはあるが，日常的に使われる支援者の言葉が，利用者の苦手感を軽くするのではなく，さらに混乱を招き，「できない」を助長するように影響していることもある．しかも日常生活の延長にある地域活動支援センターのなかでは，とかく支援者の言葉はお喋りとして流れやすい．地域における通所事業所においては，支援者側の言葉で利用者が混乱したにもかかわらず，その人のもつ「障害」のせいであると捉えてはいないかなど，検証が必要である．支援者の関わり方について，「する側―される側」といった利用者との関係性[9) の点検は欠かすことができない．

(3) 環境と「やる気」「暮らしを整える」といった心の働きとの関係

障害者の地域生活に関わる政策について，厚生労働省は「グループホームから一人暮らしへの移行を目指すなどを対象とした定期的な巡回訪問と随時に対応するサービスを創設する．一方，**グループホーム**は重度の人が暮らす場と位置づけ，軽度の人は利用対象から外すことも視野に入れる．知的障害者，精神障害者の重度化・高齢化に対応できるよう，サービスを再編する」と改正した[10]．

ここで注意すべきは，重度の障害者を中心に構成するグループホームが新たな収容施設化につながりやすいということである．

「福祉は住宅に始まり住宅に終わる」とは，北欧諸国における福祉政策の基盤としての住宅のあり方を表した言葉である．日本では，施設を出る・退院する際に，保護者となる家族の元に戻ることを前提にしてきたために，いまだに，障害者が家族と離れて地域で住むための住居整備が遅れている．特に地方では，障害者が地域のなかで家族から離れて暮らすこと自体に「危ない」「火事を出さないか」「近所のなかでトラブルが起きる」といった差別・偏見が根強いという社会的背景にも支援者は関心をもつ必要がある．

障害者の「住む」に関する支援は，何よりも心理的・物理的空間づくりにある．生活環境の充実が，入居者の「活動・参加」を広げ，自ら生活の質を高めていく．環境づくり，特に障害者の住む環境は，支援者側の生活に対する考えや価値観などが反映し問われてくる．

(4) 地域における障害者の新たな「抱え込み」の認識

障害児・者の地域生活支援は，障害者総合支援法施行以降，新たな問題に直面している．

精神障害者の歴史は，精神病院への隔離・収容によって患者を囲い込み，長期入院者をつくり出した．1980年代に入り，地域のなかにつくられた無認可通所施設**小規模共同作業所**[11]が全国的に広がり，精神障害者の「居場所」として展開した．現在の地域活動支援センター事業につながる活動である．1987年の精神保健福祉法の改正以降，「病院から地域へ」と精神障害者の地域における福祉的支援が組み込まれた．長期入院者に対する退院支援として，一般相談支援事業（地域移行・地域定着）としてようやく取り組まれたわけだが，対象者の多くがすでに高齢となり気力・体力ともに低下し，退院の難しさが増している．

障害者総合支援法以後は，地域活動支援センター事業が「居場所」機能をもつ事業所として展開する一方で，様々な法人が福祉事業を行えるように変わった．これまで障害者福祉事業とは縁遠かった株式会社が，就労系事業所の経営に参入している．つまり障害者自身に「商品」としての価値を見出し，利益を得るために，地域の事業所間で障害者の囲い込みが起き，それが正当化されつつある．しかも法令に反しない限り障害者福祉事業の関係者に利潤追求を許容する状況にまで変貌している．それは，障害者福祉事業が「競争原理」のなかに組み込まれ，連携すべき通所事業所の分断が深まり，その結果，障害者の間にも格差を深め個々の孤立を促進しかねない．

先に述べたように，障害者総合支援法では事業所への専門職の配置義務は明記されていない．事業所内に障害者を集めることが第一になり，事業所職員に対して「お金にならないことはするな」と，営利のために障害者支援を行うといった事態になっている．このままでは地域における障害者支援現場は，心理職・福祉職・看護職・作業療法士などといった専門性に支えられた援助・支援は不要とされ，これまで培ってきた地域における障害者

支援の専門的理論をないがしろにするような構造をつくり出されてしまいかねない.

歴史的に繰り返されてきた障害者の人権侵害や差別課題は，社会的状況の変化と密接に関連している．今再び，地域の障害者に関わる通所事業所そのものの動向が，隔離収容施設化の地域版として肯定されようとしている．障害者がおかれているこのような社会状況をどのように認識し，専門家として何をすべきか，専門家として理論的に取り組み，それを言語化して積み重ねていく作業をいかに継続していくことができるか．障害者の人権侵害に敏感に反応し行動できる，専門性のあり方が問われている.

3）地域活動支援センターの今後

わが国では，東日本大震災以後，震災や台風，火山噴火など，毎年のように大きな自然災害に見舞われるようになり，障害者の地域支援に防災課題は抜きにはできない．これまでの災害経験をもとに，障害者当事者の視点に立つ防災対策の取り組み[12] ができたように，特に障害者に対する災害時対応は，地域で暮らす障害者と支援者との協働でつくり出す必要がある．地域活動支援センターは，障害者の避難拠点としての活動が求められ，被災者に対する心理的なケアに関わることになる．専門的な支援であっても，長期的な展望をもって被災者対応に取り組むためには，地域における障害者の具体的な支援経験が基盤になるのはいうまでもない.

（髙島眞澄）

5. 地域連携と多職種協働

1）連携の必然性

心理職に限らずあらゆる専門職は，事象を捉える視点や視座，基準といった一定の**フレーム**（枠組み）を身につける．その専門内部でもさらに細分化されたものを身につける．たとえば，心理療法のなかにも，認知行動療法・対人関係療法・精神分析・来談者中心療法などがあり，フレームは異なっている．それ以前に私たち人間は，育ちを通した環境因子との相互作用で，一人ひとり違った個人のフレームをもっている．それぞれの枠に「正誤」はなく，それらを作り変える「リフレーミング」という永遠の運動があるのみである．地域福祉や障害者福祉の世界でも同様である.

専門的枠組みを俯瞰した「人間の生活機能全般」を捉えるフレームを，世界保健機構（WHO）は，国際生活機能分類（ICF）として提示した．これは，人間の「生活機能」と「障害」を判断するための分類の方法を示したもので，人間の生活を障害の有無のみではなく，「活動」や「参加」の状況，また社会制度や支援者も含めた「環境因子」など広い視点から理解し，支援につなげることを目的としている．地域連携と多職種協働を考え，実践するときの基本的枠組みである．もちろん，それも金科玉条ではない．「正しい」枠組みといったものはなく，常に変化し続けているという認識が重要である.

健康・医療現場における心理的援助・支援を考えるとき，自らがおかれているフレーム内部だけではなく，他のフレームとの静的位置づけを学び，動的関係性を考えることが必然となる.

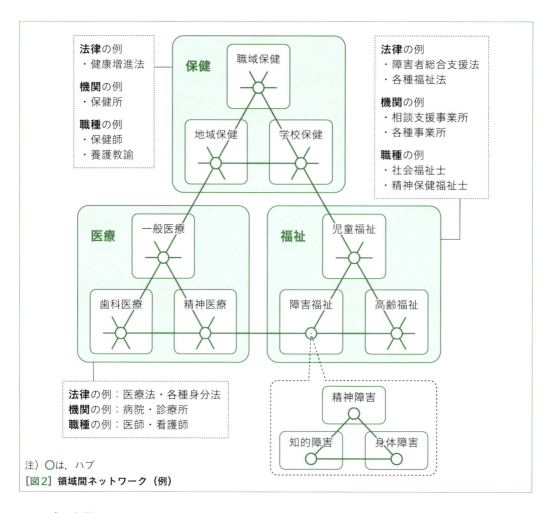

注）○は，ハブ
[図2] 領域間ネットワーク（例）

2）連携するフレーム

地域連携を考え，実践するとき，大まかにいえば次の3つの「域」がある．1つ目が**領域**（分野），次に**圏域**（地域），3つ目が**職域**である．専門職が実際の業務を行う場面は，自らの職場が含まれる領域内で行うことが多く，圏域と職域を加えた3域が複合的に交接することが，連携の鍵となる．

（1）領域内・領域間ネットワーク

この場合の領域とは，保健・医療・福祉・教育・環境（町おこし，産業，農林水産業，土木，防災，交通，都市計画など）といったそれぞれの分野を指す．

図2は，領域間のネットワークの例である．このネットワークの基盤は，行政組織となる．それぞれに法律があり，それに基づく機関があり，そのもとで職員が働く．当然のことながら，職員は専門職とは限らない．図2の○は，**ハブ**（HUB）を表している．ハブとは，結節点を指し，ハブ空港のそれである．

行政組織を基盤としたネットワークは，「縦割り」といわれるようにハブを作りづらい．たとえば福祉領域においては，障害福祉分野は「**基幹相談支援センター**」が，高齢福祉分野では「**地域包括支援センター**」がハブとなり，障害福祉では「**協議会**」，高齢福祉では「**地域包括支援センター運営協議会**」を設置している．こういった近接領域でさえ，地方自治体の条例による違いはあるものの，全国同じ法律と機関で実施し，実施計画があり，協議する場があるにもかかわらず，ネットワークができている地域とそうでない地域がある．

また，圏域によってネットワークのハブは異なっており，「機関」の場合と「人」の場合がある．

実施計画とは，法に定める計画で，地域福祉計画・医療計画・障害福祉計画・介護保険計画といったものである．

(2) 圏域内・圏域間ネットワーク

地域福祉計画は，社会福祉法に規定された事項であり，市町村地域福祉計画および都道府県地域福祉支援計画からなる．計画策定は，各地方自治体が取り組み，地域住民の意見を反映させながら策定し，今後の地域福祉を総合的に推進するうえで大きな柱になるものとされる．

医療計画は，地域における医療および介護の総合的な確保を推進するための関係法律の整備等に関する法律が2014年に成立し，効率的かつ質の高い医療提供体制を構築した．また，地域包括ケアシステムを構築することを通じ，地域における医療および介護の総合的な確保を推進するため，医療法が改正され，地域医療構想が導入された．地域医療構想において，都道府県は二次医療圏を基本とした構想区域ごとに，病床の機能区分ごとの病床数の必要量とその達成に向けた病床の機能の分化および連携を推進することになった．

圏域（キャッチメントエリア）は，都道府県＞広域圏＞市町村＞学校区＞町内といった様々な単位があり，(1)で述べた領域別に医療圏や障害福祉圏でも設定されている．この圏域については，精神障害者への支援という限定的な領域で見ても次のような状況にある．

①行政が定める圏域には，医療圏と障害福祉圏があるが，その圏域は同じではない．また，日本の保健医療制度では，医療機関と医療サービスの選択は，一部の例外を除いて個人の自由である．圏域を超えて病院などを自由に選べる仕組みは，選ぶ側にとっては利点ではあるが，圏域に対する責任性という意識が医療機関側に希薄となりやすい．

②精神障害者の地域生活支援圏域に対して責任を負う行政機関は，精神保健福祉センターや保健所，市町村である．行政機関の機能強化を進めることは重要であるが，将来の日本の状況を考えると，その機能を補完するシステムの構築も並行して必要となる．

③相談支援事業所，訪問看護ステーション，地域包括支援センターなど，それぞれの地域でハブとなりうる機関やNPOなどの組織が，横断的縦断的に圏域を担うことができる仕組みが不可欠である．行政機関と民間機関の柔軟な関係がそれぞれの圏域内で形成され，圏域間のネットワークにつながっていくのである．

地域連携に関する圏域を意識するためにも，保健医療福祉における地域連携のありようを言語化していく必要がある．

(3) 職域内・職域間のネットワーク

前述の課題を言語化するのが，「専門職」の仕事の一つである．しかし，現状はそういった課題を俯瞰的に言語化するネットワークができているとはいい難い．

各種専門職は，医師会，看護師会といった専門職集団や各種学会・研究会といった学術集団のような中間団体を通して職域を形成している．保健医療福祉の専門家は，来所・来院した人に，あるいは訪問（アウトリーチ）といった形で，「人」に対応することのみに習熟しようとする傾向がある．

公衆衛生活動における保健師活動の基盤に**地域診断**がある．これは，エビデンスに基づく施策展開や健康施策にかかるものであり，柔軟なネットワークを調整するためのものではない．地域で必要とする住民がサービスにアクセスしているか否かは評価しにくいシス

テムとなっているものの，施策を立てるうえでの重要な診断である．つまり，保健という領域における圏域別の専門職域内の診断である．この職域は，医療職・保健福祉職などそれぞれにあり，医療職のなかにも様々な下部構造がある．

また協議の場も，法律ごと，職域ごと，圏域ごとにあり，分化されすぎて全体を把握することが難しいのが実態である．この領域・圏域・職域の複合的なネットワークを形成しなければ，当然のことながら複合的な課題を抱えた人々に対応できない．

加えて，インフォーマルな力を把握することも忘れてはならない．地域によっては，なんらかの「障害」をもっていると思われる人が，障害者としてではなく，福祉サービスを一切使わず，地域住民に支えられ一住民として生活しているケースもあるが，そのような地域の包容力は減退している．政治や思想，宗教のネットワークをはじめ，地域の民生委員児童委員など，「使えるものは何でも」の精神で，こうした常に変動する動的なネットワークを把握し，そのなかでの人の機能を把握し，実践に結びつけようとするのが心理職の役割となる．

3）地域における多職種協働

領域・圏域・職域をクロスオーバーしながら協働する必然は，複合的課題を抱えた家族への場合，より必要となる．

たとえば，実際に地域連携と多職種協働で支えている次のような「ケース」がある（「茨城県精神医療福祉相談支援の手引き」より）．

アルコール依存症，肝硬変，多臓器不全の女性．精神科治療歴あるが，中断．家族が本人の体調を心配し精神科受診を勧めるのも本人拒否．両親自体，毎晩飲酒の習慣あり，飲酒に対する問題意識が低いといったケースに対して，【行政】の社会福祉課と【保健】の保健所保健師が中心となって，【医療】の精神科と身体科との連携を図るともに，【福祉】の社会福祉協議会の地域ケアコーディネーターが中心となって地域生活を支える．精神科および身体科の医療機関では，医師・看護師・栄養士・作業療法士・精神保健福祉士・心理職が関わっている．

次に，統合失調症で，治療中断歴があり，何度か入院歴がある男性．家族は関わりを拒否し，病状悪化による暴力により近隣住民とのトラブルをおこす．さらにギャンブルや生活費に困って多額の借金等の問題があるケースに対しては，次のような機関（職種）が関わっている．【行政】障害福祉課・健康増進課・社会福祉課（ケースワーカー・民生委員），【医療】精神科病院（医師・精神保健福祉士），【福祉】相談支援事業所（相談支援専門員），障害福祉サービス事業所（サービス管理責任者），居宅介護支援事業所（サービス提供責任者・ホームヘルパー），社会福祉協議会（社会福祉士），【保健】保健所（保健師），【他】配食サービス・日本司法支援センター．

連携を図るには，ケースやその状況に応じて中心機関（ハブ）を決めることが重要となる．そして，その中心機関は一つとは限らず，また固定されているわけではない．ネットワークであるから，インターネットと同様に「中心」が固定されてあるわけではなく，ハブが状況に応じて変化する．

4）連携の評価

(1) 自己覚知（メタ認知）

地域連携と多職種協働のためには，まず，自らのフレームを認識すること，すなわち**自己覚知**（メタ認知）が出発点となる．他機関や他職種を知ろうとする前提条件である．

実際の連携場面で，他機関や他職種の人の話が全く理解できないことがある．単に「生保」といった短縮語や専門用語がわからないというより，対象者を見る枠組みが異なっているという感覚である．

それを避けるための共通言語が，先に述べた国際生活機能分類（ICF）であるが，残念ながらまだ周知されていない．まずは，自らのフレームも偏っているかもしれないと認識することが前提である．

(2) 具体的ツール

地域連携にあたっては，具体的なツールが必要となる．各種会議などでお互いの顔を知ることが連携ではなく，具体的に「何を」共有するかが重要である．「地域連携パス」や「ホスピタルパス」，「地域連携シート」といった名称の紙媒体で対象者の情報が共有される．医療や福祉的支援を可視化することが大切である．本人の同意と情報管理に留意することはいうまでもない．

それぞれの機関や専門職は，それぞれのフレームで業務を遂行している．紙媒体での情報共有はそのフレームとフレームをつなぐものであるがゆえに，お互いすべてにとって使い勝手のよいものを作るのは難しい．その調整は，グループワークの技術や各種心理的支援の技法が有効である．

(3) ネットワークのアセスメント

ネットワーク（連携）のアセスメント（診断）に重要なのは心理学的視点である．つまり集団力学（グループダイナミクス）における集団の凝集性・規範・構造，集団決定とその効果，集団目標と成果，リーダーシップなど，その集団ならびに集団内構成員の行動特性を規定している法則や因子を把握しようとする視座である．

具体的には，場理論[*17]を基礎としつつ，領域・圏域・職域内での職員の動機づけ，コミュニケーション，リーダーシップ，集団構造・規範・雰囲気など，これら相互間の関係性を見ようとする視点．すなわち，対象者個人を心理診断するだけでなく，対象者を取り巻く連携（ネットワーク）を心理学的視座から診断し，適切な介入技術を磨くことが心理職に求められる．ネットワークのなかにありつつ，外にいる．ネットワークの外にありつつ，中にいるという姿勢が大切である．

（齋藤　悟）

[*17] クルト・レヴィンが提唱した理論で，個々の出来事をその人をとりまく環境（職場や地域）との関係でとらえようとする考え方．

13章 Q and A

Q1 地域支援について次の中から正しいものを1つ選びなさい.
1. 地域でも医療責任をとる必要があるので医師がチームリーダーとなる.
2. 地域でのチームは公認心理師の資格がないと心理職としては参加できない.
3. 地域でのデイケアなどのグループワークの支援は公認心理師が行う.
4. 公認心理師も必要があれば生活保護の申請などの同行支援も行える.
5. 地域支援では本人の希望より家族や関係機関の希望を重視すべきだ.

Q2 地域資源について誤って述べているはどれか.
1. 障害者が利用できる地域資源には,就労継続A,Bといったものがある.
2. デイケアは医療機関が運営するもの以外にもある.
3. 児童デイケアは医療機関以外では運営できない.
4. 精神保健福祉センターは,関係機関への支援のほか電話や面接相談を実施する場合もある.
5. 就労継続B型の利用は精神科に通院していなくても利用できる.

Q3 地域での公認心理師の役割で正しいものを1つ選びなさい.
1. 公認心理師の役割は,学校や病院など医療機関での面接やカウンセリングの実施に限られる.
2. 公認心理師は,利用者本人の希望よりも家族の希望を優先するべきである.
3. 公認心理師の活動の場は,医療機関以外にもある.
4. 公認心理師は,利用者と一緒に買い物の同行などをする必要はない.
5. 公認心理師でなければ,地域でのカウンセリングなど実施してはいけない.

Q1 **A……** 4
解説
1. 地域では医師以外の職種がチームリーダーとなることが多い.
2. 地域でのチームは有資格者以外必要に応じ民生委員等地域住民の参加もある.
3. デイケアでの支援は公認心理師の資格が無くても可能である.
4. 公認心理師も必要があれば生活保護の申請などの同行支援も行う.
5. 地域支援でも家族や関係機関の希望より,本人の希望が最優先される.

Q2 **A……** 3
解説
児童デイケアは障害者総合支援法に基づく施設であり,医療の施設ではない.

Q3 | **A……3**

解説

1. 地域での公認心理師は，面接やカウンセリング以外での生活支援をすることもある．

2. 公認心理師は，利用者本人の希望を最優先する．

3. 公認心理師の活動の場は，医療機関以外にもある．

4. 公認心理師でも，必要に応じ利用者と一緒に買い物の同行などをすることもある．

5. 地域でのカウンセリングは有資格者でなくても実施できる．

文献

1) 松本俊彦，今村扶美：SMARPP-24 物質使用障害治療プログラム，金剛出版，2015.

2) 吉田精次，ASK（アルコール薬物問題全国市民協会）：アルコール・薬物・ギャンブルで悩む家族のための7つの対処法ー CRAFT（クラフト），アスクヒューマンケア，2014.

3) 厚生労働省：ひきこもりの評価・支援に関するガイドライン，2010.

4) 境　泉洋，野中俊介：CRAFT ひきこもりの家族支援ワークブック—若者がやる気になるために家族ができること，金剛出版，2013.

5) 斎藤　環，畠中雅子：ひきこもりのライフプラン—「親亡き後」をどうするか，岩波書店，2012.

6) 岩田光宏，真志田直希・他：ひきこもりの社会参加に繋げる集団支援の方法—サカイ式すべらないグループワークの実践と転帰分析．精神科治療学 32：541-547，2017.

7) 「活動・参加」とは，国際生活機能分類（ICF）に基づく．障害者福祉研究会：国際生活機能分類ー国際障害分類改訂版ー，中央法規出版，2002.

8) 日本臨床心理学会：地域臨床心理学，中央法規出版，2009，pp80-89.

9) 堀　智久：障害学のアイデンティティー日本における障害者運動の歴史からー，生活書院，2014，pp108-144.

10) 平成30年度障害福祉サービス等報酬改定 における主な改定内容［PDF］ www.mhlw.go.jp/file/05-Shingikai-12201000-Shakaiengokyok..

11) 小規模共同作業所について：www.dinf.ne.jp/doc/japanese/prdl/jsrd/rehab/r055/r055_012.html　秋元波留夫：特集／総合リハビリテーション研究大会 '87 講演「精神障害者リハビリテーションの現状と課題ーいま何が必要か」.

12) 特定非営利活動法人ゆめ風基金：阪神・淡路大震災で被災した障害者の生活復興を支援とともに，災害の備えとして救援基金を設置し，障害者や高齢者，病弱などの人が生命や人権を脅かされることがないよう，支援活動が行われるようにサポートする.

column
コロナ禍のメンタルヘルス

新型コロナウイルスの感染拡大に伴い，「新しい生活様式」が公表された．未曾有の事態によって，我々の生活は大きな変化を余儀なくされている．

人生で起こる出来事（ライフイベント）とストレスとの関係について，ライフイベントを点数化した社会的再適応評価尺度[1]によると，たとえば「結婚」によるストレス度は100点満点中50点．出来事の良し悪しを問わず，環境の変化は大きなストレス要因となる．

心理職としては，コロナ禍においてメンタルヘルス不調をきたすことは，"異常"に対する"正常"な反応と理解しておくことが前提となる．

コロナ禍の心理支援上の配慮　まずは不安やストレスの軽減が必須だが，その内容は多岐にわたる．ウイルス自体への不安，いつまで対策を続けなければいけないのかという不安，再流行や生活への不安などである．関連機関からの情報を収集し，内容に合わせ，ときには専門家として疑問に答えることも求められる．また，不安の高まりによって，種々の依存症（アルコール，ギャンブルなど）が悪化する場合があることも念頭に置いておく．

次に配慮すべき点は，差別や偏見などの可能性である．感染者，濃厚接触者，エッセンシャルワーカー（医療従事者など社会機能維持のために最前線に立つ職種），その家族などへの不当な差別や偏見が報告されている[2]．必要に応じて各ホットラインを紹介することが望ましい．

テレワークの普及による影響　テレワークは，「Tele（離れたところで）」と「Work（働く）」を組み合わせた造語であり，コロナ禍において，その割合は増加傾向にある[3]．テレワークの代表例である在宅勤務のメリットとデメリット[4]を**表**に示す．多くのメリットがある一方で，メンタルヘルス不調の要因にもなり得る．これらのメリット・デメリットを理解したうえで支援にあたるのはもちろんのこと，心理職としても，オンラインによる面談など，支援形態の変化への適応が求められている．

「ピンチはチャンス」と言うように，このピンチをぜひ心理職として良い変化へのチャンスにしていただきたい．

文献
1) Holmes TH, Rahe RH : The Social readjustment rating scale. *J. Psychosom. Res* ; **11** : 213-218, 1967.
2) 法務省：新型コロナウイルス感染症に関連して－不当な差別や偏見をなくしましょう－，2020.
3) 総務省：令和2年「情報通信に関する現状報告」（令和2年版情報通信白書），2020.
4) 日本渡航医学会，日本産業衛生学会：職域のための新型コロナウイルス感染症対策ガイド，2020.

山本晴義

[表] 在宅勤務のメリットとデメリットの例
（文献4より引用）

	従業員	事業者
メリット	・ワークライフバランスの向上 ・通勤の時間的・身体的負荷軽減 ・業務に集中できる環境の確保 ・育児や介護との両立	・従業員の感染リスクの低減 ・労働生産性の向上 ・オフィス関連コストの削減 ・人間関係のトラブルの軽減
デメリット	・仕事とプライベートの区別が困難 ・帰属意識の低下 ・モチベーションの維持が困難 ・運動不足や睡眠リズムの乱れ	・労務管理が困難 ・双方向の意思疎通の低下 ・情報漏洩のリスクの増大 ・教育育成・業務評価が困難

災害心理学

14章 災害心理学

到達目標

● 急性ストレス障害，外傷後ストレス障害を説明できる．
● 災害時の心理状態の変化と心理的ケアについて説明できる．
● 被災者，特に子どもへの支援を述べることができる．
● 心理的応急措置（PFA）の活動内容を述べることができる．

1. 災害下の支援

(1) 災害とは

　災害の多くは突然発生する．特に日本では地震が頻繁に発生し，規模が大きければ災害被害も多大となる．これまでに被害の出た近年の大型地震としては，阪神淡路大震災，東日本大震災，熊本地震など*が記憶に新しい．

　地震による大きな揺れや建物の倒壊による犠牲者は，**直接死**と**関連死**からなる．直接死は落下物による打撲，圧迫，窒息，溺死などからなる．関連死は避難生活中の疾病（感染症，肺炎，心疾患，脳血管疾患）や自殺などからなる．負傷者は死の恐怖を乗り越えて生き延びた後も，余震を恐れて過覚醒状態が続く．これらの**恐怖体験**と**喪失体験**は，種々の精神症状を生みやすい．

　被災地では，余震対策のための緊急避難所での生活を余儀なくされる．慣れない避難所での生活は，それ自体がストレス症状と疲労感を生む．家屋の倒壊や道路の寸断だけでなく，水道・ガス・電気など，基本的なライフラインの供給停止により，生活の質も低下す

＊　阪神淡路大震災：1995 年 1 月 17 日発生．震度 7 の直下型地震で，家屋の倒壊と火事などによる死者 6,434 名（うち兵庫県内の直接死 5,483 名，関連死 919 名），行方不明者 3 名，43 万人の負傷者を生んだ．
　　東日本大震災：2011 年 3 月 11 日発生．震度 7 の海洋型地震で，家屋の倒壊，津波による二次被害，福島原発事故による三次被害を含め 15,895 名の死者，2,539 名の行方不明者，6,156 名の負傷者など多くの被災者を生み出した．当初 33 万人いた避難者は 7 年たった 2018 年 3 月現在も 71,000 人に達している．
　　熊本地震：2016 年 4 月 14 日および 16 日発生．震度 7 の直下型地震で，家屋の下敷き等で直接死 50 名，関連死 203 名，避難者数は直後最大 18 万人を数えた．

〔キーワード〕急性ストレス障害，外傷後ストレス障害，PFA，フラッシュバック，ストレスマネジメント

る．これらは津波や風水害，土石流などによる自然災害でも同様である．

（2）災害時の心理

多くの被災者は，様々な心身の症状を訴える．なかでも負傷し家財を失った人々のなかには，自分の恐怖体験と大切な人や思い出の品，ペットなどを失った喪失体験から，次のような固有の心身症状を訴えることが多いため，特別な配慮が求められる．

急性ストレス障害（acute stress disorder；**ASD**）：恐怖や喪失などの外傷体験（traumatic experience）の結果，多くの人は過覚醒，不安，混乱，そして悲嘆感，憂うつ感などの症状を示す．これらは被災者固有のストレス反応である．

外傷後ストレス障害（post traumatic stress disorder；**PTSD**）：ライフラインの復旧とともに，避難所生活から自宅に戻る人，被災地外に疎開する人，仮設住宅に移る人などしだいに新たな日常生活が始まり，一見したところ人々は落ち着きを取り戻したかのようにみえる．ところが，落ち着いたはずの ASD の症状が，大きな物音やテレビニュースの映像などを見ることで復活する．恐怖体験時の記憶が一瞬のうちに蘇り（**フラッシュバック**：flash back），強い不安状態となり，**パニック**（panic）**症状**を起こすことも発生する．外傷体験後 6 カ月を経てこのような症状が発生した場合は，**PTSD** と呼ばれる．PTSD は，自然災害のほか，電車や船舶，航空機，自動車などの事故による**被害生存者**（survivor）やその遺族にも発症がみられる．

2005 年に起こった JR 福知山線脱線事故では，106 名の犠牲者と遺族，約 3,000 名の負傷者が出た．これら負傷者とその家族のなかには，13 年たった後も症状を示す人がいる．

事故以外の恐怖体験や喪失体験の経験者である暴行，強盗などの犯罪被害者も，PTSDを呈する．さらには交通事故の加害者や暴行現場を見た目撃者，災害時の救護にあたった救急隊員などにも認められる．

2. 災害時に必要な心理的ケア

被災者の心は，地震であれ事故であれ，恐怖体験と喪失体験を契機とした強いストレス症状（ASD）によって特徴づけられている．被災者へのケアは，災害直後 72 時間は生命の危機管理，その後は生活復旧支援とメンタルヘルス改善のためのストレスケア（**ストレスマネジメント**）に重点がおかれる．

（1）災害直後の支援

大規模災害発生直後は，災害対策基本法の定めにより，災害現場に急行し被災者の救命を最優先とする．生き埋めなど被災者の救出，救命措置，外傷者（児）への身体医療ケアが優先する．

①精神疾患をもち在宅で加療中の精神障害者（児）には，投薬など医療的ケアの継続が最重要であり，次に災害がもたらすストレス症状の軽減を目的とした心理ケアが求められることがある．

②もともと精神障害を有していなかった被災者で，災害後に ASD 症状を強く訴える被災者（児）には，精神科医療の枠組みのなかで精神科医による診断，心理職・精神保健福祉士，および看護師らによるチーム医療を提供し，「見守り」など必要な支援を行う．

③一般の被災者に対しては，ASD 症状についての知識を提供しつつ，感染症やエコノ

ミー症候群などによる健康被害から身を守る支援を行う.

(2) 生活復旧支援

災害後72時間が過ぎると，生き残った人々が緊急避難所などでの生活に慣れ，余震や避難生活への不満，復旧・復興への不安など新たなストレスが生まれやすい．ASDの症状への医療的ケア，PTSD症状への移行をくい止める予防的ケアなどが必要となる．生活改善などの工夫や，運動，レクリエーションなどを用いたメンタルヘルスを高める支援が求められる．死者を目撃するなど強い恐怖体験をもつ事例ではPTSDへと移行し，侵入的思考，回避症状，過覚醒症状など特徴ある症状を示すことがある．

①侵入的思考

不意に，あるいは揺れや大きな音などをきっかけとして，被災体験を思い出す（フラッシュバックする）ことがある．睡眠中，悪夢にうなされたり，中途覚醒が多発することもある．

②回避症状

被災体験を思い出させる状況を避けようと，不自然な行動をとることがある．被災地や被災家屋を避ける，亡くなった人に関係する物に触らない，など不自然な行動となる．孤立し，感情の乏しい表情をし，外部のことに関心を示さなくなる．

③過覚醒症状

不眠状態が続き，興奮しやすく，苛立ち，怒りっぽい．集中力が落ちて思考の混乱が続く．何かに怯えることもある．

(3) 種々のサポートニーズ

災害後約3カ月間は，被災地の学校や公民館が緊急避難所となる．ここで生活をせざるを得ない被災者は，様々な支援を必要とする．食事や清掃，入浴など，被災者の生活支援，救援物資の仕分けと配布などがボランティアによって行われる．災害医療の専門医療チームによる支援活動は約3カ月以内で終了し，以後はボランティアや行政による日常的生活支援と医療などの巡回支援が行われる．

緊急避難所では，自宅を修理あるいは再建して出て行く人や，仮設住宅や復興住宅に引っ越す人が現れ，避難所在住者は徐々に減っていく．避難所内に居続ける人との間に「格差」が現れ，種々の悩みや訴えに対応する必要から，ついには心のサポートニーズが生まれることになる．

3. 災害時に支援が求められる子ども達への対応

通常，災害直後から1カ月間は子どもたちにもASDが認められることが多いが，時の経過につれてしだいに症状は軽減し，半年後にはほぼ消失する．しかし，災害から1カ月以上がたってもASD症状が強く現れ，学校に行きたがらない，喧嘩沙汰が増えるなどの不適応症状を示すケースもある．恐怖・喪失体験を受けた子どもには，早期にケアを提供して，こうしたPTSDへの移行をくい止めることが重要となる．

日本生理人類学会ストレス研究部会は，阪神淡路大震災後の学校への介入体験から，震災直後〜1年後までの時間経過に応じて表れやすい問題や症状に対応する支援の要点をまとめた（「小学生版震災ストレスケアマニュアル」[1]）．これに従って，災害発生後の時期

を5期に分けて必要なケアについて示す.

(1) 直後の72時間：安全・安心の提供

震災直後の72時間は何より救命が最優先課題であり，避難所内は救助されて間もない被災者など，新規参入者が次々と増えていく．そのなかには余震に過剰な反応をする被災者もいる．そんな真っ只中の3日間は，辛い体験をした子どもに安心できる環境を提供することを優先したい.

緊急避難所で寝泊まりをする子どもたちは，不安な気もちでいっぱいである．親やそれに代わる大人が常にそばにいて，見守る必要がある．余震が続くため，夜中でも避難所内は照明が灯り，リラックスできる環境にはない．大人がそばにいて，心安まる雰囲気を作り，安心して眠る時間を確保してあげたい.

(2) 4日～1週間：復旧への勇気づけ

余震の頻度が減り，電気，ガス，水道などのライフラインも徐々に復旧をはじめると，避難者は通常の生活に戻ることを考え始める．復旧に向けたケア活動へと，ケア内容を臨機応変に変えていくことが適切である.

自宅に戻る避難者が出始め，緊急避難所内に空きが生まれると，自宅に戻れない避難者がより熟睡できるように避難所内の居場所・寝場所を確保できるような支援が求められる．緊急医療班が常駐し，心身の健康への配慮が本格化する．移動式入浴施設などがサービスを開始し，各地から送られてくる救援・支援物資の適切な配分などが求められる．マスコミやボランティア希望者が避難所に訪れるため，避難者のプライバシー保護が重要なケア課題となる.

復旧への勇気づけとなる活動も必要となる．記念イベントの開催，朝のラジオ体操，弁当配給や炊き出し時の点呼，声掛けなどが重要なケアの要素となる.

(3) 1週間～1カ月：復旧と自立：ストレスへの対応

1週間が過ぎる頃には，被災者間の格差や，自宅に戻ることができる人とそうでない人の格差が徐々に現れる．避難生活固有の疲労やストレスが目立ちはじめる．自宅が全損した被災者や，身内に死傷者が出た家族では，ASDや適応障害など種々の精神症状が現れる.

自宅へ戻ることができた被災者家族は，自宅での生活を再開し，修復などの復旧作業が日課となる．1カ月以内に学校は再開され，子どもたちは学校での生活が始まるもののしばらくは集中力を欠きがちとなる．校庭は駐車場となり，避難所の残る体育館では，体育の授業や集団活動ができないために運動不足がちとなる．子どもたちのストレスマネジメントが必要となってくる.

(4) 1カ月～3カ月以降：自立支援，個別対応

1カ月が過ぎる頃には，自立を支援する活動が本格化する．再開した学校は，避難所として使っていた教室や体育館を本来の用途に戻し始める．一方，自宅に戻れず，仮設住宅への入居も決まらない家族は，肩身の狭い思いで避難所生活を継続する．子どもたちの不安，混乱，うつ状態が強く現れるが，半年までの間に徐々に減少する．この頃，子ども達の愛他性感情は高く，家族や友人たちとの絆感が強くなることも知られている[2,3].

学校活動のなかで，教師や健康心理の専門家がストレスマネジメント教育を実施し，震災後のストレス反応とは何か，対処法は何かを教え，**リラクセーション**を体験させるなど，ストレスへの対処が必要となる.

震災ストレスのケア技法としては，不安症状の強い子どもにはリラクセーション訓練

を，うつ症状が強い子どもには運動や遊びを通した**気分転換・アクティベーション**を，混乱症状が強い子どもには文集作りや地震学習，復興学習などを通じた認知の再構成などと，ニーズに合わせた対応が肝要である．

(5) 3カ月〜6カ月：残された子どもの憂うつ

3カ月を過ぎる頃には，多くの被災者は緊急避難所での生活を終え，再建した自宅や仮設住宅に移動する．

一方，辛い体験をした被災児や，災害直後に頑張った被災児のなかに，うつ症状を示すケースが現れる．フラッシュバックや余震への不安感などは減じるものの，混乱症状が増加するケースがある．また家族に負傷者がいて，家が全壊した子どもに現れる症状は，軽減されずに依然強いままであり，専門家による医療的ケアが必要不可欠となる．この時期には，学校のクラス全体で健康教育の一環としてストレスマネジメント教育を実施することが，後のPTSD症状出現を抑える効果がある[3]．

災害後の健康心理学的介入としてのストレスマネジメントは，ASDからPTSDへの移行阻止を目標とした予防的介入である．「自分を知ろうチェックリスト」を用いたストレスマネジメント教育は，ストレス症状のアセスメントも行うことができ，より適切なケアを探るのに適している．筆者らは，東日本大震災において試みたが[4]，熊本地震の折にはWebを通じて同チェックリストを利用する試みも行われた．

4．被災者の心のケア

1）被災児者の心のケア

筆者らのグループは阪神淡路大震災の直後，ASDからPTSDへの移行を阻止する目的で，西宮市教育委員会の要請を得て，小学校2校と中学校1校に介入し，災害後の児童を対象とした心のケア活動を行った．精神科医，大阪府と大阪市の心理専門職，看護師からなるチームを構成し，学校の保健室・保健委員会をキーステーションとしたアウトリーチ型介入であった．詳細は，「阪神淡路大震災と子どもの心身」[3]で報告されているので，ここでは要点のみを述べる．

基本はPynoosら[5]のCPTSD-RIを参考に，イラスト付きの自記式チェックリスト「自分を知ろうチェックリスト」として開発し[6]，震災1カ月後，半年後，1年後の3回，担任教諭により児童の震災ストレスの状態を自己評定させながら，自分の震災ストレスの状態を理解するというものであった．同チェックリストは回収後，①不安，②うつ，③混乱，④愛他のストレス反応得点として数量化し，その得点の変化を丁寧に把握しつつ，様々な心のケア活動に適用するというものであった．図2にその概要を示す．

同時に被災地から離れた震度5の地域の小・中学生グループにもコントロール群として同じ授業をし，被災地との違いを数量的に評価し，震度7のグループが震度4のグループより有意に不安，うつ，混乱得点が高いことを確認し，同尺度の妥当性を確保した．また3回実施することにより，検査—再検査信頼性も確保した[2,3]．

また震災1年半後に，イラストのないCPTSD-RIj（日本語版）を用いて，西宮の当該校と他の学校，および神戸市内の学校とを比較したところ，筆者らが介入した学校の震災

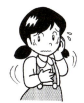
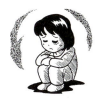
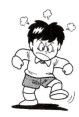
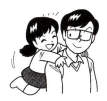

A. 不安　Q1 しんぱいでいらいらしておちつかない

B. うつ　Q3 わけもなくかなしくてなにもしたくない

C. 混乱　Q2 むしゃくしゃしてらんぼうになりすぐかっとするようになった

D. 愛他　Q18 ひとがまえよりもすきになった

[図1]「自分を知ろうチェックリスト」で示される震災ストレス反応

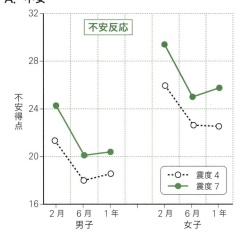
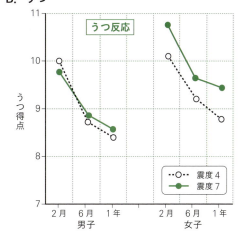
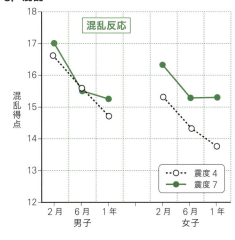
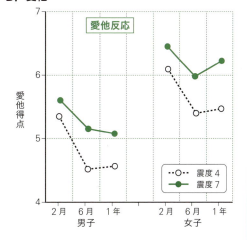

[図2] 阪神淡路大震災における震度別（7vs4）・男女別震災ストレス反応得点の推移　（文献2より引用）

14章　災害心理学

[表1] 震災ストレスマネジメント教育授業案

(1)「自分を知ろうチェックリスト」を用いた健康チェック
　　　実施マニュアルに沿って実施する.
　目標＞「震災の後ストレス症状が出るのは当たり前」であることを理解する

(2)「自分を知ろうチェックリスト」結果の返却
　　　不安, うつ, 混乱, 愛他の4種の心のサインを点数で示す
　目標＞特に点数が高い人がいても当然であることを理解する. いたわりの気持ちをもつ.

(3) 通常のストレスマネジメント教育スタート（キックオフ）
　　　語り合う「私のストレス」,「震災・津波・原発と私のストレス」

(4) リラクセーション実習
　　　不安への備えを学ぶ.

(5) アクティベーション実習
　　　うつ症状への備えを学ぶ.

(6) 被災の想い出文集作り
　　　混乱する心を整理する.

(7) 手伝ってくれた人, 支えになった人へのお礼状
　　　愛他性を発展させる. ソーシャルサポートネットワークの大切さをしる.

(8) マニュアルをつくる
　　　震災・津波災害が発生した学校で, 子ども達に教えたいこと.

ストレス反応は有意に低かった.

　以上の結果から, 筆者らが行った被災校への震災ストレスマネジメント教育は, ASDからPTSDへの移行を予防する効果があったと結論づけられた. そこで, 東日本大震災後には, 宮城県石巻市の小学校2校, 福島県の小中学校1校で, 学校心理士と養護教諭による介入が行われた[4, 7, 8]. また熊本地震の折には, Webを通じたチェックリストの実施を用いたサイバー教育の提案を行った.

　筆者らの取りくみは災害直後ではなく, 災害発生1カ月後から, 復旧した学校現場で健康教育の授業として実施するスタイルをとる.「自分を知ろうチェックリスト」を用いた授業と, それに続くストレスマネジメント教育の授業プランを**表1**に示す.

2）被災直後の心のケア：PFA

　震災などの災害直後は, 瓦礫の下に埋まり死を覚悟した人, 大切な人やモノを失った人に対し, 心理職として何か心理学で貢献したいと考えるものである. しかし, 被災者は普通の心理状態になく, ASDの精神症状のいくらかを誰しもが示している. 心身ともに疲れ果て, 食べ物も喉を通らず, 眠れない夜を過ごす. 何時間もその場に立ち尽くす被災者に対して, 私たちに何ができるのだろうか, そして何が効果的なのか.

　実は, 阪神淡路大震災後は, 大混乱であった. 被災者のストレス状態を癒す目的で多くのカウンセラーが避難所を訪れ, 避難者から個々の被災体験を聴き取り, 辛い体験を共有し, 感情の共感を試みた. **デブリーフィング**（debriefing）と呼ばれるこの手法は, 消防士などの災害救助の専門家が, 救護活動後の業務報告時にする常套手段であった. 阪神淡路大震災後の救護支援隊に紹介され, 一気に普及したものである. しかし, 被災者にとって辛い体験を他人に話すことは苦痛であり, 何度も繰り返し話すことで辛い体験を追体験することとなり, フラッシュバックなどの症状出現の原因となり, 逆効果になると問題視された.

事実，多くの追跡調査から，災害直後に行う心理的デブリーフィングは PTSD への移行を阻止する効果がないこと，信頼関係ができていない心理カウンセラーによる被災者への無理矢理の聴き取りは逆効果であることが実証された．現在，WHO から，**心理的応急措置**（Psychological First Aid；**PFA**）フィールドガイドが公開され，災害等緊急時に心理職でなくとも，これに従って心のケアをすることが推奨されている[9, 10]．

(1) PFA とは

PFA は，「苦しんでいる人，助けが必要かもしれない人に，同じ人間として行う，人道的，支持的な対応のことと」と定義される[9]．

(2) PFA の内容

PFA 活動には次の 7 項目が含まれる．

①実際に役立つケアや支援の提供

②ニーズや心配事の確認

③生きていくうえでの基本的ニーズ（食料，水，情報など）を満たす手助け

④被災者の話を聞く．ただし話すことを無理強いしない

⑤安心させ，心を落ち着ける手助け

⑥その人が情報やサービス，社会的支援を得るための手助け

⑦危害を受けないよう手助け

PFA では，話したい人がいればその人の話を聞くが，出来事に対するその人の感情や反応を無理やり話させることはしてはならない．

(3) PFA の期待される効果

PFA には，被災者の長期的な回復を促す，様々な要素がある[11]．すなわち，PFA によって被災者は，次の 3 要素を得られる．

①安心し，人々とつながっており，落ち着いて希望がもてると感じること

②社会的・身体的・情緒的支援を受けられること

③個人としてもコミュニティとしても，自らの力で自分を助けられると感じること

(4) PFA の対象者

PFA が必要な対象者は，重大な危機的出来事に遭ったばかりで苦しんでいる人である．ただし，PFA を決して押し付けてはいけない．本人の自由意志による．

以下の人たちは PFA を安易に提供することはせず，できるかぎり専門医等に紹介するべきである．

①命にかかわる重傷を負い，救急医療が必要な人

②気が動転して自分自身や子とどものケアができない人

③自傷の恐れがある人

④他の人を傷つける恐れがある人

(5) PFA 担当者の守るべきこと

PFA による支援を行う者に求められることは次の通りである．

①安全，尊厳，権利の尊重

まず被災者の安全を確保することが最優先される．支援者の行動によって，被災者を傷つけることはしてはならない．被災者の安全を確保し，身体的精神的に傷つけられないように配慮する．

次に，敬意をもって接することが求められる．被災現場には，多様な人々がいる．個々

の文化や，社会の決まりごとに従うことが肝要である．

　さらに被災者の権利を優先すべきである．公平に，差別されずに支援が利用できることが大切である．被災者の権利を主張し，身近な支援を利用できるように手助けする．どのような相手でも，その人の最善の利益だけを考えて行動する．

②相手の文化を考慮してそれに合わせて行動する
　・被災地には，多様な価値観をもつ人々が集まってくる．社会的マイノリティへの対応も重要である．
　・外国籍の人への対応においては，宗教や文化の違いを尊重しなくてはならない．
　・避難所での服装などについても，押し付けてはいけない．
　・母国語による情報の提供がなされなくてはならない．
　・性別，年齢，力関係などによる格差が出ないよう配慮が必要である．
　・身体接触は，文化圏の異なる人々にとってはタブーであることがあることを知る．
　・信念・宗教には固有の儀式やしきたりがある．不用意に介入してはならない．

③その他の緊急対応策を把握する
　・避難所を運営している行政機関，あるいはその他の危機管理関係当局の指示に従うことが必要である．
　・どのような緊急対応策が講じられ，支援のためにどのような利用可能な手立てがあるかを把握する．
　・捜索隊や救助隊，緊急医療チームなどの活動を妨げてはいけない．
　・自分の役割とその限界をわきまえることが重要である．

④自分自身のケアを行う
　・避難所で活動するものは，自分自身の健康管理ができなくてはならない．
　・自身の心身の状態を管理することも重要で，ムードに左右されない冷静さが求められる．

（6）PFA の活動原則

　PFA の活動原則は，見る，聞く，つなぐの 3 要素からなる．

①見る
　・安全確認
　・明らかに急を要する基本的ニーズがある人の確認
　・深刻なストレス反応を示す人の確認

②聞く
　・支援が必要と思われる人びとに寄り添う
　・必要なものや気がかりなことについてたずねる
　・人びとに耳を傾け，気持を落ち着かせる手助けをする

③つなぐ
　・生きていくうえでの基本的なニーズが満たされ，サービスが受けられるよう手助けする
　・自分で問題に対処できるよう手助けする
　・情報を提供する
　・人々を大切な人や社会的支援と結びつける

　　　　以上が災害直後の緊急時に被災者の心のケアとして，心理学的に根拠のある対応である．

14章 Q and A

Q1 外傷後ストレス障害において当てはまる項目を1つ選びなさい.

1. 外傷後すぐに発症する.
2. 外傷後6カ月までに症状は消失する.
3. 特に自然災害による症状の程度が強い.
4. 急性ストレス障害の後およそ6カ月を経過して急に発症する.
5. 外傷後ストレス障害の発症は阻止できない.

Q2 心理的応急措置（PFA）に関する説明として誤ったものを1つ選びなさい.

1. PFA活動では, 心理カウンセラーによる聞き取りが必須となる.
2. PFAは被災者の長期的な回復を目的とする.
3. 本人の意思を確認することがPFAの必須条件である.
4. PFA活動は相手の文化を尊重し, それにあわせて行動することが必要である.
5. PFAの活動原則は, 「見る」「聞く」「つなぐ」である.

Q1 **A‥‥‥ 4**

解説

　外傷後ストレス障害は急性ストレス障害発症後およそ6カ月を経て生じる障害である. 外傷の原因は自然災害, 事故, 犯罪被害, 被災後の二次災害など多岐にわたり, 症状の程度は個人によって様々である. 急性ストレス障害の段階で適切な処置を受ければ外傷後ストレス障害発症を阻止することは可能とされている.

Q2 **A‥‥‥ 1**

解説

　PFAは対象となる人々の文化, 価値観, 意思を尊重する. そして心理専門職でなくても心のケアに従事することが推奨されている. しかし, それはあくまでも対象者のニーズに則したものであり, カウンセリング活動が必須となるものではない.

文献

1) 日本生理人類学会ストレス研究部会編, 山田冨美雄, 宮野道雄・他著:震災ストレスケア・マニュアル（小学生版）. 1998年.【非売・無料配布物, 現在PDFファイルとして無料でダウンロードできる. http://www.psychologist101.com/アーカイブス-archives/8-5/】

2) 山田冨美雄, 百々尚美・他:震災ストレス反応の経時的変化におよぼす震度と性の影響－ストレスマネジメント教育のための基礎資料－. 日本生理人類学会誌 **4**:23-28, 1999.

3) 服部祥子, 山田冨美雄編著:阪神淡路大震災と子どもの心身. 名古屋大出版会, 1999.

4) 山田冨美雄:震災ストマネ教育～8回でできる震災ストマネ教育の実際～. 健康教室（東山書房）**63**:9-13, 2012.

5) Pynoos R S, Goenjian A., et al : Post-traumatic stress reactions in children after the 1988 Armenian earthquake, British Journal of Psychiatry, 1993, p163, pp239-247.

6) Yamada F. : Stress reactions in school-aged children after the great Hanshin-Awaji earthquake. In M. Sato, H. Tokura, S. Watanuki（Eds）, Recent Advances in Physiological Anthropology, Chapter29, Kyushu University Press, 1999, pp211-216.

7) 山田冨美雄：東日本大震災への対応：半年がたった今こそストレスマネジメント教育を～PGS発ストマネ教育研修プロジェクト～. 健康教室 **62**：9-13，2011.

8) 山田冨美雄：「自分を知ろうチェックリスト」を用いた被災児のストレス評価～被災した子どもたちのストレスとの対処. 日本心理学会監修，安藤清志・村井　豊編：震災後の親子を支える～家族の心を守るために～. 誠信書房，2016，pp17-31.

9) World Health Organization（2010）. mhGAP Intervention Guide for Mental Health, Neurological and Substance Use Disorders in Non-specialized Health Settings. Geneva : WHO Mental Health Gap Action Programme. http://www.who.int/mental_health/mhgap

10) 金　吉晴，鈴木友理子：心理的応急処置（サイコロジカル・ファーストエイド：PFA）フィールド・ガイド，2012.（https://saigai-kokoro.ncnp.go.jp/pdf/who_pfa_guide.pdf）

11) Hobfoll, S, Watson, P, Bell, C, Bryant, R, Brymer, M, Friedman, M, et al. : Five essential elements of immediate and mid-term mass trauma intervention : Empirical evidence. Psychiatry **70** : 283-315, 2007.

（山田冨美雄）

column
アクト活動

　アクト（ACT）は，Assertive Community Treatment の略で，「地域医療および各種生活支援を含めた包括的地域生活支援プログラム」と訳されている．ACT は重度の精神障害者が継続した地域生活を可能にする支援プログラムとし，1960 年代後半にアメリカのウィスコンシン州マディソン病院で始まった．

　日本では 2003 年 5 月に厚生労働省が公表した「精神保健福祉対策本部中間報告」の「地域医療及び各種生活支援を含めた包括的地域生活支援プログラム（ACT 事業）のモデル事業の実施を検討」の報告を受けて，当時千葉県市川市にあった国立精神・神経センター精神保健研究所が研究を行い，隣接した国立国府台病院と連携して日本版 ACT-J としての活動を始めた．

　ACT-J は，24 時間 365 日切れ目のない対応を前提としたチーム活動である．1 チーム 10 名の精神科医，看護師，精神保健福祉士など多職種のスタッフで構成され，1 チームが担当する利用者は 100 名と定め，100 名を超えたときには，新たにもう 1 チーム作って 101 名以降の利用者に対応していく．

　ACT-J は，スタッフが地域で生活している精神障害者の自宅に出向く訪問サービスである．また，利用者と医師という 1 対 1 の支援ではなく，一人の利用者に対して医師・看護師，精神保健福祉士などのスタッフ全員が関わり，チームが責任をもって支援していく．従来の往診や訪問看護では医療サービスが中心で，生活支援を行うことはなかった．また，逆にホームヘルパーなどの福祉的支援では生活支援のみとなり，服薬指導などの医療サービスの実施はできなかった．ACT-J ではチームでの対応となるために，医療サービスが必要な人にはチームに所属する医療スタッフが対応し，生活支援が必要な人には福祉スタッフが対応するというようにチームスタッフが状況に応じた対応を行っている．

　ACT-J は，重い精神障害を抱えながらも，自らの望む地域において望む生活を実現し，人間としての尊厳を全うできるように，医療・保健・福祉などの包括的支援を目指し次の 1～5 に要約されるストレングス・モデル（Strength model）に基づいて実施される．

1. 利用者の地域生活を準備する視点よりも，地域生活を維持する視点を大切にする．
2. 利用者を「管理」したり「依存」を助長させるのではなく，彼らの「エンパワメント」と「自立」を心がけた実践を行う．
3. 利用者の障害に焦点を当てるのではなく，その長所を最大限に伸ばすことができるように支援する．
4. 利用者の可能性を自ら信じ，彼らに希望を与えると同時に，周囲の人たちの姿勢を変えるような実践を行う．
5. チームのなかでそれぞれの職種のもち味をいかしながら，協調して利用者の希望を実現していく．

　ACT-J では，それぞれの職種のもち味をいかし，協調して利用者の希望を実現することになっているが，医師がチームリーダーとなることが多いために，福祉的な側面よりも医療的な色彩が濃くなることや，長期入院者の退院促進と頻回に入退院を繰り返す精神障害の人を対象にしているために，福祉的な生活支援よりも緊急時の医療的なサービスに力点がおかれる傾向があるとの指摘もある．

　2009 年に「ACT 全国ネットワーク」が設立され ACT の普及を進めているが，残念ながらまだわが国では充分に普及していない．

　　　　　　　　　　　　　　　　藤本　豊

column

東日本大震災の経験から

はじめに

　大規模な自然災害が起こると「心のケア」の大切さが指摘される．2011年の東日本大震災では，厚生労働省が都道府県と連携して「心のケアチーム」を被災地へ派遣した．自然災害時に国が自治体への支援を行うためには，災害救助法を適用する必要がある．「心のケアチーム」の派遣も災害救助法が適用されて実施された．

　災害救助法では第七条（従事命令）で，「都道府県知事は、救助を行うため、特に必要があると認めるときは、医療、土木建築工事又は輸送関係者を、第十四条の規定に基づく内閣総理大臣の指示を実施するため、必要があると認めるときは、医療又は土木建築工事関係者を、救助に関する業務に従事させることができる。」とあり，その職種を災害救助法施行令では次のように規定している．

　　第四条（医療、土木建築工事及び輸送関係者の範囲）　法第七条第一項及び第二項に規定する
　　医療、土木建築工事及び輸送関係者の範囲は、次のとおりとする。
　　一　医師、歯科医師又は薬剤師
　　二　保健師、助産師、看護師、准看護師、診療放射線技師、臨床検査技師、臨床工学技士、
　　　　救急救命士又は歯科衛生士。」

　ここで規定されている職種はいずれも国家資格をもつ職種である．災害救助法の目的は「第一条（目的）　この法律は、災害に際して、国が地方公共団体、日本赤十字社その他の団体及び国民の協力の下に、応急的に、必要な救助を行い、被災者の保護と社会の秩序の保全を図ることを目的とする。」である．災害救助法制定当初は災害時のけがや病気という命にかかわる医療行為を想定していたため，「心のケア」は想定外であった．しかし，阪神淡路大震災以降，「心のケア」の必要性が認識され，災害救助法施行令第4条の2の職種に精神科関連の国家資格がある作業療法士や精神保健福祉士が追認された．「心のケアチーム」の一員に国家資格がない「心理職（臨床心理技術者）」を加えるためには，様々な苦労があったとのことである．

　東日本大震災では，地震発生直後の3月13日に厚生労働省が都道府県に対し「心のケアチーム」派遣を打診し，3月18日に徳島県が仙台市への派遣を実施した．その後，全国の自治体が2012年3月までに合計57チーム延べ3,504名が被災地での活動を行った．「東日本大震災こころのケアチーム派遣に関する調査報告」[1]によると，事務職を除く職員は，医師，看護師がともに約900名，精神保健福祉士約400名，次いで臨床心理技術者約250名，保健師約200名のほか，薬剤師，作業療法士であった．

　ここでは，2011年4月から翌年の3月まで，「東京都 心のケアチーム」のコーディネーターとして派遣計画を作成しながら，「岩手県陸前高田市 心のケアチーム」に延べ1カ月間参加した体験をもとに，被災地での災害心理学の実際を具体的に紹介していく．

東日本大震災の発生

　2011年3月11日14時46分，東北地方の三陸沖を震源とするマグニチュード9の地震が発生し，東日本を中心に広い範囲で震度6弱の揺れを観測した．東日本大震災では，この地震

による家屋の倒壊被害以上に，直後の大津波による被害のほうが甚大であった．太平洋沿岸を中心に発生した津波で多数の死者・行方不明者が出るとともに，多くの家屋が流され長期的な避難生活を強いられた．また，東京電力福島第一原子力発電所の炉心が溶融したこと（メルトダウン）により，多量の放射性物質が放出され，福島県では約16万人の人々が避難し，6年後もなお約3万人が県外に避難している．

東日本大震災の特徴は，被害の範囲が太平洋沿岸の岩手県から千葉県までの広範囲だったこと，原発事故などで現地へ向かう交通手段の復興に時間がかかったこと，福島県双葉町が役場機能を含めて埼玉県に集団避難するなど約4万人が福島県外に避難したことなどがあげられる．町全体の集団避難は，1986年11月の東京都大島の噴火により全島民が都内へ約1カ月間集団避難して以来のことであった．双葉町の場合は，3月19日にさいたまスーパーアリーナに避難後，再度埼玉県加須市に移動するといった事態が生じていた．災害支援では，被災地に職員を派遣する支援が主であったが，福島県などの他県からの被害者を受け入れるなど，自治体によって独自に対応を行うなど手探りの支援だったことも特徴の一つである．

災害時の「心のケア」

災害救助法で想定している支援とは，道路の復旧工事や医療面での短期的な支援である．しかし，東日本大震災では職員の多くが津波の犠牲になり，役場や病院などの建物を失うといった壊滅的な被害を受けた自治体もあるなど，災害救助法の想定外となる事態ばかりであった．東日本大震災直後から「心のケア」の必要性が強調されたこともあり，10日後には多くの被災地に「心のケアチーム」が派遣されたが，実際にどのような支援をすればよいかは未知数であった．

厚労省からの支援要請を受けた自治体以外にも，被災地には多種多様な人が駆けつけて来るが，瓦礫の片付けなどとは違い，「心のケア」は具体的な活動がすぐに展開できるわけではない．被災した自治体も生活に必要な復興支援チームや，一刻を争う緊急事態の医療支援の受け入れが最優先となる．けがや感染症などでは治療を必要とする人が明確で，治療方法も傷口を縫合したり解熱剤を処方するなど具体化されるが，「心のケア」は抽象的な概念のために，具体的な「心のケア」の実施方法を明確化するのにはある程度の時間が必要であった．

「心のケア」の対象としては，①精神科等に受診している人，②被災した結果，心身の不調を訴えている人，③家族や第三者から見て明らかに心身の不調が見られる人，④被災自治体等の職員に対しての相談，⑤「心のケア」という精神保健に対する啓発活動が中心となる．対応方法としては，①と②は，医師による診断と処方体制の確保以外に，避難所への巡回相談を実施した．③は，家族らから本人の状況を丁寧に聞き取った後に，本人との面接を行うことになるが，本人が不調を自覚せずに相談の必要性を感じていない時などは，本人のペースにゆっくり合わせることが大切であった．④は，24時間体制で住民の対応に追われ疲弊した自治体等職員への相談活動の実施と同時に，メンタルヘルスチェックシートによるスクリーニングや，うつ病などの精神保健についての啓発活動を行った．⑤は，避難所への巡回時に「心のケア」に関するチラシを配布するなどであった．

「心のケアチーム」としての活動

被災地での「心のケアチーム」は，複数の派遣チームで構成される．ここでは，筆者が携わっ

た岩手県陸前高田市での「心のケアチーム」の活動を紹介する.

陸前高田市では，東京都，千葉県，横浜市，奈良県，日本赤十字社心のケアチーム，日本国際民間協力会（NICCO）と現地の社会福祉法人大洋会が参加した「陸前高田市心のケアチーム」が中心となって支援活動を展開した．最盛期はこれらの全団体が参加していたが，徐々に規模を縮小し，震災から半年を経た9月以降は大洋会，NICCO，東京都の3団体になった.

東京都のチームは，福祉保健局障害者施策推進部精神保健・医療課がコーディネートし，都立病院精神科，松沢病院，小児総合医療センター，3カ所の精神保健福祉センターの都立施設以外に民間精神科病院の協力でチームを構成した．各チームは医師1名，看護師1名のほか，コメディカルスタッフとして，保健師，精神保健福祉士，心理職，作業療法士など4名の編成で，3泊4日の日程で現地に赴いた.

3月の支援開始時には東北新幹線が不通だったため，東京都がチャーターしたバスで他の医療や土木チームと一緒に岩手県一ノ関市のベースまで向かった．東京都は被災地から60kmも離れた一ノ関市にベースキャンプを設置したが，それは現地での宿泊や食事の調達が不可能だったからである．陸前高田市では津波で市役所や病院など，公共施設を含めた7割近くの建物が失われ，下水処理場も津波の被害を受けたために上下水道が使えない状況であったため，野営し食糧も自己調達できる自己完結型の自衛隊以外の支援チームは宿泊場所を確保することができなかったからである.

「心のケアチーム」というと，事前に周到な準備の基に組織化されたチームなのかと思われるが，4名の職員が事前に顔を合わせることはなく，一ノ関駅に集合するところから始まる．東京都の「心のケアチーム」は2台のワゴン車を使っていた．職員交代時は1名の職員が一ノ関駅に交代職員を迎えに行くが，交代職員には事前に会ったこともないために合流に苦労した．職場も職種も違う初めて会う4名が，現地に行くまでの車中で自己紹介をし，前のチーム職員から現地の状況や「心のケアチーム」の概略や活動上の注意事項の説明を受けて，3泊4日の日程がスタートするのだ.

朝は7時に一ノ関市を出発し，現地に向かう．陸前高田市までの一本道を機動隊や自衛隊の車と一緒に約2時間をかけて進んで行き，現地で各チームに分かれての活動に移る．昼にはスタッフルームに戻るのだが，昼に戻ったらスタッフルームが違う場所に変わっていたこともあった．昼食は一ノ関市で自己調達したおにぎりやカップ麺などで済ませるが，下水施設が使えないためにカップ麺の汁を捨てられず，飲み干すか，ペットボトルに入れてホテルに持ち帰って捨てるかという状況の中で，スープの量を減らすために粉末スープを少なくし，お湯を飲み切れるだけ注ぐ食べ方に進化したこともあった.

日々違う職員構成

職員は3泊4日程度のローテーションで派遣されているため，ほぼ毎日新しいメンバーが加わることになり，職員構成も日々違うことも被災地支援の一つの特徴である.

派遣期間は，派遣される職員が長期間職場を離れるのが難しいことと，被災地支援に対する責任感や使命感で気分が高揚している支援者が，自身の疲労に気づかないまま活動を継続し，バーンアウトになるのを避けることから設定されている．このため，現地では継続して駐在できる支援者がいないために，支援活動の継続性の維持が大きな課題であった.

たとえば，次の表には月・水・土曜日以外は支援者の入れ替わりがあるため，新規着任者への新たな説明が必要になる．重なっている期間でチーム全体の継続性を絶えず確認することが必要となる．しかし，被災者のニーズも避難所から仮設住宅に移れば変化し，被災地では毎日状況は流動的となる．

メンバーが毎日入れ替わるため，ミーティングでは簡単に前日の状況を説明し，その後，当日の予定確認などを10分程度で行った［図1］．状況は毎日刻々と変化しているので，その状況を的確に把握することが必要であった．朝のミーティングで確認された予定が昼には変更になるなど，それに対応できる臨機応変な体制が必要である．面接を予定していた人が連絡なく来ないこともあれば，急に面接を求められることもあった．予定通り進め

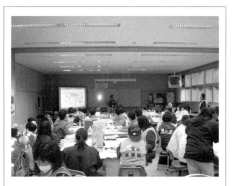

［表］1週間のチーム構成

月	火	水	木	金	土	日
Aチーム						
			Aチーム			
						Aチーム
Bチーム						
		Bチーム				
					Bチーム	

［図1］支援チームミーティング

ることが難しいため，現地のニーズの変化を把握し，冷静に分析する姿勢が必要となる．

活動内容

「陸前高田市心のケアチーム」は3月23日から活動を始めた．3月から4月中旬までは手探りの状況で，4月中旬になり活動方針などが具体化し，円滑な活動が実施できたのは被災2カ月後の5月中旬であった．

「心のケアチーム」の主な活動は，①「心のケアチーム」の存在と役割の広報・周知を目的とした一次予防（1章：12頁参照）の観点に立った啓発普及活動，②市民の健康状況を把握するために全戸訪問を実施している保健師チームからの依頼等に基づく来所や訪問による精神保健福祉相談，③臨時精神科外来（心のケア外来）の実施，④市職員等へのスクリーニングとハイリスク者の医師面接の実施であった．

主な活動の①は，意外に思われるかもしれないが，自治体，精神保健福祉関係者，マスコミなどが「心のケア」の必要性を唱えていたものの，被災した人は必要とは思っていないところがあった．避難所生活が長引いたことで，「血圧が心配だ」，「息切れや動悸がある」という身体症状の自覚がある時は，避難所巡回の医師や看護師に相談をすることはある．しかし，「心のケア」というものは抽象的なために，それを目的に相談されることはなかった．保健師チームからは，「不安を訴える人がほとんどであるか，不眠は内科から薬が出ているのでどんな症状がでたら『心のケア』の対象になるのか」と質問された．そこで，「少しでも不安などを訴える人がいたら心のケアチームに連絡してください．」と伝えることにした．

最近では精神科の敷居が下がったとはいえ，どんな症状がでたら精神科を受診したら良いかが曖昧である．日常生活でも精神科受診となると迷うわけで，「心のケアチーム」があるのは知っていても，どんな時に相談に行けばよいのかがわからないというのが一般的な状況であった．

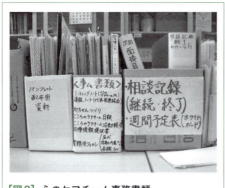
[図2] 心のケアチーム事務書類

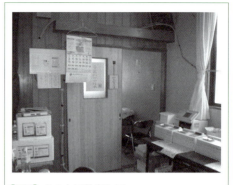
[図3] 心のケア外来入口

チラシを避難所などで配布し啓発活動を行い，精神科受診の敷居を下げる目的で精神科臨時外来として「心のケア外来」を開設した．

被災地支援では，④の市職員への支援も重要なポイントであった．市役所などの公共施設がすべて被災したために書類が散逸し，業務は被災を免れた施設で行うなど大変な状況であった．市職員は，市の日常業務の他に津波で自宅を失った人などの避難所での食事の提供や，最低限の日常生活が営める環境を設定するなどの業務を不眠不休でこなしていた．市職員は，市職員であると同時に被災者でもあるため，仕事が終われば一被災者としての生活になる．自宅を失った職員は，日中は避難所で職員として住民対応の仕事をこなし，勤務終了後は昼間仕事をしていた避難所で被災者として暮らしている方もいた．このような状況で職員は心身ともに疲弊していたが，カラオケや飲み屋，喫茶店も津波で失ったためにストレスを発散する場もない状況であった．市職員のメンタルヘルスの向上も課題となっていた．

「心のケア」の変化

「心のケア」について，「心のケアチーム」が積極的に支援した震災直後から8月までの特徴を①混乱期（震災後〜4月末），②復旧移行期（5月〜7月上旬），③仮設住居期（7月中旬〜8月）の3期に分けて考えてみる．

①混乱期

震災直後から約1カ月間の混乱期では，「心のケア」の対象者として，被災後に通院できなくなった精神科の患者さんへの診察と処方，被災したことによる急性ストレス反応への対応などを想定していた．精神科受診中の患者さんが少なかったことや受診中の医療機関の対応がしっかりしていたこともあり，大きな混乱は見られなかった．また，被災という過酷な状況に遭遇すれば，混乱して急性ストレス反応になる人が増えると予想したが，実際は予想していたほど多くは見られなかった．

②復旧移行期

復旧移行期では，被災直後の先の見通しも立たないままの避難所生活での余裕のない生活から，生活が少しずつ落ち着いてきていた．この頃には「心のケア」の必要性も徐々に理解され，相談件数が増加していった．相談内容としては，「避難所生活がいつまで続くだろうか」といった将来に対する不安からの不眠の訴えが多く見られた．「心のケア外来」の存在も徐々に周知され，県立高田病院から精神科受診の必要な人が紹介され，「心のケア外来」を受診するようになっ

た．この時期には，支援者への支援として「心のケアチーム」精神科医師が，市職員や県立高田病院職員への面接を実施したが，「心のケア」の対象となる方はいなかった．

③仮設住居期

仮設住居期になると，仮設住宅への移動等をきっかけに心の問題が顕在化し，治療を必要とする人々が増える傾向にあった．避難所はそれまで住んでいた地区単位での生活だったため，被災前の地域での関係が保たれていた．しかし，仮設住宅の入居は同一地域ごとの入居ではなく抽選で決まるため，一つの仮設住宅に様々な地域の人が入居したことで「仮設に入ったら今のように隣の人とも話せなくなっちゃう」などと避難所で保たれていた隣近所の関係が失われ，仮設住宅で孤立化してしまうことへの不安があった．また，避難所よりも「良い環境」と思われた仮設住宅も，実際に生活すると「良い環境」ではなかったことへの失望感もあった．被災前の部屋数も多い生活から，部屋数の少ない仮設住宅に2世代が入居すれば，今までは顕在化していなかった親子間の問題などが生じてくる．また，働く場所を失った人は行き場もなく，ずっと家にいることでストレスが昂じて家族関係がギクシャクしたり，仕事が見つからないことによる将来への焦燥感や不安なども顕在化する時期でもあった．こうしたことから，「心のケア外来」の継続受診者のなかにはやや重症化傾向になる例も見られた．しかし，被災者全体としては，「心のケア」を必要とする人は時間が経過するに従い減少する傾向にあった．

避難所での支援

支援に入る前の東京での事前研修では避難所巡回による被災者対応について，「被災者には"精神""メンタル"といったサービス名称や精神保健医療の対象者として見られることへの抵抗感は相当に強いことをよく認識し，そのような名称を使用しない．"心のケア"という名称でも抵抗が強いようであれば，現地スタッフも含めて名称を相談する」との留意点が挙げられていた．

「心のケアチーム」の支援は，避難所の巡回が中心だったため，この留意点を充分に理解して臨んだ．関係者は「心のケア」という言葉は市民権を得ているように思っていたが，被災地では思うようには浸透していなかった．4月に訪問した避難所では，地域のリーダーの方が避難所生活を切り盛りしていたが，「心のケア」が必要な人を出したらリーダーの責任と思われていたようで，「心のケアチーム」の巡回相談に来たと話した途端に，「うちの避難所には心のケアを必要な人はいない」と言われて取り付く島もないこ

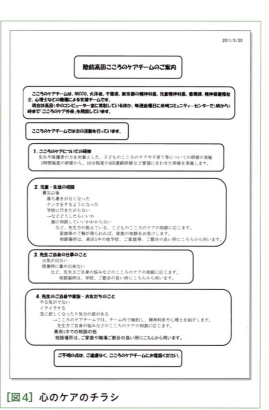

[図4] 心のケアのチラシ

ともあった.

　当時の被災地では，都市に比べると精神医療への敷居が高かったために，「心のケア」への抵抗感が強かったことに起因すると思われる.

　医療チームの場合は，誰が見てもすぐにわかり，必要な時に声をかけられるように，赤十字のマークの下に医療班(医師)などと書かれたベストを着用して避難所巡回を実施していた.「心のケアチーム」の場合は，医療チームのようなゼッケンを付けることができなかったため，公民館などの規模の小さい避難所の入口で「心のケアチーム」であることを名乗って,「心のケア」のチラシを置かせてもらい説明をすることからのスタートだった.

　「心のケアチーム」のスタッフルームがある体育館の避難所では，赤十字のマークを付けた「日本赤十字社心のケアチーム」と一緒に活動をした.その時に看護師はさりげなく血圧計が見えるように避難所の中を歩き，血圧計を見た被災者から「血圧測って」と声を掛けられると，血圧を測りながら雑談して被災者の不安を軽減していた.その後の巡回時に，父親にべったりくっついていていた男の子と目があったので話しかけると，「退屈してるの」とのことだったため，一緒に散歩に出かけたことがあった.アルバムを失くしたことや，今年小学校に入学することなどを聞きながら散歩をした.避難所の中では単調な生活となり，話す相手も限られてくるなかでは，日常生活の一環として一緒に話をすることが，「心のケア」の相談活動以上に大切なことだと感じた.

「心のケア」にとらわれない活動

　支援活動の開始時点では，被災による精神科の受診中断や急性ストレス反応への対応を中心にした支援を想定していたが，被災地では支援者が想定していた事柄は多くはなかった.そこで支援側の視点を修正し，被災地での精神保健（メンタルヘルス）の予防や相談活動という狭義の目的にとらわれない活動も実施した.その一つが，小規模避難所での茶話会的な活動だ.マスコミで報道される体育館のような大規模な避難所以外に，地域の公民館など数十人単位での小規模避難所もあった.公民館などの避難所には，昼間に集まってくつろいでいくといったデイセンター的な所もあった.小規模避難所の巡回では，被災者の方とお茶を飲みながらのおしゃべりが主な活動となった.ある人は，「自宅に避難所を出た親戚が来ているので，それがストレスになっているけれど，日中このように集まれる場所があることが救いだ」と話されていた.

　小規模避難所では，毎日同じ顔ぶれのため，知らない支援者が加わることで普段とは違う場が生まれる.その場が結果的にはデイケアのグループワーク的な機能を果たしていた.同じ顔ぶれの中で同じ話をすると，「またいつもの話？耳にタコができるほど聞かされたね」などと言われる話でも，支援者に話すといつもとは違い，ちょっと新鮮な話に変化する.実際に，「その話はいつもの話だけれど，そんなに苦労していたんだね.今日までは気が付かなかった」ということもあった.小規模避難所に支援者がグループワーカー的に加わることで，普段とは違った雰囲気になり，新たな気付きが生まれるといったグループワーク（「集合療法」）的な効果が生じたのだ.

健康面に着目した視点

　余震もあったため,「また地震が来たらどうしよう」という不安や慣れない避難所生活での不

眠の訴えもあった．そうした不安や不眠に対して，精神疾患の症状に結び付けないように心がけた．避難所になった体育館では，腰の高さほどの段ボールで囲まれただけの空間のため，夜も話し声やいびきが聞こえ，不眠になっても当然の環境である．避難所では誰もがよく眠れないし，不安になることは特別ではないと伝え，不眠や不安な状況が続いたら連絡をしてもらえばすぐに伺いますと話をした．話をするなかで，「私だけが寝られないのかと不安に思っていましたが，よく考えたらこの環境では家とは違うから寝られませんよね．みんなが同じだと思うとちょっと安心しました」と話される方もいた．今までにはなかった不眠や不安が続くと誰でも，私だけかと思い，もしかしたら病気なのかと思いがちになる．病状としての不眠や不安もあるが，その人の置かれている状況を考えれば理解できる不眠や不安であれば，病状に結び付けて考えることはないといえる．

「心のケア」では，被災地では精神保健の問題が生じるとの前提で，被災地でのPTSDなどの早期発見と予防を中心的な活動とする傾向がある．しかし，現地では支援者が予想していたような，精神保健の問題はそれほど多く見られなかったことから，「病気の発見」ではなく，「現在の健康な部分」に着目し，今の健康の維持を目的とした活動を行った．「心のケア」というと面接や電話相談などを思い浮かべるが，避難生活が長くなっている人にとっては，知らず知らずのうちに緊張しているので，リラクセーションを目的としたグループワークも実施した．

避難所では畳1枚ほどが一人の居住空間となる．被災前は庭仕事をしたり，散歩や買い物に行くなど毎日外に出る機会があったが，避難所での生活は体育館の中での限られた空間での生活になるため，運動不足になる．その結果，筋力の低下や体調を崩すことになる．そこで，理学療法士協会と一緒に「こころとカラダの健康の集い」を実施した．理学療法士が避難所でできる簡単な体操を指導し，県立高田病院の医師が体の健康の話を，心のケアチームが精神保健の話をするという内容だ．

心理職にできる支援

被災地では一期一会の活動となるため，継続した関わりが困難である．心のケアにおける医師の役割は診断と薬の処方になるので，医師がその都度変わっても大きな支障はない．精神保健福祉士の場合も精神保健福祉手帳の取得や福祉制度の利用申請等の手続きが主な業務となり，申し送りが的確になされていれば担当者が変わっても継続できる．しかし，心理相談では通常，長い関わりが必要となる．普段行っている継続相談が必要な場合は，担当者が毎回変わるためにそうした相談活動の実施が困難となる．心理職が日ごろ実施している継続した心理業務を被災地で実施することはできない．

被災地での支援内容は，個別相談，電話相談，育児相談，保育園や学校への支援，こころの健康講座の講師，グループワークなど，普段の現場で実施している心理の業務であったが，1回で完結しなければならないために，日ごろの業務実践が問われる場でもあった．

被災地支援というと特別な支援が必要と思いがちだが，日常業務がきちっとできていれば特に困ることはない．日常業務と違うのは，刻一刻と状況が変化するなかで，常に状況を把握するアンテナを張り巡らせながら，状況に合わせて臨機応変に対応することである．被災地では時間的な余裕はない．毎朝の短時間のミーティングの中で，情報を的確に取捨選択することが大切であり，すべてが凝縮されているという感じであった．

支援現場では，状況を的確に判断し自分から仕事を探すという積極的な姿勢が求められる．日ごろの学校でのスクールカウンセラーの仕事を想定して，現地に派遣されたスクールカウンセラーから，何をしたらよいかとの相談を受けたこともあった．その時には，スクールカウンセラーとしての相談業務ではなく，子どもと一緒に遊ぶことを勧めた．支援者と遊ぶことで，いつもの教室がその時は非日常的な場になる．支援者との遊びが普段とは違った刺激になり，被災生活での疲れが遊びを通して解消されるのだ．

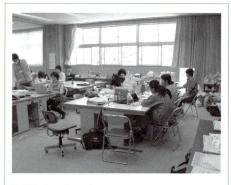
[図5] 心のケアチーム

現場で求められたこと

被災地で一番求められるのは，状況を的確に把握し，自分で考えて積極的に行動する姿勢と協調性である．「支援マニュアルを見せてください」と言われることもあるが，被災地では状況の変化が激しいために，マニュアルはない．前日の訪問予定の避難所が急に統廃合されて，違う場所に移ったこともあった．また，書類の置き場等のマニュアルを作っても，すぐに変更しなければならない．支援内容も状況の変化に応じ日々変更するので，今ここでどんな支援内容が求められているかを絶えず考えながら活動することが大切である．そうした意味でも，自由度の高い臨機応変な行動が求められる．

被災地では時には，被災者のニーズに合わせて専門領域以外の支援をしなければならないこともある．例えば，障害者手帳の再交付に同行することなど，心理の専門領域以外の活動をすることもある．その時に，「私は心理職なので福祉制度のことはわかりませんので同行は他の方にお願いします」とは言えない．そこで必要なのは，障害者手帳の制度を熟知していることではなく，再交付の手続きに一緒に行くことである．一時的な混乱状況にあり，一人では再交付の手続きが出来なくても，支援者と一緒に手続きをしているので心配ないといった安心感が得られることが大切なのだ．これは，一緒にいることで安心できるという心理的支援とも言える．支援者と一緒に手続きが出来たことで混乱状況が解消し，次に仮設住宅の申請などが必要になった時に，支援者が同行しなくても一人でできるようになることがエンパワメントとしての支援であり，広い意味での「心のケア」につながる．

被災地支援で大切なのは，専門的知識以前にその人に寄り添って一緒に行動することである．

「心のケア」で大切なこと

「心のケア」で大切なことは，専門職として出来ることはないという自覚である．

ニーズの必要性を掘り起こせばいろいろなニーズが出てくる．悩みを抱えながらも生活が維持できている人に，「悩みごとの相談を受けます」と伝えれば，相談をお願いしますということもある．確かにニーズを掘り起こすことはできるが，被災地では継続した支援体制がとれず一期一会の相談となるのが現状だ．被災地では面接室もない．何とかプライバシーに配慮した面接室を作ったが，それは教室の片隅をカーテンやロッカーで囲っただけの場所でもあった．

被災地では，新たなニーズの掘り起こしではなく，今ここで困っている現実から湧き出るニーズへの対応が一番必要とされることになる．悩みを抱えながらも生活が維持できている人に対しては，今の生活を維持できるように支えることであり，その人の悩みを聞きだすことではない．被災地では，日常業務を前提とした専門職としての支援に固執せず，被災地に合わせ，工夫した支援が必要になる．

被災地支援は日常の業務の延長

被災地での「心のケア」は，日常の業務の延長で，被災地での特別な支援方法はない．被災地での災害支援の特別な相談方法があると思われるかもしれないが，相談内容は余震や今後の生活への不安，避難所の生活環境での不眠が大半である．相談への対応は相手の話を丁寧に聞いて，落ち着かない気持ちを一緒に整理することである（5章：58頁参照）．落ち着かない気持ちを一緒に整理して不安や不眠が激しければ，精神科医の診察につなげていく．これも日常業務のなかで経験することである．また，精神科医からの依頼があれば面接を実施することになるが，被災地では継続した面接ができないのが日常業務と違う点である．継続した面接でなくても，話を丁寧に聞くなかで，不安や不眠の原因が避難所や仮設住宅といった非日常的な環境によるもので，そのような環境であれば誰にでも起こることであり，「病気」ではないとわかると，一回の面接で終了する．他職種との連携も，被災地での特別な方法はない．他職種の専門性を理解し，対象者の状況を的確に整理して相手に伝えるといった日常業務と同じである．

このように考えると，災害時の対応は，日常業務を充分にこなせていれば特別な対応方法を必要とする場面は多くはない．「心のケア」で大切なことは，相手の立場に立って一緒に寄り添い，臨機応変に柔軟に対応できる姿勢といえる．

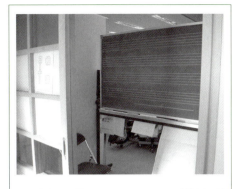

被災直後の面接は，公園のベンチ，駐輪場の片隅，車の中やスタッフルームの片隅で行っていた．プライバシーに配慮した面接室を確保することが大きな課題であったが，その場所が得られなかった．そこで，スタッフルームの片隅に音楽室の黒板とロッカーで囲っただけの仮設の面接スペースを作成した．

[図6] 相談室の中

文献
1) ストレス災害時こころの情報支援センター：東日本大震災こころのケアチーム派遣に関する調査報告．国立精神・神経医療研究センター精神保健研究所，2011．

藤本　豊

多職種協働と医療連携

15章 多職種協働と医療連携

到達目標

● 臨床チームワークについての歴史的経緯を説明できる.
● チーム医療の重要性を理解しチーム医療について説明できる.
● 多職種協働における患者中心の連携システムを理解したうえで特徴を説明できる.
● 臨床チームワークにおける公認心理師の役割と課題を理解し実践できる.

1. 臨床チームワーク・チーム医療と多職種協働

　公認心理師法の第42条に「公認心理師は，その業務を行うに当たっては，その担当する者に対し，保健医療，福祉，教育等が密接な連携の下で総合的かつ適切に提供されるよう，これらを提供する者その他の関係者等との連携を保たなければならない」と記載されている．これまで日本における心理職の教育は個室における1対1の面接が中心であり，集団を対象とする場合も多職種によるアプローチはほとんど教育されてこなかったのが実情である．しかし保健・医療の領域では，1970年代後半には「臨床チームワーク」と呼ばれる医療システムが精神科領域におけるデイケアや病棟において導入され始めており，その後，臨床チームワークは「**医療チーム**」から「**チーム医療**」，そして「**多職種協働**」へと発展してきている.

　公認心理師法では，そうした臨床チームワークの一端を担う積極的役割を公認心理師に求めており，臨床現場での実践が教育現場にフィードバックされて，公認心理師の養成教育にいかされることになる.

　本章では「臨床チームワーク・チーム医療と多職種協働」として，臨床チームワークの歴史的経緯を追いながら，医療・保健・福祉領域におけるチーム医療や多職種協働の今後の方向性について，精神科領域をモデルにしながら包括的に検討していきたい.

　ここでの**臨床チームワーク**とは，共通の目的をもった複数の専門職種が，スタッフとして患者を対象に医療関連活動を行うことと定義しておきたい.

〔キーワード〕 チーム医療, キーパーソン, 多職種協働, スペシャリティ・ジェネラリティ, 患者中心

2．臨床チームワークの経緯

　日本における「臨床チームワーク」の始まりは，半世紀以上前にさかのぼる．医師，看護師を中心とした医療現場に，パラメディカル・スタッフ（医師の診察を補助する医師以外の医療補助スタッフを意味する）と呼ばれる医療専門職種が治療に加わるようになったのは，1950年代前半からのことである．精神医療の現場においても作業療法士や栄養士，薬剤師などとともに，1970年代には臨床心理技術者や精神科ソーシャルワーカーが参加するようになった．「臨床チームワーク」も「**医療チーム**」と呼ばれ，医師が効率よく治療するためにスタッフに具体的な業務を指示して治療を進めるあり方から，医師をチームリーダーとしながらも各スタッフがそれぞれの専門技能をいかし，対象者の生活の質（QOL）の向上までを視野に入れた包括的な治療を行う「**チーム医療**」と呼ばれる連携のあり方が主流になった．スタッフも**コメディカル・スタッフ**（医師との協力や協同の立場を強調した医療連携スタッフの意味合いが強い表現）と呼ばれることが多くなった．

　しかしながら，臨床心理技術者と医療ソーシャルワーカーは当時まだ国家資格職種ではなく，1997年に精神科ソーシャルワーカーの国家資格法である**精神保健福祉士法**が成立し，精神科以外の医療ケースワーカー資格として社会福祉士（社会福祉師法1987年）が適用されるようにもなった．それ以後は公認心理師の誕生まで，臨床心理技術者だけが唯一の無資格専門職種であった．その後，ようやく2015年に**公認心理師法**が成立し，2017年に施行され，2018年度に初めての国家資格取得者である**公認心理師**が誕生することになった．

　21世紀に入ると「チーム医療」に「**多職種協働**」（各専門職の連携がより並列的となり，同じ場と時間をも共有しながら支援を進めていくあり方）の発想が取り入れられるようになり，公認心理師の誕生とともに連携や協働のあり方はさらなる進化をはかることになると予想される．

3．医療チームからチーム医療へ

　日本の精神科医療における**臨床チームワーク**の発展は，**精神科デイケア**の誕生によるところが大きい．精神科デイケアでの取り組みを通した専門職チームの成長とともに，医療チームからチーム医療が発展していく．1953年には大阪府堺市にある浅香山病院において，日本で最初の精神科デイケアが始まり，1950年代後半には医師，看護師に加えて臨床心理技術者や精神保健福祉士が臨床チームワークとして，社会復帰プログラムとしてのデイケア活動を開始している．この動きを受けて，1958年には国立精神衛生研究所（当時）において国によるデイケアがチーム医療の取り組みとして試験的に始められた．その後，1960年代後半には病棟での医療活動や社会復帰支援活動においても臨床チームとしての活動が始まり，カンファレンスやケース検討，各種集団療法，そして長期入院患者の地域移行支援や地域生活の定着を実現するためにも医師，看護師，臨床心理技術者，精神保健福祉士，作業療法士，栄養士，薬剤師など多くの専門職種が参加する**チーム医療**が行われるようになっていく．

ここでの専門職とは，専門的知識と技術を備え，そのことを担保として業務をなす人と定義する．また医療領域における場合には，生命を預かる業務のためその専門性と責任性の担保として国家資格に裏付けられる職種がほとんどである．

このように臨床チームワークの歴史は半世紀以上に及び，互いの専門性を相互に分かち合いながら，共通理解のもとで医師をリーダーとして治療目標に基づき連携する臨床チームワークをチーム医療と呼ぶ．チーム医療の目的は，各専門職の専門性を積極的に活用した生物・心理・社会的な関わり（スペシャリティ）の多職種連携を図ることにより，効果的で効率的な治療を提供することにある．

4. チーム医療の重要性

チーム医療の取り組みがシステム化され始めたのは，1970年代である．この頃より臨床チームワークのスタッフを**コメディカル**と呼ぶことが多くなっている．チーム医療は生活の質の向上も視野に入れた**包括的な治療**と**支援**であり，背景には**リハビリテーション医学の広がり**と**医療の専門化**がある．医学や医療技術の進歩は細分化と専門化を急速に推し進め，医師と看護師による医療の世界を，様々な専門職種との連携，指導，指示関係の世界へと発展させている．リハビリテーション医学は，理学療法士，作業療法士，言語聴覚士，臨床工学技師などの専門職種を誕生させてきた．こうしたコメディカル・スタッフの役割の重要性はしだいに認識されるようになり，多職種により組織され，多様な治療と支援を行うチーム医療が推進されるようになった．チーム医療によって様々な専門的視点から患者にアプローチすることにより，医療過誤の発生を未然に防ぐ，あるいは早期に発見し，インシデント，アクシデントの回避に役立ってきている．同時にそれは，専門職のワーカホリックやバーンアウトを予防し，医療過誤によるインシデント，アクシデントの発生を未然にあるいは早期に発見することにも有効に機能しているといえる．

チーム医療の充実には，各専門職種が互いのテリトリーを守って専門性を発揮し，情報を医師に提供するだけでは不充分である．チーム医療は患者の病理や障害のみを治療的にとらえて関わるのではなく，患者の生活全般に関わる包括的な治療と支援が求められる医療と言える．そのためには患者に対して**生物・心理・社会的視点**に立つ関わりが必要となる．しかもその知識や情報を多職種で共有できるシステムの構築が求められる．こうしたシステムこそ医師をリーダーとしたチーム医療体制であり，そうしたシステムの一員としての役割を担うために，公認心理師には心理学の専門知識以外に基礎的な医学知識，特に**精神科医療関連の知識**が必須である．

チーム医療ではそれぞれの職種が専門性をいかしながら治療と支援にあたるが，基礎的な医学知識の裏づけがないと，医療領域の心理職としては充分な能力を発揮できない．また，多職種のなかで支援活動するためには，心理職の専門的知識による判断から離れて，柔軟に状況を把握したうえで常識に基づく視点からのアプローチができる技能も，同時に求められることに自覚的である必要がある．

5. チーム医療の構造

　チーム医療の重要性を理解したうえで，必要と思われることを具体的に述べてみよう．チーム医療には多くの専門職種の連携が必要であると述べたが，専門職種がどのように有効な機能を発揮するかがまず問われるところである．チームが有効に機能するためには，患者の症状や障害の問題点だけでなく，残されている能力や健康な側面を生物・心理・社会的に理解しなければならない．そして，チームとしての機能を発揮するために各職種が専門的知識や情報を共有する開かれた**連携システム**を構築する必要がある．そのためには多職種間での円滑で有用なコミュニケーションを図るために，共通する言語をもち，それによる情報やチームケアの視点の共有化が図られなければならない．

　また，チームはスタッフ間だけでまとまるのではなく，柔軟に外部に開かれた存在でもなければならない．医師，看護師，精神保健福祉士，作業療法士，公認心理師といった専門職種に加えて，ときに応じて栄養士，薬剤師，保健師，家族など多くの職種や関係者の協力を得て，有効かつ力動的に機能する必要がある．そのためには関係スタッフや協力者が，それぞれの意見を自由に表明でき，活発に討論できる充分な時間と場と機会が保障されていなければならない．専門用語に依存しない平易で明確な表現方法と伝達手段を用いなければならない．そうしたチーム医療の努力の積み重ねによる柔軟で可塑的な対応が，患者本人を含む関係者の医療へのより強い信頼につながると考えられる．

1）チームリーダーとキーパーソンの役割

　上記のようなチーム医療を充分に機能させるには，ライン機能を重視した縦の序列ではなく，スタッフ機能を尊重したネットワーク型の横並びのチーム構造が望ましい．医療現場では治療の最終責任は生命を預かる医師が負うことが**医事法**（医師でなければ医業をなしてはならない：医師法第17条）において定められているので，チームリーダーの役割は医師が担うことが望ましい．医師は**医療の最終責任者**として，チーム医療におけるファシリテーター（促進機能），コーディネーター（調整機能）といった包括的な統括機能を担うことになる．公認心理師法第42条2項にも「公認心理師は，その業務を行うに当たって心理に関する支援を要する者に当該支援に係る主治の医師があるときは，その指示を受けなければならない」と患者に対する治療と診断に最終責任をもつ医師との連携のあり方を定めている．

　しかし，医師がチームリーダーの役割を担うからといって，他の専門スタッフの業務を逐一指示し，管理する必要はない．そのようなことをするとチーム医療の力動性や効率性，そして何よりも有効性を阻害してしまう．チーム医療において医師は状況を認識したうえで方針を打ち出し，適切な指示を示す必要はあるが，同時に多職種による専門性に基づくアプローチを尊重しなければならない．そしてまた，医師としての治療方針とその根拠をコメディカル・スタッフに明確に伝える必要がある．チームリーダーである医師と他の専門職種の関係は，**相談・協議の関係，協力・合作の関係，指示・連携の関係**という3つの関係にあるといえる．こうした関係のもとに，チームスタッフがうまく歩調を合わせることができれば，チーム医療はその有効性を発揮できる．

　次に，チーム医療では必ずしも医師が患者に中心的役割を担う必要はない．それぞれの

分野では各専門職種に中心的な役割を委ねることになる．同時に回復過程のステージによって中心となって関わる専門職種が交代する必要がある．これがチーム医療における**キーパーソン**の役割となる．チーム医療では個別担当性からチーム担当性へと移行し，各回復ステージにおいて中心的役割を担うキーパーソンとしての職種が変化する．たとえば，入院当初は病状の安定と安静を必要とするため，医師と看護師がキーパーソンとしての中心的役割を担うことが多い．症状が安定してくると公認心理師や作業療法士がキーパーソンとなり心理査定（行動観察や心理テストの施行）や心理面接，集団療法あるいは退院に向けた心理療法，作業療法を開始する．また，社会復帰の時期が近づくと，精神保健福祉士がキーパーソンとして家族や職場の調整や社会資源の活用を図るようになる．医師の包括的な指示のもとに，こうした各ステージにおけるキーパーソンを中心とした多職種が連携協力しながら，チーム医療が進行していくことが望ましい．

2）チーム医療の様々な実践

チーム医療は，病棟やデイケア施設で行われるケースカンファレンスや治療・支援活動の場で実践されている．医療領域全般における心理職のチーム医療スタッフとしての貢献は，心療内科を始め，小児科，ターミナルケア，HIV 部門等の領域でも明らかである．精神科病院やクリニックでは，チーム医療の取り組みが患者の社会復帰を推進する大きな力となっている．臨床心理行為である観察，相談，支援業務は，チーム医療の発展とともに予防から治療，そしてリハビリテーション領域にまで広がってきている．チーム医療における心理職業務は，今や病院内での多職種連携にとどまらず，地域での生活支援を中心とした訪問活動や生活の拠点（居場所）作りといったリハビリテーションを担う専門職としての積極的なアウトリーチにも広がりつつある．

厚生労働省はチーム医療の実践として，長期入院者を対象とした社会復帰への取り組みである「社会的入院解消のための退院促進支援事業」を 2003 年度から開始した．そして，保健・福祉の領域においてもチームケアとして積極的に導入されており，保健所や精神障害者社会復帰施設といった保健・福祉の現場での多職種チームによる**精神科ケアマネジメント**の発展に寄与し，退院者の再発予防，入院期間の短縮にも役立っている．

また，チームケアを発展させた実践として，長期入院や頻回入院といったケアの必要度の高い精神障害者を地域の生活の場で支援するためのケアシステムである**包括的地域医療**（Assertive Community Treatment；**ACT**）の活動も積み重ねられている（コラム：199 頁，「アクト活動」参照）．

チーム医療は医療現場を離れて多職種協働として発展し，保健所や各種社会復帰施設といった保健・福祉の現場での支援活動である「**地域包括ケア**」として波及し，教育現場における教職員と心理や福祉専門職さらには家族を含めた「**チーム学校**」の取り組みにも発展してきている．そして今後は，福祉や教育現場での多職種協働実践を医療領域にフィードバックさせて，新たな多職種協働として発展していくことに期待したい．

6. チーム医療から多職種協働に向けて

これまで医療チームとチーム医療の発展の経緯と違いについて述べ，チーム医療の定義や必要性およびシステムと成果について述べてきた．ここでは，そのチーム医療から多職種協働への発展の課題についてもう少し説明を加えたい．

1）縦から横の連携へ

チーム医療とは，専門性を分かち合いながら，共通理解のもとで治療目標に基づき協力する多職種の臨床チームワークのことであり，多職種協働の目的は傷病者・障害者に対する疾病・障害への対処だけでなく，生活者としての視点に立った治療や精神保健サービスを提供することにある．そこで，多職種協働では**チーム医療のスペシャリティ**に加えて，地域での生活体験の生活の質の向上までも視野に入れた**ジェネラリティ**の広がりと協働性が求められる．つまり，支援や社会資源の活用のために公認心理師としての専門領域から抜け出して，広い視野をもった常識的で日常的な関わり力が要求される．

ジェネラリティをチームで共有しながら，それぞれが専門的に関わる全人的で倫理的なアプローチが必要である．つまり，それぞれの専門性に基づく掘り下げた視点でのアプローチと同時に，具体的な関わりの場面では専門性にこだわらない，柔軟で幅広い知識と常識に基づくアプローチが実践される必要がある．

多職種協働では医師を頂点とした垂直関係の多職種チーム医療システムから，水平関係への移行を目指すことも求められる．前述したようにチーム医療における医師の役割は命を預かる最終責任者であるが，医療が予防やリハビリテーションといった広い守備範囲を担うようになった現状では，予防やリハビリテーションの現場においては命に直結した医療というより，患者や障害者の地域での当たり前の生活あるいは人間としての尊厳ある生活を守ることが重要な支援の視点となってくる．そうした視点に立った支援を考えるとき，臨床チームワークとしての多職種協働はできるだけヒエラルキー[*1]のない，パターナリズム[*2]を排したシステムであることが望ましいのである．

2）患者中心の連携へ

多職種協働のあるべき姿は，患者自身がその中心に据えられていなければならない．多職種協働ではチームの一員として患者本人が参加し，本人のニーズを尊重したうえで，その後の治療や支援計画が策定され，本人の主体的な参加のもとに多職種協働システムが精神科領域における治療やリハビリテーションにおいて展開されるようになる必要がある．またその疾患や障害を経験した当事者が**ピア・ヘルパー**としてチームに参加することが望ましい．

[*1] ヒエラルキー
　　ピラミッド型の上下関係にある組織や秩序．
[*2] パターナリズム
　　本人の生命・財産などを守るためには，自己決定権や権利に制限を加えることも必要とする考え方．親と子や医師と患者の関係に見られる．

患者との有益な関係を築くために，専門職からは患者への**インフォームドコンセント**（充分な情報を伝えたうえで同意を得ること）が，患者にはそれに基づくコンプライアンス（説明を承諾し治療方針を順守すること）が求められてきた．今後の地域支援活動の広がりと浸透のためには，患者を軸とした明確な多職種協働システムの構築に期待したい．ピア・ヘルパーを含めた多くの専門職が関わりの場と時間を患者と共有しながら，患者自身が治療や支援に対して積極的，主体的に参加でき，**アドヒアランス**（患者がチームの一員として主体的に参加し，患者の自己決定権や権利を尊重したうえで，相互理解に基づく治療方針に従って支援を受けること）を通して**レジリエンス**（人が生まれつきもっている精神的な復元力）を高める支援を受けることを保障する連携体制を構築すべきである．

3）ジェネラリストの役割も担うスペシャリストとしての公認心理師

多職種協働現場での支援活動は，チーム医療に比べて，より関わりの自由度が保証されることになる．ゆえに多職種協働現場における専門職は，スペシャリストとしての専門性に基づく技能の発揮と，幅広い基礎知識に裏付けられた生活経験に基づくジェネラリストとしての技能を同時に求められることになる．多職種協働体制では，治療より支援が主体となるために，専門的技能だけでなく様々な領域との円滑な連携を図る能力が求められ，スペシャリストとして個々の臨床心理行為を発展深化させて技能を高めるとともに，様々な場と多くの時間を共有するシステムを築いていくジェネラリストとしての幅広い技能が問われてくる．そのためにこそ公認心理師に，6年間という長い教育期間が基本設定されているといえる．

7．多職種協働における公認心理師の役割と課題

公認心理師は基礎心理学に基づく科学的視点に立つ理解や関わりと同時に，実存的理解や力動的関わり分析にも技能を発揮することが望まれる．また，健康心理学から学ぶ心理社会的ストレスの理解や対処法としてのリラクセーション，ストレスマネジメント技法を用いてスタッフの心理的サポートをする**コンサルテーション**（他部門の専門家の相談を受けて協議，指導を行う）機能を担うことも求められる．

しかしながら，公認心理師には専門職としての課題もある．以下にその点をまとめてこの章を終わりとしたい．

これまでの心理職はチーム医療の重要性を理解しつつも，患者との1対1，あるいは個室内での関係性にこだわるあまり，個人情報保護や守秘義務を優先させてしまい，他のスタッフへの情報提供や他機関との役割分担が不充分となり，多職種連携や多機関連携に支障をきたすことがあった．医療の場における**情報の共有**と**役割分担**によって，患者の生命やスタッフのバーンアウトの危険から守られていることを充分に認識しておく必要がある．また，記録やケアマネージメントの重要性を認識し，心理学における専門用語の多用を避け，患者本人にもきちんと理解できる，生活に根ざした**日常語での表現**を心がける必要がある．

公認心理師は，チーム医療や多職種協働現場でのメンタルヘルスサービスシステムにおける心理職の**位置づけ**と**役割**を他職種にわかりやすく明確にする必要がある．そのために

は大学および大学院において多職種相互の事例検討などの**役割教育システム**の教育カリキュラムを多専門学科間で共同開発することを率先する必要がある.

国家資格を取得して誕生した公認心理師は,そうした多職種・多機関連携と協働への取り組みを実践するために,心理室でのヘッドワークだけでなく,緊密な**多機関ネットワーク**や,**多職種チームワーク**を通して,これまで以上に積極的なフットワークで協働することが求められる.

15章 Q and A

Q1 臨床チームワーク(チーム医療・多職種協働)の説明で適切でないものはどれか.
1. 臨床チームワークにおいて個人情報保護や守秘義務より,チームの情報共有や役割分担の遂行を優先してはいけない.
2. 臨床チームワークでは回復ステージによって,支援を担うキーパーソンが交代する.
3. チーム医療は生活の質の向上も視野に入れた包括的な治療と支援システムである.
4. チーム医療の一員として基礎的な医学知識や精神科医療関連の知識は必須である.
5. 多職種協働ではアドヒアランスを尊重した患者中心の支援システムが求められる.

Q2 臨床チームワーク(チーム医療・多職種協働)における公認心理師の役割や課題の説明で適切でないものはどれか.
1. 公認心理師には生物・心理・社会的それぞれの視点が必要である.
2. 公認心理師にはスペシャリティとジェネラリティとしての技能が共に求められる.
3. 公認心理師は関係する専門職種との密接な連携を保つことが義務づけられている.
4. 公認心理師は主治医からの指示を受ける関係なので連携する関係ではない.
5. 公認心理師は主治医の指示を守らなくても罰則規定はないが,公認心理師登録を取り消されることがある.

Q1 | **A**…… 1
解説
臨床チームワークでは各職種間の情報共有や役割遂行は治療や支援にとって非常に重要であるため,チームメンバー間での情報の共有がチーム内守秘義務として位置付けられている.そのため臨床チームでの情報共有については,あらかじめ相談者(患者)に対してインフォームドコンセントを実施することが原則である.また,相談者の生命の危機にかかわる,あるいは法の定めに抵触するなどの場合にも,守秘義務の例外

15章

多職種協働と医療連携

として扱われる場合がある.

Q2 | **A**……4
解説

　公認心理師法第 42 条で「公認心理師は，その業務を行うに当たっては，その担当する者に対し，保健医療，福祉，教育等が密接な連携の下で総合的かつ適切に提供されるよう，これらを提供する者その他の関係者等との連携を保たなければならない」と密接な連携を規定しており，第 42 条第 2 項で「公認心理師は，その業務を行うに当たって心理に関する支援を要する者に当該支援に係る主治の医師があるときは，その指示を受けなければならない」と連携のあり方の一つとして医師との指示関係を述べている.

（宮脇　稔）

| 付録 | # 保健医療で必要な法制度 |

■精神保健福祉法（精神保健及び精神障害者福祉に関する法律）

（1）精神保健福祉法－誕生までの経緯

　1950年に欧米の精神衛生の知見を導入し，適切な医療と保護を目的とした精神衛生法が制定され，それまでの精神病者監護法と精神病院法が廃止された．この法律により私宅監置は禁止され，各都道府県に精神病院設置が義務づけられ，入院制度として**措置入院**（自傷他害のおそれのある精神障害者の強制入院）や**同意入院**（保護義務者である家族の同意による非自発的入院）が規定された．その後，1964年にライシャワー事件（駐日米国大使が統合失調症の青年に刺される事件）を契機に，1965年に精神衛生法は改正された．

　この改正により，**精神衛生行政機関**を保健所が担うようになり，その技術指導援助機関として**精神衛生センター**が設置された．また，通院医療の公費負担制度等が規定され，地域精神衛生活動の整備が図られる反面，治安対策的な要素を受けて精神科病院のベッド数が飛躍的に増加する状況をも招来させた．その後，1984年の宇都宮病院事件に代表される精神科病院における不祥事が次々と明らかとなり，精神障害者への人権侵害として国際問題に発展した．

　1987年にはこうした経過を受けて，**精神衛生法**が改正され，入院患者の人権保護や自立と社会復帰の推進を目的とした**精神保健法**が誕生し，地域支援の拠点として**精神障害者社会復帰施設**の設置等が法制化された．

　1995年には精神保健法は「**精神保健及び精神障害者福祉に関する法律**」（**精神保健福祉法**）と名称変更され，保健医療施策に加えて地域精神保健福祉の発展が図られることとなった．

（2）精神保健福祉法の概要

　精神保健福祉法は，①精神障害者の医療及び保護，②社会復帰の促進及び自立と社会経済活動への参加・促進のための援助，③精神障害の発生の予防，④国民の精神的健康の保持及び増進，そして以上を通して⑤精神障害者の福祉の増進及び国民の精神保健の向上を図ることを法の目的としている（第1条）．

　この法律における精神障害者とは，統合失調症，精神作用物質による急性中毒又はその依存症，知的障害，精神病質その他の精神疾患を有する者をいう（第5条）とされ，広く精神疾患一般を定義し，発達障害も含まれている．

　精神障害者の福祉施策として，都道府県知事に**精神障害者保健福祉手帳**の交付を申請することができる（第45条）が創設されたが，知的障害者については**知的障害者福祉法**の対象となる．また，1999年の改正では，**移送制度**（任意入院が行われる状態ではないと判断された精神障害者を都道府県知事の責任により病院に移送する制度）の創設，**保護義務者の自傷他害防止義務**の廃止が規定された．

　2005年に**障害者自立支援法**（現**障害者総合支援法**）が成立し，精神保健福祉法において規定されていた障害者福祉サービスが3障害（身体，知的，精神）一元化され，**通院医療費公費負担制度**が障害者自立支援法における自立支援医療の施策として規定されるなど，地域精神保健福祉の諸施策や精神障害者の社会復帰施設も同法に移行された．

精神保健福祉法の 2014 年の改正では，**保護者制度**が廃止され，医療保護入院における保護者の同意要件が外された．そして 2016 年に，相模原事件（知的障害者福祉施設において元施設職員が入所者等 19 人を殺害，26 人に重軽傷を負わせた事件）が発生した．この事件の加害者が精神科病院に措置入院して，退院後の犯行であったことから，2017 年の精神保健福祉法改正に向けた議論のなかで，措置入院解除の判断や解除後の支援体制について検討されたが，政治状況等の変化により改正案は廃案となっている．

①精神保健指定医

精神保健指定医は，精神科医療において患者の人権を擁護する医師として，精神保健福祉法第 18 条により 1988 年から認定開始された厚生労働省の国家資格である．業務は精神科医療における退院制限の可否，措置入院の解除，医療保護入院や応急入院の適否，隔離や身体拘束など行動制限の判断，退院請求や処遇改善請求患者の診察，措置入院患者の仮退院の許可等の業務を独占的に行うと定められている．精神保健指定医の資格取得要件は厳しく定められ，精神科 3 年以上を含む 5 年以上の臨床経験を有する精神科医が講習を受けたうえで，規定の精神障害 8 例のケースレポートを提出し医道審議会の審査を経て認められる．

②入院形態

入院には，**任意入院**，**措置入院**，**医療保護入院**，**応急入院**の 4 種があり，任意入院以外は本人の同意が得られない入院である．

- **任意入院**：（第 20 条）：本人の同意に基づく入院．
- **措置入院**：（第 29 条）：精神障害者であり，自傷他害のおそれがあると 2 人以上の精神保健指定医が診察して認めた精神障害者を，都道府県知事（指定都市の市長）の権限によって，強制的に，国または都道府県が設置した精神科病院または指定病院に入院させる制度．措置入院のための精神保健指定医の診察は，一般人からの申請（第 22 条），警察官通報（第 23 条），検察官通報（第 24 条），保護観察所長の通報（第 25 条），矯正施設長の通報（第 26 条），または精神科病院長の届け出（第 26 条 2）により行われる．
- **医療保護入院**：（第 33 条）：精神保健指定医の診察において入院の必要はあるが，任意入院が行われる状態にないと判定された場合に，家族等の同意を要件として，本人の同意を得ずに精神科病院に入院させる制度である．
- **応急入院**：（第 33 条 7）：急速を要し，かつ家族等の同意を得ることができない場合に，精神保健指定医の診察により，本人の同意がなくとも 72 時間に限って応急入院指定病院に入院させる制度である．

③精神医療審査会

独立した第三者機関として，精神科病院に入院した精神障害者の人権擁護，適切な医療及び保護の確保を目的とした各都道府県及び指定都市に設置された審査機関である．措置入院や医療保護入院の要否について，入院患者の定期病状報告審査と，入院患者や家族などからの退院請求や処遇改善請求に基づいて入院や処遇の必要性や妥当性について審査を行う．

【公認心理師の役割】　精神科医療の現場で働く公認心理師は，精神保健福祉法改正の度にきちんと改正点を理解し，それに基づく支援方法や治療連携について他職種との共通理解を深めておく必要がある．措置入院や医療保護入院のように，強制的な入院や非自発的な

入院といった治療構造の現場における人権擁護や個人情報保護の問題などについても，あらかじめ専門職間で共通認識や合意形成をしておくことが，多職種協働現場における公認心理師として働くには重要な要素となる．

■障害者総合支援法（障害者の日常生活及び社会生活を総合的に支援するための法律）

(1) 障害者総合支援法－誕生までの経緯

2003 年に身体，知的障害者を対象として，利用者の立場に立った行政サービスを目指した支援費制度が，利用増に伴う財政負担問題から，2005 年に利用者にも一定程度の利用料負担を求める契約制度である**障害者自立支援法**に姿を変えて成立し，2006 年に施行された．その際，精神障害者も対象に含まれるようになり，障害の種別（身体障害，知的障害，精神障害）にかかわらず市町村が一元的にサービスを提供する仕組みとなった．

2005 年には精神保健福祉法の改正も行われ，それまで精神保健福祉法において規定されていた通院医療費公費負担制度は，障害者自立支援法における精神通院医療として規定されるなど，地域精神保健福祉の諸施策や精神障害者の社会復帰施設に関する規定の多くが障害者自立支援法に移行された．

(2) 障害者総合支援法の概要

2012 年には障害者自立支援法は**障害者総合支援法**へと改正され，2013 年に施行された．改正の趣旨は，地域社会における共生の実現に向けて，障害福祉サービスの充実等障害者の日常生活及び社会生活を総合的に支援するため，新たな障害保健福祉施策を講ずるものとするとされている．

本法はその目的を「障害者及び障害児が基本的人権を享有する個人としての尊厳にふさわしい日常生活又は社会生活を営むことができるよう，必要な障害福祉サービスに係る給付，地域生活支援事業その他の支援を総合的に行い，もって障害者及び障害児の福祉の増進を図るとともに，障害の有無にかかわらず国民が相互に人格と個性を尊重し安心して暮らすことのできる地域社会の実現に寄与することとする」（第 1 条）と規定している．

その基本理念は，「障害者及び障害児が日常生活又は社会生活を営むための支援は，全ての国民が，障害の有無にかかわらず，等しく基本的人権を享有するかけがえのない個人として尊重されるものであるとの理念にのっとり，全ての国民が，障害の有無によって分け隔てられることなく，相互に人格と個性を尊重し合いながら共生する社会を実現するため，全ての障害者及び障害児が可能な限りその身近な場所において必要な日常生活又は社会生活を営むための支援を受けられることにより社会参加の機会が確保されること及びどこで誰と生活するかについての選択の機会が確保され，地域社会において他の人々と共生することを妨げられないこと並びに障害者及び障害児にとって日常生活又は社会生活を営む上で障壁となるような社会における事物，制度，慣行，観念その他一切のものの除去に資することを旨として，総合的かつ計画的に行わなければならない．」（第 1 条 2）と規定されている．

また，障害者自立支援法における障害程度区分を本法では**障害支援区分**と変更し，標準的な支援の必要度合いを総合的に示す内容となった（第 4 条 4）．

本法では制度の谷間のない支援の提供を目的に，3 障害に加えて難病等の障害を加えており，入所施設，通所施設だけでなく，多くの社会福祉施設に関連する法律となっている．

そして附則第 3 条には，障害者施策を段階的に講じるため，法の施行後 3 年を目途とし

て，以下について検討すると定めている．

①常時介護を要する障害者等に対する支援，障害者等の移動の支援，障害者の就労の支援その他の障害福祉サービスの在り方

②障害支援区分の認定を含めた支給決定の在り方

③障害者の意思決定支援の在り方，障害福祉サービスの利用の観点からの成年後見制度の利用促進の在り方

④手話通訳等を行う者の派遣その他の聴覚，言語機能，音声機能その他の障害のため意思疎通を図ることに支障がある障害者等に対する支援の在り方

⑤精神障害者及び高齢の障害者に対する支援の在り方

※上記の検討に当たっては，障害者やその家族その他の関係者の意見を反映させる措置を講ずる．

【公認心理師の役割】　本法で示される地域精神保健福祉の諸施策や精神障害者の社会復帰施設に関する規定をしっかり理解したうえで，公認心理師に求められる密接な多機関連携あるいは多職種協働による業務について，総合的で柔軟なフットワーク，ネットワーク，チームワーク作りを心がけることが求められる．

■医療観察法（心神喪失等の状態で重大な他害行為を行った者の医療及び観察等に関する法律）

(1) 医療観察法－誕生までの経緯

　医療観察法の法案提出のきっかけは，2001年に発生した池田小学校事件（大阪教育大学附属池田小学校で，小学生8人が殺害された無差別殺傷事件である．逮捕された加害者には措置入院歴があった）にある．医療観察法は，「心神喪失等の状態で重大な他害行為を行った者の医療及び観察等に関する法律であり，**心神喪失又は心神耗弱の状態**（精神障害のために善悪の区別がつかないなど，刑事責任を問えない状態）で，**重大な他害行為**（殺人，放火，強盗，強制性交等，強制わいせつ，傷害）を行った人に対して，適切な医療を提供し，社会復帰を促進することを目的とした制度である．」（厚生労働省「医療観察法制度の概要について」）とされている．政府は当初，心神喪失または心神耗弱の状態で重大な他害行為を行った者が再び同様の他害行為を行うおそれがあると認められた場合にも，強制入院を決定することができるという極めて保安（予防）処分的要素の強い法律案の提出を検討していたが，様々な批判を受けて改正し，2003年の成立後，2005年より施行された経過がある．

(2) 医療観察法

　2005年に施行され，**法務省**と**厚生労働省**が共管する法律である．

　心神喪失等の状態または心神耗弱の状態で重大な他害行為を行った者に対し，その適切な処遇を決定するための手続等を定めることにより，継続的かつ適切な医療並びにその確保のために必要な観察及び指導を行うことによって，その病状の改善及びこれに伴う同様の行為の再発の防止を図り，もってその社会復帰を促進することを目的とする（第1条）．

　この法律による処遇に携わる者は，前項に規定する目的をふまえ，心神喪失等の状態で重大な他害行為を行った者が円滑に社会復帰をすることができるように努めなければならない（第1条2）．

　医療観察法制度は，精神障害により重大な他害行為を行ったために，通常の刑罰を科す

ことができない者に対して，国の責任で専門的な医療を手厚く統一的に行い，さらに，退院後も地域における継続的な医療を確保するシステムを制度化した点に意義があるといえる．

(3) 医療観察法の概要

本法による制度では，下記のように定められている．

①心神喪失の状態（精神の事物の理非善悪を弁識する能力又はその弁識に従って行動する能力のない状態）により又は心神耗弱の状態（心神喪失の程度には至らないが著しく弁識する能力や行動力の減退した状態）で重大な他害行為（殺人，放火，強盗，強制性交，強制わいせつ，傷害に当たる未遂を含む行為）を行い，不起訴処分となるか無罪等が確定した人に対して，検察官が，医療観察法による医療及び観察を受けさせるべきかどうかを地方裁判所に申立てを行う．

②検察官からの申立てがなされると，鑑定を行う医療機関での入院等が行われるとともに，裁判官と精神保健審判員（必要な学識経験を有する医師）の各1名からなる合議体による審判で，本制度による処遇の要否と内容の決定が行われる．

③審判の結果，医療観察法の入院による医療の決定を受けた人に対しては，厚生労働大臣が指定した指定入院医療機関（国公立病院から指定され，一般精神科に比して人員配置が厚く，専門的な司法精神科治療を提供する．入院期間に制限はなく，6カ月に1回は入院の継続について，裁判所がその要否を判断する）において，手厚い専門的な医療（対象者ごとに医師，看護師，精神保健福祉士，臨床心理技術者，作業療法士等からなる多職種チームが組まれ，狭義の精神科治療に加えて各種の心理社会的介入，他害行為防止に焦点を当てた介入等の治療が提供される）の提供が行われるとともに，この入院期間中から，法務省所管の保護観察所に配置されている社会復帰調整官により，退院後の生活環境の調整が実施される（医療費は全額国費で賄われる）．

④医療観察法の指定通院医療機関（一定水準の医療が提供できる病院や診療所が，民間も含めて指定されている）による医療の決定を受けた人及び退院を許可された人については，保護観察所の社会復帰調整官が中心となって作成する処遇実施計画に基づいて，原則として3年間，地域において，厚生労働大臣が指定した医療機関（指定通院医療機関）による医療を受けることとなる．裁判所の決定によって2年を超えない範囲で延長することが認められるが，それを超えた期間の延長はできない仕組みである．

⑤通院期間中は，保護観察所が地域処遇に携わる関係機関と連携しながら，本制度による処遇の実施を進める．対象者のケアのために，医療機関，精神保健福祉センター，保健所など精神保健福祉関係の多機関連携を実施する．保護観察所の社会復帰調整官は，入院中から関わり，退院後の居住地の関係機関と連携しながら生活環境の調整を行い，社会復帰調整官が関係機関や対象者を含めて作成する「処遇実施計画」によって処遇内容が決定される．社会復帰調整官は精神保健観察（対象者の生活状況や通院状況の見守り等）を行い，随時関係機関とのケア会議を通して情報や方針の共有に継続的に努める．

【公認心理師の役割】　医療観察法においては，医療支援チームの一員として当初より臨床心理技術者の配置が人員配置基準の中で明確に規定されている．公認心理師としては，臨床心理学はもちろん犯罪心理学や福祉心理学等の学びが必要であり，精神科医療はもとより司法精神医学に関する専門知識も求められる．また対象者支援のための心理学的介入プログラムの開発・提供といった心理専門職としての役割を担いながら，多職種協働を構成

する専門職としても支援に当たることが求められるため，福祉関係の支援システムにも精通しておく必要がある．

■地域保健法

地域保健法は，1937 年に制定された保健所法が 1994 年に改称された法律である．厚生労働省が担当官庁である．地域保健法は地域住民を対象に健康の保持及び増進に寄与することを目的とする法律であり，地域保健対策の推進に関する基本指針，保健所の設置とその他地域保健対策が円滑に総合的に実施され，地域保健に関する事項を定めており，保健所は都道府県，政令指定都市，中核市などに設置され，職員として医師，保健師，薬剤師，管理栄養士，理学療法士，食品衛生監視員，獣医師等の専門職種で構成されている．

地域保健法は，円滑な地域保健対策が実施できるように必要な施設整備，人材確保，調査及び研究など地域保健対策の推進に関する基本的な指針を定めており，この法律によって，従来の保健所で行っていた保健サービスと，市町村に設置された地域保健センターでのサービスが一元化されることになった．

保健所は，地域住民の健康・衛生を支える公的機関であり，精神保健や感染症，災害医療など，広域的で専門的な保健指導やサービス業務に特化し，調査研究など地域住民の健康に関する中核的・専門的業務を担っている．

市町村保健センターは，地域の母子保健・老人保健の拠点で，市町村レベルでの対人サービスを基本とする健康づくりの場である．健康相談，保健指導，健康診査など地域保健に関する必要な事業を行うためのより身近な施設と位置づけられ，多くの市町村に設置されている．この他，各種の試験・検査，公衆衛生情報等の収集・解析・提供，各種の保健調査や研究，研修などを行う機関として地方衛生研究所がある．

【公認心理師の役割】 保健所や市町村保健センターでは精神保健福祉相談員や心理相談専門職として心理職が配置されることがある．公認心理師には地域の健康・精神衛生・福祉に関連する法律や政策への横断的理解は必須である．保健医療，発達・教育相談，福祉サービスなどの様々な相談に対しては多くの専門職種との連携による問題解決や支援が求められるため，多職種協働や多機関連携への学びと実践が求められる．

■健康増進法

健康増進法は，2000 年に厚生省（当時）が第 3 次国民健康づくり対策として策定した「21 世紀における国民健康づくり運動」（健康日本 21）を国をあげて推進するために，栄養改善法（1952 年）を改正し，2002 年に制定され 2003 年より施行された厚生労働省が担当する法律である．高齢化社会を迎えた国民の健康づくりや疾病予防を積極的に推進するために，国民の健康増進の総合的推進に関する基本事項を定め，栄養状態の改善や健康増進を図るための措置を講じ，国民保健の向上を図りヘルスプロモーションの理念に基づく生活習慣病の予防を目的としている．

法律は国及び地方公共団体，健康増進事業実施者に対して，国民の健康の増進を図るために健康の増進に関する正しい知識の普及，健康増進のための必要な事業，健康増進に係る人材養成，関係者の連携及び協力，国民には自らの健康状態を自覚するとともに，健康の増進に努めることを定めている．

「健康日本 21（第 2 次）」は 2013 年に基本方針を改定し，2022 年までの 10 年間にわた

る第4次国民健康づくり対策として基本方針を進めている．基本方針では，①健康寿命の延伸と健康格差の縮小，②生活習慣病の発症予防と重症化予防の徹底，非感染性疾患の予防，③社会生活を営むために必要な機能の維持及び向上，④健康を支え，守るための社会環境の整備，⑤栄養・食生活，身体活動・運動，休養，飲酒，喫煙，歯・口腔の健康に関する生活習慣の改善，社会環境の改善など，積極的な健康増進を提案している．

【公認心理師の役割】　健康寿命を延ばし，生活の質を向上させることを課題とした健康増進法には，心理職による心理社会的支援が期待される．そのためにはメンタルヘルスの維持にとどまらず，積極的なヘルスプロモーションへの提案と実践が公認心理師の取り組みとして求められる．健康関連法の理解を深め，多機関・多職種連携に取り組んで理念の実現を図らなければならない．

■発達障害者支援法

　発達障害者支援法は2004年に制定され，2005年に施行された法律で，本法が制定されることで，知的障害に該当しない発達障害者にも必要な支援を広く実施することができるようになった．本法は発達障害者の心理機能の適正な発達及び円滑な社会生活の促進のためにできるだけ早期に発達支援を行うために，国及び地方公共団体の責務を明らかにしている．また，**学校教育支援**，**就労支援**，**発達障害者支援センター**の指定等について定め，発達障害者の自立及び社会参加が障害の有無によって分け隔てられることなく，相互に人格と個性を尊重し合いながら共生する社会の実現に資することを目的とすると規定している（第1条）．第2条では「**発達障害**」とは，自閉症，アスペルガー症候群，その他の広汎性発達障害，学習障害，注意欠陥多動性障害，その他これに類する脳機能の障害であって，その症状が通常低年齢において発現するものとして政令で定めるものをいうと規定しており，発達障害児を18歳未満と定めているが，支援対象の年齢制限等は定められていない．また4条においては，発達障害者の社会経済活動への参加に協力する国民の努力義務が述べられている．

　2016年には障害者を取り巻く条約などの変化を受けて本法の改正が行われた．

　①発達障害者の支援は「社会的障壁」を除去するために行うと，法の目的を改正し，②乳幼児期から高齢期まで切れ目のない支援及び教育・福祉・医療・労働などの緊密な連携，③司法手続きで意思疎通の手段を確保④国及び都道府県による就労の定着支援，⑤教育現場における個別支援計画・指導計画の作成の推進，⑥支援センターの増設，⑦都道府県及び政令市に関係機関協議会の設置等が新たに規定されている．

【公認心理師の役割】　発達障害者は法の谷間に取り残されていた障害であったが，本法によって支援や治療の対象とされるきっかけとなった．生物・心理・社会的視点に立つ支援が求められ，その3つの視点それぞれに公認心理師としての関わりが多職種協働チームを通して求められる．

■医療法

　医療法は1948年に施行され，厚生労働省が担当する医療の提供体制を定める法律である．日本の医療提供体制を規定する法律及び，医療機関に関する基本的な法規を定め，医療を受ける者の利益の保護及び良質で適切な医療の効率的な提供と体制の確保を図り，国民の健康保持に寄与することを法の目的に定めている．

①総則で医療法制定の目的，医療提供の理念，国及び地方公共団体の責務，医療提供する者の責務，医療施設の定義などを規定し，②医療に関する選択を支援するための必要な事項，③医療の安全を確保するために必要な事項，④病院・診療所・助産所の開設・管理に必要な事項，⑤施設整備，医療提供施設相互間の機能分担に必要な事項，⑥業務連携を推進するための必要事項等を定めている．

医療提供の理念として，生命の尊重と個人の尊厳の保持を旨とし，医師，歯科医師，薬剤師，看護師その他の医療の担い手と医療を受ける者との信頼関係に基づき，医療を受ける者の心身の状況に応じて行われる医療内容は，治療のみならず，疾病の予防のための措置及びリハビリテーションを含む良質なものでなければならないと述べている．

【公認心理師関連】　医療現場においてはチーム医療及び多職種協働の一員としての責務を担う専門職である自覚が今後一層求められる．そのためには個人情報の共有と，個人情報保護という一見相反する課題にも柔軟に応じていくことが求められる．

■医療保険制度（健康保険法・国民健康保険法）

日本の保健医療制度は国民が安心した生活を送ることを保障するために設けられた制度で，保健，医療，介護，福祉における諸制度としてそれぞれ独立している．

保健医療制度における医療保険制度とは，病気やけが，または死亡した場合の医療費の支給，出産育児に対する一時金の支給など，健康な生活の維持を目的とする保険制度である．1922年に健康保険法，その後1958年に国民健康保険法が公布され，1961年以降，国民皆保険制度が導入されて，すべての国民が**医療保険制度**によって診療を受けられるようになっている．

医療保険制度は職場で働く人とその扶養家族が対象となる**職域保険**と，市町村地域に住む人が対象となる**地域保険**に大別される．職域保険には民間企業を対象とした**健康保険**や公務員等を対象とした**各種共済組合**があり，地域保険には健康保険や共済組合などの保険制度の対象にならない人を対象とした**国民健康保険**や，2008年から75歳以上の高齢者を対象とした**後期高齢者医療制度**（それまでの医療保険から脱退し，都道府県単位で市町村が加入する保険制度）がある．

保険診療は2年ごとに改定される診療報酬による個別医療サービスの公的価格によりなりたっており，医療専門職種等の個々のサービスに**診療報酬点数**が定められたり，サービス内容に沿って**専門職の配置基準**が示されたりしている．

【公認心理師の役割】　公認心理師に関する診療報酬は，臨床心理技術者として医療保険に診療報酬として記載されている項目が該当することになるが，2020年の改定では新たな公認心理師業務としての出来高項目や配置基準が示されることになると予想される．

臨床心理技術者の現行記載項目は，精神科デイケア（ショートケア，ナイトケア，デイナイトケアを含む），臨床心理・神経心理検査，入院集団精神療法，入院生活技能訓練療法や各種加算項目等がある．

■介護保険法

介護保険法は介護が必要な高齢者を社会全体で支えることを目的として1997年に制定，2000年に施行された法律であり，加齢により介護が必要になった場合に日常生活を円滑に送れるように医療や福祉サービスを提供する保険制度である．40歳以上の国民による保険料納入が義務づけられる社会保険方式で，基本的には65歳以上で要支援や要介護状態と認定されることで介護保険のサービスを利用できる保険制度である．

介護保険の対象者は1号被保険者と2号被保険者がある．1号被保険者は65歳以上の人で各市町村が所得に応じて段階的に設定した定額保険料を納める．2号被保険者は40歳から64歳で医療保険に加入する人，またはその被扶養者が対象となる．医療保険料に介護保険料を上乗せした額を納めるが，その額は医療保険料と同じく雇用者側との折半である．

介護保険法では「加齢に伴って生ずる心身の変化に起因する疾病等により要介護状態となり，入浴，排せつ，食事等の介護，機能訓練並びに看護及び療養上の管理その他の医療を要する者等について，これらの者が尊厳を保持し，その有する能力に応じ自立した日常生活を営むことができるよう，必要な保健医療サービス及び福祉サービスに係る給付を行うため，国民の共同連帯の理念に基づき介護保険制度を設け，その行う保険給付等に関して必要な事項を定め，もって国民の保健医療の向上及び福祉の増進を図ることを目的とする」（第1条）とされ，「介護保険は，被保険者の要介護状態又は要支援状態に関し，必要な保険給付を行うものとする」（第2条）とある．

保険給付を受けるためには市町村に設置された介護認定審査会で要支援・要介護状態の認定を受ける必要があり，対象は65歳以上の高齢者と40歳から64歳の加齢が原因で要支援・要介護状態となった人とされている．要支援状態は2段階で要介護状態は5段階に区分され，要介護5が最重度とされ，日常生活の自立度が最も低いことになる．

介護保険の財源は公費と個人払いの保険料からなり，介護サービス費用のうち1割から2割を自己負担し，訪問介護や介護老人福祉施設，介護老人保健施設，介護療養型医療施設やショートステイ利用の負担軽減などの各種サービスを利用できる．

【公認心理師の役割】 高齢者介護への支援は社会福祉・介護福祉関係の専門職によって担われてきている．公認心理師は介護相談を受けた対象者の心理査定や行動観察を通して，必要と思われる場合には相談にのり，申請を促し，適切な機関や専門職と協働のうえ支援を行うことができるように，介護保険法や老人福祉法等の高齢者の医療の確保に関する法律を充分に理解しておく．

■自殺対策基本法

自殺対策基本法は年間自殺者数が3万人を超えていた日本の状況を背景に，自殺問題は社会全体で取り組むべき課題であるとして2006年に施行された法律である．日本の自殺者は1998年以降2011年までの14年間にわたり3万人を超えていたが，2012年以降は3万人を切り2017年には21,302人（暫定値）にまで減少している．それでもまだ，その数は年間の交通事故死者数（3,694人）の5.8倍近くに上っている．

自殺対策基本法は主として**内閣府**が所管する．厚生労働省に特別の機関として設置される自殺総合対策会議によって2007年には**自殺総合対策大綱**が定められた．

自殺対策基本法には「自殺対策に関し，基本理念を定め，及び国，地方公共団体等の責

務を明らかにするとともに，自殺対策の基本となる事項を定めること等により，自殺対策を総合的に推進して，自殺の防止を図り，あわせて自殺者の親族等の支援の充実を図り，もって国民が健康で生きがいを持って暮らすことのできる社会の実現に寄与することを目的とする」（第1条）とある．

2016年改定には**改正自殺対策基本法**が成立し，自殺対策推進業務が内閣府から**厚生労働省**に移管され，厚生労働大臣を主務大臣とした．また，都道府県に定めた**自殺対策計画策定**が市町村にも義務付けられた．自殺総合対策大綱は5年ごとに改定されることから2012年に全体的に改定され，さらに2017年には「**自殺総合対策大綱～誰も自殺に追い込まれることのない社会の実現を目指して～**」が閣議決定された．

大綱では，①地域レベルの実践的な取組の更なる推進，②若者の自殺対策，勤務問題による自殺対策の更なる推進，③自殺死亡率を先進諸国の現在の水準まで減少することを目指し，平成38年までに平成27年比30％以上減少させることを目標とする，などを掲げて関係府省が連携し，自殺対策に一層強力に取り組んでいくことを表明している．

【公認心理師の役割】　自殺問題への取り組みは公認心理師の活動領域のすべてに関わる重要な課題である．予防・事前的取り組み段階，自殺の危機状況への介入，事後の家族や関係者に対して，多機関・多職種連携を通した生物・心理・社会的な継続的支援や，正確な情報に基づく地域のメンタルヘルスに対しての啓蒙活動への取り組みが求められる．

（宮脇　稔）

索 引

あ

アイ・メッセージ	35
アウトリーチ型	11
アクセプタンス	48
アクセプタンス＆コミットメントセラピー	39,44,45
アクティベーション	192
アクト	199
アクト活動	199
アグレッシブ行動	35
アサーティブ行動	34
アスペルガー症候群	88
アドヒアランス	93,218
アルコール依存症	85
アルツハイマー型認知症	85
アレキシサイミア	115
アレキシソミア	115,116
新しい適応様式の習得	120
誤った思い込み	33
安全配慮義務	152

い

インテーク	129
インテーク面接	118
インフォーマルアセスメント	130
インフォームドコンセント	15,68,130,218
インプローシブ療法	44
医学的複雑性	94
医師－患者モデル	11
医師との関係	86,123
医療チーム	212
医療モデルの変化	12
医療モデルの変遷	11
医療の専門化	214
医療観察法	224
医療心理学	56
——におけるアセスメント	67
——における心理的支援	73
医療保険システム	10
医療保険制度	228
医療保護入院	222

医療法	227
移送制度	221
意図	19
維持期	23
遺伝カウンセリング	135
遺伝医療	134
遺伝子検査	134
痛み	118
一次評価	30
一次予防	12,19,153
一般性セルフ・エフィカシー尺度	21
院内独立型心理室	102
飲酒	117

う

ウェクスラー式知能検査	71,91
うつ状態	84
うつ病	84
運動習慣	117

え

エクササイズ	36
エクスポージャー	44
エクスポージャー療法	39,43
——の効果	44
——の実施法	44
エリスの ABCDE 理論	33
エンディングカンファレンス	132

お

オープンダイアローグ	80
オペラント強化	25
オペラント条件づけ	44
応急入院	222
親子関係診断テスト	122

か

カウンセリング	92
カンファレンス	131
がん対策基本法	142
がん対策推進基本計画	142,143
仮説	58
科学的ストレッサー	29
科学者－実践家モデル	15
家族アセスメント	72

家族の悲嘆	136
過覚醒	85
過剰適応	116
過食症	86
介護保険の対象者	229
介護保険法	229
介入法	33
回避行動	45
——の妨害	45
改正自殺対策基本法	230
開業	158
解離状態	85
解離性障害	85
外傷後ストレス障害	85,189
学習障害	85,88
学習理論	43
学齢期	62
患者へのフィードバック	87
患者中心の連携	217
感情表出	72
関連死	188
緩和ケア病棟	104
緩和医療	141
——における心理支援	145
——の歴史	141,142
観察する自己	46
観察法	18
考える自己	46

き

キーパーソン	215
きょうだいへの配慮	132
気分（感情）障害	84
記録	87
基幹相談支援センター	167,180
拮抗条件づけ	25,44
喫煙	117
急性ストレス障害	189
拒食症	86
恐怖条件づけ	44
恐怖体験	188
教育	7
教師－生徒モデル	11
強化要因	22
強迫観念	85

231

強迫儀式 86
強迫行為 86
強迫性障害 85
禁断破綻効果 26
緊張と弛緩 40

く

クリティカルパス 15
クリニカルパス 15
グリーフ 136
グループホーム 178
グループ支援 74
くつろぎ法 40

け

ケア会議 97
ゲートキーパー 168
系統的脱感作法 44
計画的行動理論 19
経験抽出法 18
啓発 12
血管性認知症 85
結果予期 20
健康カウンセリング 39
健康リスクの求め方 14
健康づくり 11
健康の定義 6
健康教育プログラム 7
健康教室 12
健康行動 44
　　——のアセスメント 19
健康行動変容 17
健康指導 12
健康心理アセスメント 17
健康心理ケア 7
健康心理学 6,17
　　——と臨床心理学の違い ... 8
　　——における心理支援 39
　　——の対象者 12
健康心理士 8
健康増進 7
健康増進法 14,226
健康日本21 226
健康保険法 228
幻聴 126

現実心身症 115

こ

コーピング 31,33
　　——の介入先 32
コンサルテーション 93,218
コンサルテーション・リエゾン ... 93
　　——チームの流れ 96
　　——の歴史 94
コンサルテーション・リエゾン精神医
学 102
コンサルテーション型 103,105
　　——の心理介入 105
こころのABC活動 49
子どもの心の診療 127
子育て世代包括支援センター業務ガイ
ドライン 138
個別支援 74
　　——とグループ支援 74
公認心理師法 213
広汎性発達障害 88
向精神薬 121
行動 69
　　——のアセスメント 69
　　——のコントロール感 20
　　——の変容 10
行動医学 9
行動意図 20
行動活性化療法 36,49
行動観察 69,72
行動継続 23
行動・生活習慣 116
行動的プロセス 24
行動的問題 39
行動変容法 36
行動療法 69
攻撃的行動 35
効力予期 20
後期高齢者医療制度 228
構造化面接 68
国際疾病分類 84
国民医療費総額の年次推移 10
国民健康保険法 228
心のケアチームとしての活動 .. 201
心のケアで大切なこと 208

混合研究法 18

さ

サイコオンコロジー 49
作業検査 122
作為的なリラクセーション状態 40
災害 188
災害救助法 200
災害時の心のケア 201
災害時の心理 189
災害下の支援 188
災害心理学 188
災害直後の支援 189
三次予防 13,19,153
産業 7
産業保健 150
産後うつ 135

し

シェイピング法 36
ジェネラリスト 218
ジェンダー・アイデンティティ ... 86
支援の考え方 76
支持的精神療法 145
市町村保健センター 226
司法 8
死の受容モデル 144
死を受容する過程 143
死因 9
刺激統制 25,26
思春期 63,87
自覚的障害単位尺度 44
自己コントロール感習得 145
自己トレーニング 41
自己観察 18
自己効力感 20
　　——のアセスメント 20
自己覚知 183
自己評価の結果予期 25
自殺総合対策大綱 168,229,230
自殺対策基本法 229
自殺対策計画策定 230
自助グループ 168
自動思考 34
自閉症 88

自閉症スペクトラム 85	食習慣 117	**す**
自律訓練法 36,40,41,42	職業性ストレスモデル 154	スーパーバイズ 109
児童精神科 87	職業性ストレス簡易調査票 154	スーパービジョン 77
──で取り上げる疾患 88	職場のストレス要因 154	スキーマ 34
失感情症 115	心身医学の歴史 113	スティグマ 83
失体感症 116	心身医学的な疾病モデル 118	ストレス 29,116,150
疾病構造の変化 9	心身医学的診断 118	ストレス関連疾患 151,152
質的研究法 18	心身医学的治療 118	ストレスコーピング 26
質的測定法 18	心身医学療法の5段階 119	ストレス状態からの開放 119
質問紙法 18,92,122	心身症 114	ストレスチェック 49
実行期 23	心身相関 115	ストレスチェック制度 154
社会的な結果予期 25	──の分類 115	ストレス反応 29
社会的再適応尺度 18	──の理解の促進 120	ストレスマネジメント 29,32,39
社会的支援 36,45	心理アセスメント 83,121	──の効果 32
社会的認知理論 20	心理学的視点 58	ストレスマネジメント教育 7,48
社交不安障害 85	心理検査 69,121	ストレスマネジメント指導 13
若年性認知症 85	──の種類 122	ストレッサー 29
主観的な規範 20	心理支援法 39	──への介入 34
主張的行動 34	心理社会的ストレッサー 29	ストレングス 73
周産期 134	心理社会的因子 114	
周産期医療 134	心理相談室 158	**せ**
──における心理支援 136	──の開業 158	
周産期母子医療センター 134	心理的応急措置 195	セカンドオピニオン 15
集団心理療法 93	心理的苦痛 144	セルフケア 153
従業者支援プログラム 49	心理的柔軟性 46	セルフケア教育 153
熟考期 23	心理的複雑性 94	セルフケア行動 15
準備期 23	心理的問題 39	セルフモニタリング 18
初回面接 129	心理面接 83	セルフモニタリング法 36
小規模共同作業所 178	心理療法 39,57,120,121	生活困窮者自立相談支援事業 171
小児がん 132	心療内科 113	生活指導 121
小児科 127	──における心理支援 120	生活習慣病 9,117
障害支援区分 223	心療内科外来 118	生活復旧支援 190
障害者雇用 168	心療内科領域 113	生物・心理・社会モデル 19,39
障害者自立支援法 221	身体的ストレス反応 30	生物・心理・社会的視点 98,214
障害者就業・生活支援センター 168	身体的な結果予期 25	成人期 63
障害者総合支援法 221,223	身体的興奮 36	性格心身症 115
障害福祉サービスの利用 167	身体的問題 39	性同一性障害 86
情緒的サポート 36	神経心理学的検査 70,72	青年期 87
情動焦点型コーピング 31	神経発達障害 89	精神医療審査会 222
情動的ストレス反応 30	診療報酬 83	精神衛生法 221
情動的興奮 30	診療報酬点数 228	精神科 82
──への介入 35	新生児集中治療室 134	精神科コンサルテーション 93
情報の統合 72	新版K式発達検査2001 92	精神科リエゾンチーム 94
情報収集 68	震災ストレス反応 193	精神科リエゾンチーム加算 98
情報的サポート 36	人格検査 92,122,131	精神科医との分業 87

233

精神科医療 82
　　──の流れ 82
精神科病院 82
　　──の入院 83
精神疾患の患者数推移 82
精神腫瘍学 49
精神症状評価尺度 18
精神障害の診断と統計マニュアル ... 84
精神障害者社会復帰施設 221
精神障害者保健福祉手帳 167,221
精神的回復 44
精神病床 82
　　──の入院患者数 82
精神保健指定医 222
精神保健福祉サービス 164
　　──の対象者 164
精神保健福祉センター 166
精神保健福祉相談 166
精神保健福祉法 83,221
精神保健法 221
摂食障害 86
積極的支援 22
先行刺激 25,69
先行条件 22
専門職の配置基準 228
全人的苦痛 141,142
前熟考期 23
漸進的筋弛緩法 36,40,41

そ

ソーシャルサポート 36,45
措置入院 221,222
双極性障害 84
壮年期 64
喪失体験 188
総合周産期母子医療センター 134
躁状態 84

た

田中ビネー式知能検査 69,92
多機関ネットワーク 219
多職種アセスメント 67
多職種チームワーク 219
多職種協働 39,48,212
多職種連携チーム医療 129

体験の回避 45
対処 31
対象喪失 143
段階的心身医学的治療 119

ち

チームリーダー 215
チーム医療 86,123,212,213,214
　　──の構造 215
チーム学校 216
チック障害 85
地域活動支援センター 176
地域周産期母子医療センター 134
地域診断 181
地域精神保健福祉サービスにおける相
談支援 166
地域保健活動 164
地域保健法 226
地域包括ケア 216
地域包括支援センター 180
地域連携 182
地域若者サポートステーション 171
知的障害者福祉法 221
知能・パーソナリティ・発達検査 70
知能検査 69,91,122,130
知能検査・発達検査 69
治療の終結 120
治療関係の解消 120
治療的信頼関係の確立 119
注意欠陥多動性障害 88
注意欠如・多動性障害 85
直接死 188

つ

通院医療費公費負担制度 221
通所事業所 176

て

テストバッテリー 72,121
デイケア 174
デイリーハッスル 29
デブリーフィング 194
出来事 69
低出生体重児 128
適応障害 85

と

トータルペイン 142
トラウマティック・イベント.......... 29
トランスアクショナル・モデル 30
トランスセオレティカルモデル 23
投影法検査 122
東洋的療法 121
逃走ー闘争反応 40
統合失調症 84
糖尿病教育入院 106
糖尿病心理相談 105
糖尿病療養支援チーム 105
闘争ー逃走反応 30
同意入院 221
動機づけ支援 22
動機づけ面接 24
道具的サポート 36
特定健診 22
特定保健指導 22
独立型心理室 102
　　──の模式図 107

な

ナラティヴ・メディスン 148

に

二次評価 31
二次予防 13,153
日常苛立ち事 29
乳児期 61
乳幼児ー親心理療法 93
任意入院 222
認知 34
認知機能検査 131
認知機能心理検査 130
認知行動療法 22,36,69,92,145
認知症 84
認知的フュージョン 45
認知的プロセス 24
認知的評価 33
認知的歪曲 34
認知療法 34

234

ね

ネガティブ予期	21
ネットワーク	183

の

ノンアサーティブ行動	35

は

ハイリスクの状況	25
ハイリスク妊産婦	135
ハブ	180
バーンアウト	136
パーソナリティの検査	71
パーソナリティ障害	86
パターナリズム	217
パニック症状	189
パニック障害	85
パラレルチャート	148
発達及び知能検査	131
発達検査	71,91
発達障害	85,87
発達障害者支援法	88,227
反応妨害	45
半構造化面接	68

ひ

ヒアリング・ヴォイシズ	126
ヒエラルキー	217
ピア・ヘルパー	217
ピアレビュー	77
ひきこもり	169,170,171,172
——の家族支援	169,170
——の集団支援	172
——の本人への支援	171
——地域支援センター	170
非構造化面接	68
非主張的行動	35
被害生存者	189
被災児者の心のケア	192
被災地支援	209
悲嘆の過程	145
避難所での支援	205
東日本大震災の経験から	200
評価尺度	70,72

ふ

評価的サポート	36
フィードバック	73
フォーマルアセスメント	130
フォローアップ	131
フラッシュバック	189
フラッディング法	44
プレパレーション	132
不安階層表の作成	44
不安障害	85
不合理な信念	33
服薬コンプライアンス	15
福祉	7
福祉サービスの領域	165
腹式呼吸	42
物理的ストレッサー	29
文章完成法	71

へ

ヘルスプロモーション	8
平均寿命の国際比較	10
弁証法的行動療法	44

ほ

ポジティブ思考	34
ポジティブ予期	21
保健センター・デイケア	173
保健所	226
保険給付	229
保険制度	83
保護者制度	222
母子保健事業	138
母体・胎児集中治療管理室	134
包括的地域医療	216
報告	73

ま

マインドフルネス	47
マタニティーブルーズ	135
慢性疼痛	118
——の成因	118

み

ミラクル・クエスチョン	47

め

メタ認知	48,183
メンタルヘルス	48
——の増進	49
メンタルヘルス・プロモーション	49
メンタルヘルス教育	153
メンタルヘルス指針	152
メンタルヘルス対策	152
面接	68,72
面接室	158

も

燃え尽き症候群	136
目標行動	22,24
問題焦点型コーピング	31

や

役割教育システム	219

ゆ

有酸素運動	36
遊戯療法	92

よ

幼児期	62
要保護児童	90
抑うつ状態	84

ら

ライフ・イベント	29
ライフサイクル	61,116
ライフステージ	61
ラインケア	153
ラプス	21,26
ラポール	68
来室カード	159

り

リエゾン	94
リエゾン回診	97
リエゾン型	103
——の心理介入	104
リエゾンカンファレンス	97
リスク	73

リスク要因 9
リハビリテーション医学 214
リフレクティング 52
リメンバリング 149
リラクセーション 42
リラクセーション法
...................................35,39,40,42,155
リラプス 25
リラプス対策の認知行動療法........... 25
リラプス予防モデル 25
力動的アセスメント 109
領域間ネットワーク 180
療養行動 14
　──の支援 14
臨床チームワーク 212
臨床心理学 8,56
臨床心理学的技法 39
臨床心理的地域援助 83

れ

レジリエンス 44,218
レスポンデント条件づけ 44

ろ

ロールシャッハテスト 71,92
老年期 64
労災請求件数 151
労働安全衛生法 152
労働者の心の健康 150
労働者の自殺者数 150
労働者をとりまく現状 150
論理情動行動療法 33
論理療法 33

A

ABCDE 理論 33
ACT 39,44,45,47,199,216
ACT-J 199
ADHD 85,88
aggressive behavior....................... 35
alexisomia.................................... 116
alexithymia 115
ASD 189
assertive behavior........................ 34

B

being.. 75
bio-psycho-social model............. 118
Brief Symptom Inventory 18

C

CBT... 22
CLP... 102
cognitive fusion 45
cognitive therapy 34
coping... 31

D

DBT... 44
DESC 35
doing 75
doing と being.............................. 75
DSM 84
　──による診断基準 60

E

EAP... 49
experiential avoidance 45
exposure therapy......................... 39
Expressed Emotion....................... 72

F

fight-or-flight response 30

G

GSES 21

H

Hassle Scale 18

I

ICD... 84
informed concent 15
"I" message.................................. 35

K

K-ABC 心理・教育アセスメントバッテ
リー 92

L

LD.. 88

M

MFICU 134
mindfullness 47

N

NICU 134
NICU 入院対象児......................... 135
non-assertive behavior 35

P

PFA 195
positive thinking 34
PSS 18
PTSD.................................... 85,189

R

relaxation 35
relaxation method......................... 39
response prevention 45
RPM.. 25

S

SAS... 18
schema 34
SCID 68
SCL-90-R..................................... 18
SCT 20,71
SE 20
Self-Efficacy................................. 20
Social Support 36,45
Stress Management 32
SUDS... 44

T

TPB 19
transactional model 30
TTM 23

公認心理師カリキュラム準拠

健康・医療心理学　　ISBN978-4-263-26577-2

2018年10月5日　第1版第1刷発行
2022年1月10日　第1版第5刷発行

編　者　宮　脇　　　稔
　　　　大　野　太　郎
　　　　藤　本　　　豊
　　　　松　野　俊　夫
発行者　白　石　泰　夫

発行所　医歯薬出版株式会社

〒113-8612　東京都文京区本駒込1-7-10
TEL．(03)5395-7628(編集)・7616(販売)
FAX．(03)5395-7609(編集)・8563(販売)
https://www.ishiyaku.co.jp/
郵便振替番号 00190-5-13816

乱丁，落丁の際はお取り替えいたします　　　印刷／製本・第一印刷所

Ⓒ Ishiyaku Publishers, Inc., 2018. Printed in Japan

本書の複製権・翻訳権・翻案権・上映権・譲渡権・貸与権・公衆送信権(送信可能化権を含む)・口述権は，医歯薬出版(株)が保有します．
本書を無断で複製する行為(コピー，スキャン，デジタルデータ化など)は，「私的使用のための複製」などの著作権法上の限られた例外を除き禁じられています．また私的使用に該当する場合であっても，請負業者等の第三者に依頼し上記の行為を行うことは違法となります．

JCOPY ＜出版者著作権管理機構　委託出版物＞
本書をコピーやスキャン等により複製される場合は，そのつど事前に出版者著作権管理機構(電話 03-5244-5088，FAX 03-5244-5089，e-mail: info@jcopy.or.jp)の許諾を得てください．